# Guide des médicaments « psy »

Antidépresseurs, tranquillisants, somnifères, neuroleptiques...

# Sommaire

## Chapitre 5 – Les principaux psychotropes prescrits en France

# Pourquoi ce livre ?

L'information du patient sur sa maladie et les traitements destinés à la guérir n'est plus une possibilité : elle est un devoir. Nous pensons que ce temps de la consultation était depuis longtemps absolument nécessaire et moralement utile ; il est devenu légal.

Dans l'exercice moderne de la médecine, patient et soignant font équipe, se parlent, échangent des informations. Le patient présente ses symptômes, exprime ses appréhensions, ses doutes, ses refus quant à certains traitements qui lui sont proposés ; le médecin explique la maladie, présente ses objectifs, les effets attendus pour les différents éléments du traitement... ; la rédaction d'une ordonnance est une négociation. Le temps est en revanche compté ; la consultation ne peut être envahie par une sorte d'exposé au cours duquel le prescripteur, par souci d'égalité plus que d'efficience, donnerait l'ensemble des informations. En consultation, nous expliquons l'essentiel, nous développons ce qui nous semble utile dans le renforcement de l'alliance thérapeutique.

Est-ce suffisant ? Non. Lorsque nous le recevons, le patient est souvent très anxieux ou déprimé, parfois coupé de la réalité. Ses capacités d'attention, de compréhension, de mémorisation peuvent être réduites. Il est nécessaire qu'à distance de l'entretien, chez lui, plus tard, il puisse tranquillement reprendre l'information en la complétant. Mieux le patient est informé, meilleure sera l'observance. Souvent, pour expliquer, nous nous appuyons sur un membre de l'entourage du patient ; le secret professionnel nous conduit dans certains cas à demeurer prudents.

Deux supports écrits existent déjà : les fiches d'information qui accompagnent chaque boîte de médicament et le Vidal grand public. Les notices d'accompagnement sont souvent bien faites, extrêmement complètes. Dans une perspective de totale transparence, et dans un souci légal, les industriels ont de plus en plus tendance à mentionner de façon exhaustive l'ensemble des effets secondaires ou toxiques connus dans le monde entier pour de nouvelles molécules. Cette information exacte, non hiérarchisée dans l'importance des faits, est parfois dissuasive pour de nombreux patients qui prennent peur, craignant que le remède ne soit pire que le mal. Ils ne prennent pas le médicament prescrit. Quant au Vidal grand public, il représente un superbe travail de documentation ; malheureusement, il ne sélectionne pas davantage les informations compte tenu de son caractère officiel.

Le choix, qui est le nôtre, de sélectionner les données et de fournir nos avis est critiquable. Nous faisons l'hypothèse qu'une information très extensive aide moins le patient qu'une information simplifiée. Notre expérience de prescripteurs (vingt-cinq ans d'exercice quotidien de la psychiatrie à l'hôpital et/ou en libéral), nos expériences de la psychopharmacologie, de la recherche clinique et de l'enseignement nous autorisent à livrer des avis personnels, partiellement subjectifs – donc discutables – sur des médicaments que nous avons utilisés ou que nous utilisons quotidiennement.

Chapitre 1

# LES PRINCIPAUX TROUBLES PSYCHIATRIQUES

- Les troubles dépressifs et les autres troubles de l'humeur
- Anxiété généralisée et trouble panique
- L'hystérie
- Les phobies
- Les troubles obsessionnels et compulsifs
- Les bouffées délirantes
- La schizophrénie

La psychiatrie est une spécialité médicale. La démarche initiale du médecin, qu'il soit psychiatre ou généraliste, s'appuie donc sur la recherche de symptômes. Le regroupement de plusieurs symptômes de même nature permet de poser un diagnostic. C'est en fonction des symptômes recueillis et du diagnostic qu'il est possible de concevoir un projet thérapeutique adapté à chaque patient. Le choix des médicaments, la rédaction de l'ordonnance ne constituent qu'un volet du projet d'ensemble.

Les explications contenues dans ce livre concernent essentiellement les médicaments du psychisme. Ce chapitre ne fait que résumer les principaux tableaux cliniques concernés par la prescription de médicaments psychotropes. Il n'est pas exhaustif. D'autres ouvrages, consacrés aux maladies anxieuses ou dépressives, permettent de mieux comprendre ces troubles.

La frontière entre psychiatrie et neurologie, pour un lecteur non averti, peut être difficile à préciser. Les maladies neurologiques se caractérisent par des lésions du système nerveux. Ces maladies peuvent avoir des expressions psychiatriques et justifier parfois des traitements psychotropes. C'est le cas par exemple de l'épilepsie, dont le traitement repose sur les anticomitiaux (ou antiépileptiques), mais qui peut nécessiter des médicaments tranquillisants. Des antidépresseurs peuvent être prescrits à des patients présentant des maladies dégénératives (démences). Il n'est pas fait mention de ces troubles dans ce guide qui se limite au champ de la psychiatrie.

# Les troubles dépressifs et les autres troubles de l'humeur

L'humeur est la dimension affective qui colore toute la vie psychique. Voir la vie « tout en noir » ou « tout en rose » est une manifestation de l'humeur. Les psychiatres définissent et soignent les perturbations durables de cette humeur : état dépressif d'un côté, état d'euphorie et d'excitation maniaque à l'opposé.

## Les états dépressifs

La dépression est une vraie maladie. Ce terme de « dépression » a malheureusement été utilisé abusivement pour désigner la moindre période de fatigue teintée de découragement. Tristesse et fatigue sont des réactions normales lors des périodes difficiles de la vie (deuil, difficulté de travail, difficultés financières, divorce...). Certaines circonstances peuvent déclencher ou révéler une dépression véritable, mais ce n'est pas toujours le cas. Inversement, une dépression peut débuter sans cause apparente. Elle s'insinue plus souvent qu'elle n'éclate bruyamment.

La dépression est une maladie grave qui doit être traitée. Elle est responsable en France de plusieurs milliers de suicides effectifs par an et de dizaines de milliers de tentatives. Elle se développe à tout âge, chez l'enfant comme chez les personnes âgées. Elle frappe tous les milieux sociaux, l'ouvrier agricole isolé comme le cadre supérieur surmené. Alors que les statistiques nous apprennent qu'une personne sur cinq a été ou sera déprimée au cours de sa vie, plus des trois quarts des déprimés ne sont pas traités correctement.

La dépression ne se traite pas avec des tranquillisants ou des somnifères. C'est une maladie qui n'est reconnue souvent que très (ou trop) tard. Les patients eux-mêmes, comme leur entourage, ont souvent tendance à banaliser, à minimiser leurs troubles, sans en comprendre la nature, et cela d'autant plus que la dépression se manifeste par un état d'abattement, mais aussi par de nombreux symptômes physiques : troubles du sommeil, de l'appétit, dérèglement menstruel. Tous ces signes peuvent alors être trop rapidement attribués au stress, à la fatigue, à une alimentation anarchique. Ces symptômes peuvent masquer une dépression véritable, mais ils peuvent aussi être le signe d'une maladie organique. Dans tous les cas, il faut consulter son médecin généraliste, qui éliminera éventuellement le diagnostic de cette dernière et devra reconnaître celui de dépression. Le recours au spécialiste de la dépression, le psychiatre, est utile si le diagnostic est malaisé, la dépression difficile à soigner, ou si le généraliste est mal à l'aise pour soigner ce type de troubles.

On peut parler de dépression chez une personne qui, pendant plus de deux semaines, malgré tous ses efforts, n'arrive pas à sortir de son découragement, de sa tristesse, à retrouver le sommeil. La dépression n'est pas un manque de volonté. Les efforts pour « se secouer » ne sont pas toujours apparents pour l'entourage, mais ils sont toujours réels et épuisants de la part du déprimé. Il ne sert à rien de lui dire : « Remue-toi, ça ira mieux » ; « C'est juste un peu de fatigue, ça va passer. » Ce qui est vrai, c'est que ça ne passe pas. Ces sortes d'encouragements sont au contraire perçus comme une incompréhension complète

pour le sujet. Plus on tente de les stimuler de cette façon, plus les déprimés se sentent rejetés, ce qui renforce la dépression. Ils ont toujours été les premiers à se tenir intérieurement, mais en vain, ces mêmes discours. Si la dépression est donc une maladie qui peut avoir des conséquences extrêmes, à l'inverse, lorsqu'elle est reconnue et traitée correctement, plus de huit déprimés sur dix sont aisément guéris.
La dépression peut se manifester sous des formes diverses, mais on retrouve toujours la prédominance de l'humeur dépressive et une cassure dans le vécu du sujet, cassure qui se manifeste autant au niveau de l'esprit que du corps.

### L'humeur dépressive

Alors que la tristesse normale cesse quand disparaît sa cause, la tristesse pathologique du déprimé demeure indépendamment du contexte. Les idées noires, la profonde tristesse s'accompagnent toujours de souffrance morale. Elle va du simple mal-être mêlé de pessimisme à une accablante torture morale où tout est désespéré, écrasant. Dans ce cas, les sentiments de mort et les idées de suicide, tout d'abord discrets, reviennent de plus en plus fréquemment dans les pensées. Le suicide apparaît comme le seul soulagement possible à cette souffrance intérieure intolérable que rien ne peut chasser et qui ne quitte le déprimé ni la nuit, ni le jour.
L'humeur dépressive s'accompagne souvent d'angoisse, bien que l'angoisse ne doive pas pour autant être confondue avec la dépression. Associée à la dépression, elle se manifeste particulièrement sous la forme de symptômes physiques (maux de tête, d'estomac), mais aussi sous la forme de ruminations anxieuses (peur de craquer à tout moment, peur de ne pas s'endormir, de ne plus pouvoir travailler...). Les manifestations physiologiques du manque de sommeil (émotivité, instabilité, irritabilité, perte de concentration, tremblements) renforcent cette angoisse.
La dépression provoque également des réactions émotionnelles imprévisibles, intempestives, disproportionnées, toujours de tonalité désagréable et triste. C'est la crise de larmes sans raison, ou le grand désordre émotionnel déclenché avant d'entreprendre quoi que ce soit.

### La cassure

Elle se manifeste dans toutes les sphères de la vie, affective, relationnelle, intellectuelle, corporelle.

▶ *Cassure par rapport à soi-même et aux autres*

Le déprimé a le sentiment intérieur que rien n'est plus comme avant. Tout ce qui lui donnait de la joie, du plaisir, tout ce qu'il avait à cœur dans un domaine ou dans un autre, lui devient étranger, sans intérêt. Il (elle) ne comprend plus comment, avant, il (elle) a pu aimer. Progressivement, il (elle) n'a plus envie de rien au sens fort. Il (elle) ne se reconnaît plus par rapport à ce qu'il (elle) a été. Toutes les tentatives pour être dans le même état d'esprit qu'avant échouent inexorablement. C'est au cours de ces essais pour retrouver une envie quelconque, qu'il (elle) masque le plus sa dépression aux autres et qu'elle passe inaperçue. Toute amélioration légère de l'humeur lui fait espérer que c'est enfin fini, que ça va finir, mais c'est toujours une déception douloureuse qui l'attend à l'arrivée. Alors à quoi bon espérer si tout est condamné ? Le déprimé s'isole dans son désespoir. Des psychiatres parlent d'anesthésie affective. Les êtres les plus chers deviennent des étrangers. Il y a comme un mur de glace entre le déprimé et autrui. Il a l'impression qu'en plus l'autre ne voit pas le mur, ce qui renforce sa solitude.

Les troubles du caractère sont fréquents et précoces ; ils peuvent prendre des aspects opposés selon les déprimés. Certains deviennent très irritables, violents, taciturnes, et étonnent l'entourage qui ne les connaissait pas ainsi. Ces comportements, qui engendrent le rejet et des malentendus, masquent les autres signes de la dépression. Au contraire, d'autres déprimés deviennent distants, « urbains », feignent d'aller bien et leur suicide surprend tout le monde. Ce n'est qu'après coup que les proches, culpabilisés, se rapprochent, se rappellent qu'effectivement « depuis un certain temps, il semblait un peu ailleurs, indifférent ». « On avait l'impression, quand on lui parlait, qu'elle n'était pas là. » Cette « culpabilisation » de l'entourage, « on ne s'était rendu compte de rien, on n'aurait jamais imaginé », fait suite en réalité à la « culpabilisation » même du déprimé. Sans toujours prendre les formes extrêmes, comme celles du délire ou d'auto-accusations dont nous dirons quelques mots, la culpabilité fait toujours cortège à la dépression. Le déprimé s'accuse plus ou moins ouvertement de n'être capable de rien, de ne pouvoir répondre aux sollicitations de ceux qu'il aime ou qui tentent de l'aider. Quand la culpabilité est exprimée, ce qui est positif, car cela est un signal d'alarme, elle peut paraître disproportionnée à l'entourage, en fait elle ne l'est pas du tout pour le déprimé. Cette culpabilité n'est pas feinte, même si elle est inappropriée.

▶ *Cassure sur le plan des activités motrices et intellectuelles*

Cette cassure s'exprime aussi dans le travail, pour lequel le déprimé a de moins en moins d'intérêt. Les loisirs également lui apparaissent totalement vides de sens, et il s'épuise à vouloir y participer. La moindre activité quotidienne exige de lui un effort éreintant. Tout est ralenti, pesant. Le déprimé a le sentiment qu'une chape de plomb pèse sur son esprit. Les psychiatres parlent de ralentissement, d'inhibition psychomotrice qui est un élément fondamental, toujours présent dans la dépression. Le déprimé peut rester des heures allongé sur son lit, dans un état d'abattement intense. En même temps, son attention baisse. Il ne peut plus se concentrer, a des pertes de mémoire. A un degré de plus, il y a une baisse du rendement et de l'efficacité intellectuelle, ce qui renforce son sentiment de dévalorisation.

▶ *Cassure des fonctions corporelles instinctives*

Accompagnant le retrait par rapport à autrui, le désir sexuel s'affaiblit ou disparaît. Tout essai de relation sexuelle est vécu dans l'indifférence affective et se manifeste par de l'impuissance ou de la frigidité, qui renforce le sentiment d'autodépréciation et la culpabilité. La disparition des règles est très habituelle chez la femme.

L'appétit change notablement, soit dans le sens d'une perte de l'appétit, qui peut entraîner un amaigrissement considérable, soit, au contraire, dans celui d'un comportement boulimique qui occasionne une prise de poids. Certains déprimés « se bourrent de sucreries » pour pallier leur dépression, leur vide et leur angoisse. Le sommeil est toujours perturbé, habituellement dans le sens d'une réduction. Le symptôme le plus typique est l'insomnie avec réveil précoce, au petit matin, accompagné d'une impossibilité de se rendormir ; l'endormissement s'étant fait lui très facilement. Les déprimés parlent de fuite dans le sommeil, tellement épuisés et désireux de clore leur journée de souffrances. Chez certains, la dépression se manifeste par de l'hypersomnie. Ils ont « besoin » de nuits de quatorze heures. Malheureusement, leur sommeil n'est pas réparateur, la fatigue et l'absence de tonus ou d'élan vital persistent au réveil.

Il existe plusieurs types de dépression. Ce n'est pas une coquetterie de spécialiste de les différencier, le traitement, le pronostic en dépendent. Les formes de dépression dépendent d'une part de la personnalité sous-jacente, et d'autre part de l'existence d'une éventuelle prédisposition héréditaire. Il n'y a pas lieu de les classer en plus graves ou en moins graves : au-delà de leur spécificité, elles sont toutes à traiter et à considérer avec sérieux. Elles peuvent toutes, par le risque suicidaire qu'elles provoquent, être mortelles, et représentent toujours pour le sujet, névrosé ou non, une période de souffrance psychique extrême.

## La maladie maniaco-dépressive

Dans les troubles dépressifs que nous venons de décrire, l'humeur des patients est toujours abaissée au-dessous de la norme. Certains sujets vivent des périodes inverses de la dépression, dénommées phases maniaques. Leur humeur est anormalement stimulée. Ils parlent et pensent vite, débordent de projets. Leur fonctionnement intellectuel apparaît accéléré mais aussi désorganisé. Ils ont du mal à se tenir à une activité. Tout se passe comme s'ils n'avaient plus de barrière. Ils sont sûrs d'eux, totalement désinhibés, prêts à n'importe quoi.
Au cours de ces états, le maniaque dort peu, élabore de nombreux projets, se sent très optimiste, dépense sans compter. La vie sexuelle est souvent débridée. Cette période d'exaltation peut durer de quelques semaines à quelques mois si elle n'est pas traitée. Elle peut laisser place à un état d'humeur plus stable ou à une dépression.
Les modes évolutifs des maladies maniaco-dépressives sont nombreux. Certains patients ont des alternances régulières de phases maniaques et dépressives, entrecoupées de périodes stables dénommées intervalles libres. D'autres ont des évolutions d'une seule traite, sans retour à une humeur normale. Ces formes circulaires ne laissent aucun répit au patient et à son entourage. La fréquence des accès dépressifs et maniaques est très variable : un épisode tous les dix ans jusqu'à quatre, voire huit, épisodes par an. Dans tous ces cas, un traitement régulateur de l'humeur permettra de diminuer le nombre des accès, de réduire l'intensité et de raccourcir les épisodes pathologiques, l'objectif du traitement étant bien sûr la disparition totale des troubles. Les sels de lithium, le Dépakote* et le Tégrétol* ont transformé la vie des maniaco-dépressifs en leur permettant de reprendre une vie normale.
Une fragilité génétique, transmise héréditairement, explique le caractère souvent familial de ces troubles de l'humeur.

# Anxiété généralisée et trouble panique

L'anxiété, l'angoisse, la peur sont des émotions normales qui constituent souvent des réactions de stress. Ce terme de stress inclut à la fois l'ensemble des facteurs extérieurs et situationnels qui provoquent l'anxiété (excès de travail, crise professionnelle, conjugale, maladie physique, etc.), mais aussi les réactions même de l'individu qui s'y trouve confronté. Généralement, les émotions s'atténuent et disparaissent quand la situation anxiogène trouve sa solution. Mais quand les émotions et l'anxiété persistent malgré une nouvelle situation plus tranquille, les psychiatres parlent d'état anxieux.

L'anxiété se manifeste toujours au double niveau, psychique et corporel (neurovégétatif). Dans ces périodes anxieuses, les sujets ne peuvent se concentrer, ils sont distraits, deviennent rapidement irritables. L'anxiété est parfois tellement dérangeante qu'elle peut empêcher toute activité. Sur le plan corporel, les effets sont nombreux (palpitations cardiaques, tension musculaire, transpiration, sensations d'étouffement, gêne thoracique, vertiges, bouffées de chaud et de froid, troubles digestifs, difficultés d'endormissement, fatigue, fourmillements des extrémités, etc.). Ces symptômes physiques sont souvent interprétés par les sujets anxieux comme les signes de problèmes cardiaques ou cancéreux, ce qui ne fait bien sûr qu'accroître leur anxiété !

Ces troubles peuvent aussi survenir de façon totalement imprévisible et les psychiatres parlent alors d'attaques d'angoisse. Ces crises se manifestent par l'apparition brutale d'une appréhension, d'une crainte, d'une terreur intense, souvent associée à des sentiments de catastrophe imminente. Les sujets, noyés dans cet état de panique, ont peur de devenir fous, de mourir dans la minute qui suit. Parfois, la crise se double de sensations d'irréalité. Ces attaques s'estompent habituellement au bout de quelques minutes, mais laissent presque toujours le sujet en proie à une question très inconfortable : quand cela va-t-il recommencer ?

Ces attaques de panique amènent souvent ceux qui les vivent à développer de véritables peurs anticipatoires et des phobies. Le sujet va éviter d'être seul, de sortir dans des endroits publics éloignés de son domicile. Qu'arriverait-il en effet s'il perdait son contrôle lors d'une nouvelle attaque ? En désirant prévenir une

nouvelle crise, le sujet peut devenir hyperattentif, capable d'interpréter le moindre détail.
Dans certains cas, si l'état d'anxiété se prolonge, il peut en résulter une véritable dépression. Dans d'autres cas, l'anxiété va diminuer, cédant la place à des pensées obsédantes et à des ruminations. Le sujet anticipe les malheurs qui peuvent arriver à lui-même ou à autrui, il tente alors d'endiguer ces scénarios catastrophes par des rituels compulsifs (cf. les troubles obsessionnels et compulsifs).
Les personnes anxieuses et paniquées peuvent cacher leurs troubles à leurs proches ou à leurs amis, mais les signes pour l'entourage sont généralement évidents. Les sujets sont souvent pâles, crispés, « à bout », agités, sursautant au moindre bruit de sonnerie, à la moindre fermeture de porte, à la chute d'un objet. Cette anxiété, écrasante pour le sujet, est difficilement supportable pour l'entourage, qui après trop de vaines tentatives de soutien et de réassurance, peut avoir tendance à penser que l'anxieux le fait exprès : qu'il en rajoute...
Quelles sont les causes de l'anxiété ? S'il existe un événement extérieur déclenchant important (examen, surmenage, accident de voiture), la cause de l'anxiété est évidente. Elle disparaît habituellement avec l'effacement de la cause. Mais dans quelques cas de stress sévère, l'anxiété peut persister longtemps après l'événement causal. Des personnes qui ont été témoins ou victimes de catastrophes peuvent continuer de se sentir nerveuses et anxieuses longtemps après l'événement et ses suites objectives (angoisses post-traumatiques). En fait, le plus souvent, l'origine de l'anxiété est loin d'être aussi claire. On discerne l'accumulation de facteurs déclenchants (type situation de stress) et les causes liées à une structure particulière de la personnalité. Les manifestations d'angoisse et les symptômes qui s'y associent (symptômes hystériques, symptômes phobiques ou symptômes obsessionnels) ont une signification singulière pour chaque sujet anxieux, signification liée à son histoire personnelle et à sa vie fantasmatique.

## L'hystérie

Il est difficile de parler de clinique sans parler de l'hystérie. L'hystérie est une névrose qui se manifeste classiquement par des perturbations physiques affectant particulièrement la motricité et la sensibilité du corps. Au sujet de la motricité, on observe souvent des difficultés de la marche, des paralysies des membres, du visage, des contractures musculaires, des chutes brutales. Dans le domaine de la sensibilité corporelle, on note des anesthésies d'une partie limitée du corps, des douleurs, des migraines, des sensations d'étouffement. Tous ces symptômes ne sont, bien sûr, pas présents tous ensemble chez une même personne. La sexualité est le plus souvent perturbée : impuissance, frigidité, douleurs vaginales, éjaculation précoce, pseudo-infections urogénitales et gynécologiques répétées, troubles des règles, dégoût... sont des symptômes fréquents de l'hystérie, symptômes qui par ailleurs peuvent bien entendu avoir d'autres origines réelles, infectieuses en particulier. Des organes de la relation peuvent être concernés : strabisme, cécité, surdité, aphonie ne sont pas rares.

Ces troubles somatiques hystériques ont deux caractéristiques, d'ailleurs associées. Les zones où siègent les symptômes (douleurs, paralysie, anesthésie) ne correspondent souvent pas à un système d'innervation ou au découpage anatomique du corps. Ces localisations semblent « fantaisistes », elles ne répondent à aucune loi de la physiologie, et c'est d'ailleurs ce qui les a fait découvrir. La cause de ces troubles n'est pas organique, elle est psychique. Mais il ne s'agit pas de simulation : les patients hystériques souffrent réellement. Ils sont malheureusement les premiers à méconnaître la raison psychologique de leurs symptômes. Plus précisément, ces symptômes sont des traductions sur le corps de conflits et de désirs inconscients. Cette traduction, tout comme ces désirs refoulés inconscients, s'effectue à l'insu des sujets. Freud a été le premier à comprendre ces mécanismes. C'est à la suite de ses travaux avec des patients hystériques qu'il fonda la psychanalyse. Ainsi, les zones affectées par les symptômes sont directement en rapport avec les fantasmes du patient. Ce sont eux qui « mettent en branle », qui « excitent » telle ou telle partie du corps. Ils sont liés aux relations du patient avec lui-même, ses objets d'amour, ses proches. Par exemple, une paralysie des jambes (être cloué au lit) peut traduire, en l'absence de lésion, un conflit psychique du type « je ne veux pas y aller ». Un vomissement peut signifier un rejet inconscient d'une proposition, d'une action ou d'une personne, etc.

Il est essentiel de noter qu'il n'y a pas de traduction universelle. Aucun dictionnaire ne peut donner une signification standard, prête à comprendre. Pour chaque sujet, un symptôme a toujours une signification particulière, souvent associée avec plusieurs significations de moindre importance. C'est dans l'espace linguistique et culturel du sujet qu'une signification pourra apparaître au cours peut-être d'un travail psychanalytique. A ces symptômes sont souvent associées des manifestations plus ou moins intenses d'angoisse. L'hystérique est par ailleurs toujours sur la crête dépressive. Il ou elle bascule volontiers dans la dépression. L'hystérique vit en effet dans la crainte d'être abandonné. Le paradoxe est qu'il semble « tout faire » pour que cela se produise.

Si l'hystérie est généralement une formation névrotique qui affecte davantage les femmes, l'hystérie masculine existe également. L'hystérique, chargé de ses symptômes inexplicables, va souvent de médecin en médecin, et bien sûr aucun traitement ne le guérit. Ces patients, qui paraissent insoignables, réclament une attention toute particulière. Leur demande peut être envahissante, mais quand une réponse est apportée, généralement elle ne convient pas ! L'hystérique attend beaucoup de l'autre, mais c'est pour mieux chercher sa faille. Le scénario va se répéter jusqu'à ce que puisse être abordée la question du sens de cette attitude provocatrice. Après un premier temps où elle se rend attirante, la personne hystérique induit la rupture ou le rejet. Des épisodes dépressifs graves ne sont pas rares. Lorsqu'elle pense perdre de son intérêt pour l'autre, si elle se rend compte que ses échecs de relation se répètent inexorablement, elle peut passer par des périodes de dévalorisation totale qui, parfois, conduisent au suicide. Chez les adolescents et les adolescentes, c'est un risque très fréquent qui traduit toujours une perturbation importante des relations parents-adolescents. Ces suicides hystériques sont dans un premier temps un appel de détresse, une demande d'aide. Cet appel est à prendre au sérieux. Ce n'est pas du chantage, même si cela peut superficiellement y faire penser. C'est quand l'appel n'est pas entendu que le suicide peut se produire à nouveau, mais cette fois sans sommation et de manière définitive. Si certaines personnes hystériques « remuent beaucoup d'air et théâtralisent leurs vies », d'autres peuvent masquer une névrose hystérique grave sous des attitudes d'effacement et d'inhibition. Leur vraie vie est en fait dans un monde imaginaire secret. Plongées dans des « états seconds », elles passent des journées entières dans un monde de rêverie et peuvent ensuite n'en conserver aucun souvenir. Somnambulisme, fugue, amnésie plus ou moins importante inquiètent l'entourage.

Certaines hystéries graves se traduisent par de véritables délires, par des dissociations de la personnalité. Mais ces comportements délirants ou ces accès au cours desquels tout à coup les sujets deviennent totalement étranges ont toujours un sens qui peut être retrouvé. Ces comportements sont toujours intégrés à une relation à quelqu'un, à qui ils veulent signifier quelque chose sous leurs travestissements. On aura compris que le traitement de fond de l'hystérie est essentiellement psychothérapique, sinon psychanalytique. Mais l'usage de médicaments psychotropes peut être extrêmement utile dans les cas où les troubles anxieux ou dépressifs sont au premier plan.

## Les phobies

« J'ai des palpitations, j'ai la gorge serrée, je me sens oppressé, j'ai du mal à respirer, j'ai la tête qui tourne, mes jambes ne me portent plus, je dois me tenir aux murs, aux boutiques pour ne pas tomber, je crois que je vais mourir. » Ces quelques expressions traduisent la souffrance intérieure à laquelle est confronté un sujet phobique. Certaines personnes peuvent, ponctuellement, manifester une peur irraisonnée face à des araignées ou à des insectes, sans que pour autant cela interfère dans leur vie de façon majeure. On ne parlera vraiment de troubles phobiques que dans les cas où la peur devient une source importante de détresse pour le sujet, et quand cela interfère réellement dans sa vie personnelle, sociale et professionnelle. Cette atteinte phobique, très répandue, est essentiellement due à une forme particulière d'anxiété. Cette anxiété traduit, à travers des réactions psychiques et physiques, des réactions relatives à un objet, à une activité, ou à une situation redoutée.
Quelles en sont les principales caractéristiques ? Assez soudainement, la personne ressent un état de panique incontrôlable qui la submerge de façon irrationnelle. Elle est en quelque sorte happée, engloutie, par ces menaces imaginaires de danger. Elle est tout à fait consciente du fait que sa peur est démesurée par rapport à la menace réelle de danger, mais elle ne peut rien y changer. Des réactions physiques accompagnent généralement la peur : respiration saccadée, pouls accéléré, tremblements, et envie très forte de fuir la situation. Cela entraîne bien sûr des réactions d'évitement par rapport à l'objet ou à la situation redoutée. Ces situations adaptatives d'évitement, destinées à écarter le danger, sont plus ou moins perturbantes selon la façon dont elles interfèrent dans la vie du sujet.
Découvrons brièvement trois types particuliers de phobies.

## L'agoraphobie

L'agoraphobie, le plus courant des troubles phobiques, est une peur importante d'être seul, ou dans des lieux publics desquels, en cas de malaise subit, il peut être très difficile de s'échapper. Les personnes qui souffrent d'agoraphobie évitent les rues, les magasins très remplis, les ascenseurs, les transports en commun. Certaines sont amenées à réduire leurs activités habituelles, voire même à ne plus quitter leur domicile. D'autres ne sortent plus qu'accompagnées par un ami ou par un proche. Les deux tiers des agoraphobes sont des femmes. Les symptômes apparaissent généralement entre 18 et 35 ans. Le début peut être soudain ou progressif. La dépression, la fatigue, des tendances obsessionnelles peuvent s'y associer. Beaucoup de sujets deviennent agoraphobes après avoir subi plusieurs attaques de panique dans des lieux publics. Ces attaques semblent être arrivées par hasard, sans que la personne sache nécessairement quelle situation a pu déclencher sa peur. Cela renforce évidemment d'autant plus sa tendance à éviter toutes sorties publiques.

## Les phobies sociales

La phobie sociale est une peur irrationnelle qui conduit à éviter des situations au cours desquelles la personne est en relation individuelle ou collective avec autrui. Il s'agit notamment d'éviter les situations où le sujet peut être observé : peur de manger en public, par exemple.
La plus courante des phobies sociales est de parler ou de se produire en public, soit devant un auditoire, ou même devant un petit groupe au cours par exemple d'un cocktail. Le sujet a peur que les autres découvrent ses manifestations anxieuses, ses tremblements, etc., et cela crée un véritable cercle vicieux. La phobie sociale débute souvent après la puberté et peut atteindre les hommes comme les femmes.

## Les phobies simples (ou spécifiques)

La phobie simple concerne les personnes qui ont peur d'un objet ou d'une situation spécifique. La plus fréquente est la peur des animaux, en particulier les chiens, les serpents, les insectes et les souris. On décrit également la claustrophobie (peur des espaces clos) et l'acrophobie (peur des hauteurs). La plupart des phobies simples débutent dans l'enfance et disparaissent sans traitement. En revanche, celles qui persistent à l'âge adulte cèdent rarement sans traitement. Selon que l'objet phobogène apparaît couramment ou non dans la vie quotidienne, cela est plus ou moins handicapant. Un phobique qui habite en ville sera bien sûr plus gêné par la peur de l'ascenseur que par la peur d'un serpent...

## Les troubles obsessionnels et compulsifs

Les troubles obsessionnels et compulsifs constituent les formes d'expression d'une anxiété massive. Ils peuvent survenir à tout âge, mais prennent souvent racine dans l'enfance, même s'ils ne s'expriment vraiment que plus tard. Ils touchent indifféremment tous les milieux sociaux. Les personnes souffrant de ces troubles se sentent accablées, incapables de travailler, d'être en groupe ou d'être heureuses au sein de leur famille. Toute leur énergie est absorbée par des ruminations incessantes contre lesquelles elles luttent intérieurement, en essayant de masquer à leur entourage le trouble qui les occupe. L'énergie dépensée est telle que cela s'accompagne souvent d'une fatigue importante, d'une difficulté à agir, à prendre des décisions. Les pensées obsédantes occupent la vie psychique : elles sont répétées, intrusives, laissent peu de répit aux sujets qui se sentent assiégés par elles. Les personnes qui en sont atteintes craignent par exemple de porter tort aux autres, d'enfreindre les règles sociales, de dire des grossièretés ou encore de faire des avances sexuelles. Elles craignent en fait d'être autres que l'image qu'elles renvoient habituellement : gentilles, polies, aimables. Cet hypermoralisme peut cependant coexister avec un comportement malhonnête. La jeune femme modèle, bien sous tous rapports, peut tromper son mari, contribuant ainsi à alimenter ses conflits moraux.

Ces personnes ont souvent tendance aux scrupules, aux doutes, à l'introspection. Leurs pensées peuvent emprunter des thèmes religieux, philosophiques, où les interrogations sans fin alimentent ainsi un doute perpétuel. Généralement, les patients souffrant d'obsession souffrent également de compulsions, qui sont justement destinées à empêcher que l'idée obsédante se réalise. C'est un rituel, il faut s'y plier, faute de quoi tout peut arriver. Le sujet, par exemple, s'impose de dire une série de chiffres ou de mots pour éviter que tel événement redouté ne se produise : le sujet n'en tire aucun plaisir, mais cela réduit l'anxiété. Ainsi, une petite fille doit lancer cent fois la balle sans qu'elle retombe une seule fois, sinon elle pense que sa mère risque de mourir. Parfois, des patients consacrent une partie de leur journée à répéter des rituels tout en ayant conscience de leur caractère absurde.

Ces rituels sont destinés à réduire leur anxiété et à les protéger, ainsi que leurs proches, d'une catastrophe à venir. Cette répétition sans fin des rituels est très accaparante et rend la vie difficile. Ils prennent différentes formes :

– propreté : des patients obsédés par la peur d'être contaminés par des microbes passent des heures à se laver ou à nettoyer toute la maison ;

– répétition d'une phrase, d'un chiffre, du nom d'un être cher (pour le protéger du mal) ;

– méticulosité extrême au point de passer des heures à ranger une même pile de journaux ou à aligner des crayons dans tel ordre précis ;

– vérifications répétées des personnes qui craignent de se nuire à elles-mêmes ou aux autres en oubliant par exemple de fermer la porte ou d'éteindre le gaz, développant des rituels de contrôle. Telle personne va relire sa lettre cinquante fois pour s'assurer qu'aucune injure n'a pu s'y glisser ;

– perfection : le sujet s'impose, pour se rendre à son travail, d'emprunter le trottoir sur son bord extrême : s'il n'y parvient pas, il doit recommencer tout son parcours ;

– accumulation : certaines personnes, très gravement malades, doivent systématiquement entasser de vieux journaux ou des restes de nourriture pour remplir les pièces, et cela par impossibilité de jeter quoi que ce soit, c'est-à-dire de se séparer de quelque chose ;

– conduite d'évitement : le sujet s'impose de ne pas passer devant tel endroit précis, sinon une catastrophe va arriver.

On devine aisément que tous ces rituels rendent la vie professionnelle, sociale et privée fort compliquée. Le patient, qui est tout à fait conscient de l'absurdité de son comportement, en a honte et le cache à ses proches. Pendant longtemps, personne ne peut se douter qu'il a des problèmes et ne peut donc l'inciter à aller consulter. Lui-même ne mesure pas à quel point ce qu'il ressent relève d'un trouble psychique connu des spécialistes. Il se sent responsable et coupable de ce qui lui arrive, cela ne l'incite pas à demander de l'aide. Il se reproche d'être « un bon à rien ». Ces troubles obsessionnels et compulsifs entraînent les gens dans un cercle vicieux de rituels qui se complexifie au fil du temps. L'évolution peut aboutir à de graves dépressions. Sans aide thérapeutique extérieure, le sujet ne peut se dégager de « l'enfermement » dans lequel il est pris.

Les troubles obsessionnels et compulsifs sont souvent associés à la dépression ; beaucoup de patients se présentent comme déprimés et manifestent dans un second temps, voire dans le même temps, des symptômes obsessionnels. Le vécu intérieur est très proche : anxiété, culpabilité, indécision, autodépréciation, sentiment d'épuisement... Certains émettent l'hypothèse que ces symptômes obsessionnels viennent recouvrir une dépression sous-jacente à laquelle le sujet essaierait d'échapper. C'est seulement lorsque la dépression deviendrait trop importante qu'une demande d'aide pourrait voir le jour. Les liens entre les troubles obsessionnels et compulsifs sont des systèmes de défense contre l'anxiété, certains théoriciens estiment qu'ils sont à différencier selon que la structure de la personnalité sous-jacente est névrotique ou psychotique.

Dans le cas des névroses, les obsessionnels souffrent de conflits affectifs inconscients. Ils ont un désir refoulé, et la charge affective qui l'accompagne est déplacée sur tout autre chose, un point de détail considéré comme beaucoup moins dangereux par le sujet qui, paradoxalement, ignore bien entendu ce processus de déplacement. La psychanalyse ou la psychothérapie d'inspiration analytique peuvent aider à retrouver l'origine du conflit et de l'agressivité sous-jacente à ces symptômes. Le traitement peut être long et difficile, il reste un traitement de fond qui n'exclut en aucun cas l'adjonction de diverses chimiothérapies, par antidépresseur en particulier.

Dans le cas des structures psychotiques, les symptômes obsessionnels sont des modes de défense contre une angoisse de dissociation et de morcellement de l'identité. Ces sujets, qui vivent dans un monde intérieur tellement chaotique, vont essayer de maîtriser la réalité extérieure afin que rien ne leur échappe ; en fait, c'est leur propre unité intérieure, leur sentiment d'identité qui leur fait défaut. Dans ces situations plus graves, un traitement médicamenteux antidépresseur et neuroleptique associé à des entretiens réguliers où le patient est pris en considération dans son ensemble peut constituer un accompagnement bénéfique. Certains pratiquent les thérapies comportementales : les patients sont exposés à des situations anxiogènes où il leur est interdit d'utiliser leurs rituels habituels. Celui qui passe quatre heures à se laver n'aura progressivement plus droit qu'à dix minutes. Cette thérapie s'appuie sur une sorte de déconditionnement ; les effets bénéfiques à court terme sont fréquents, les effets à moyen et long terme sont plus controversés.

# Les bouffées délirantes

Les bouffées délirantes se traduisent, chez des sujets jeunes, adolescents ou jeunes adultes, par la survenue brutale d'un épisode délirant, voisin de celui que nous verrons dans la schizophrénie, épisode souvent associé à des hallucinations diverses, auditives ou visuelles. Ces ruptures délirantes peuvent faire suite à des événements particuliers (deuil, surmenage, accouchement), mais peuvent aussi apparaître comme la décompensation[1] brutale et grave d'un climat relationnel difficile jusqu'alors apparemment toléré. Il n'est pas rare qu'une bouffée délirante fasse suite à la prise de drogue ; la drogue agit alors comme un véritable catalyseur faisant exploser une fragilité psychique sous-jacente.

Les thèmes du délire sont variables : persécution, grandeur, transformation corporelle. Les sujets se sentent influencés, quelqu'un guide leurs pensées, leur impose des actes. L'humeur est toujours altérée et souvent dans des sens opposés. Le matin, le patient est généralement exalté, hyperactif. Le soir, au contraire, il est abattu, déprimé. Le lendemain, cela recommence. Dans les périodes d'inhibition, tous les signes d'une dépression authentique réapparaissent. Quelquefois, c'est la confusion, la stupeur qui dominent. Une bouffée délirante simple guérit en quelques semaines, parfois en quelques jours. Mais les symptômes disparus, une question se pose : que traduisait fondamentalement cette bouffée délirante ?

Cette expression délirante n'est qu'un symptôme, grave, mais qui ne préjuge pas de la structure sous-jacente de la personnalité du patient. Cette forme aiguë de délire peut advenir chez des névrosés, particulièrement chez des patients hystériques dont le délire va prendre des formes imagées, expressives, oniriques, mais aussi chez des patients obsessionnels qui « décompensent » sur un mode de délire mélancolique ou persécutif. Elle peut au contraire, chez d'autres sujets, être le premier signe d'une schizophrénie ou d'un délire chronique paranoïaque. Dans ces derniers cas, où la bouffée délirante traduit une structure psychotique de la personnalité, les voix et les commandements sont particulièrement envahissants, l'épisode délirant est plus long, résiste plus nette-

---

1. La décompensation signifie l'apparition d'un état pathologique, d'une maladie jusque-là relativement compensés ou tenus en échec par des moyens de défense. Ce terme s'applique aussi bien à des maladies physiques que psychiques.

ment au traitement chimiothérapique. Un traitement actif mené par un spécialiste est de toute façon nécessaire.

## La schizophrénie

La schizophrénie est une des maladies mentales les plus graves. Autrefois, en l'absence de réel traitement, elle évoluait spontanément vers des comportements délirants irréductibles accompagnant un appauvrissement très important de la personnalité. Ces évolutions nécessitaient toujours des hospitalisations psychiatriques très longues, souvent définitives. Actuellement, si elle est reconnue suffisamment tôt et traitée par un traitement qui nécessite l'ensemble complet des méthodes de soins (chimiothérapie neuroleptique, psychothérapie longue, hospitalisations temporaires), les patients accèdent à un mode de vie qui leur permet d'aimer, de travailler et d'exister de façon autonome. Dans les autres cas, la schizophrénie est simplement contrôlée, mais les patients n'auront souvent qu'une existence très dépendante des structures de soins existantes. Qu'ils vivent chez eux, en foyer spécialisé ou dans leur famille, leur insertion professionnelle sera très difficile, voire impossible.

### Les signes de la schizophrénie

La schizophrénie débute généralement au cours de l'adolescence. Elle peut toutefois ne se manifester au grand jour que lors des premières années de la vie adulte, par exemple avec les premières expériences de travail ou de vie indépendante. L'évolution s'étant faite de façon plus ou moins masquée ou marquée sur plusieurs années, le jeune homme ou la jeune femme ressent de pénibles tensions intérieures, des difficultés pour dormir ou pour se concentrer. Les proches remarquent des idées bizarres, des raisonnements incompréhensibles, des comportements étranges. Le sujet peut leur faire part de sensations corporelles inhabituelles. Il commence à s'isoler, à ne plus voir ses amis, si auparavant il en avait. Les résultats scolaires ou l'activité professionnelle se détériorent. Il y a un relâchement vestimentaire et de l'hygiène corporelle, un laisser-aller.

Dans les premiers temps, ces symptômes n'apparaissent que par périodes. Les schizophrènes peuvent tout d'abord se faire illusion à eux-mêmes, ils paraissent relativement normaux, passent

leurs examens, organisent leur vie, etc. Puis survient la phase active de la maladie, où ils ne peuvent plus penser correctement. Ils ont le sentiment de perdre leur identité, d'être isolés dans un monde dont les autres ne font pas partie, d'être témoins de phénomènes inexplicables, mais pour eux indubitables et que les autres ne peuvent pas comprendre. Ils souffrent alors de délire et d'hallucinations, de troubles graves du cours de leurs pensées. Ces symptômes témoignent d'une désorganisation très profonde de leur personnalité. Les rapports à soi-même, à autrui, à la réalité sont tous profondément perturbés.
La schizophrénie est la plus grave des psychoses. Les délires, que les schizophrènes au début masquent souvent à leur entourage, peuvent prendre différentes formes. Ils se sentent constamment espionnés, pensent qu'autour d'eux les gens sont ligués et leur veulent du mal. Ils imaginent que leur nourriture est empoisonnée, que quelqu'un commande leurs pensées, leurs actes ou qu'ils sont en communication avec des personnages célèbres. Leurs délires ont souvent des thèmes bizarres, incohérents, peu élaborés. « Tout prend un sens », n'importe quel détail de la vie devient un signe qu'ils ont à décrypter et qui nourrit leur délire. Les patients peuvent également souffrir d'hallucinations, surtout auditives. Ils entendent des voix, ces voix commentent leur comportement, leur pensée, leur dictent ce qu'il faut faire, le plus souvent des actes totalement aberrants qu'ils réprouvent mais auxquels ils doivent impérativement se soumettre. Ils entendent très fréquemment des injures très crues à leur endroit. « Tout leur parle », ils peuvent s'entendre appeler à sauver le monde, être accusés de la responsabilité de n'importe quel événement douloureux de l'actualité mondiale. Ils peuvent avoir des hallucinations visuelles, olfactives ou tactiles, des sensations intolérables à l'intérieur du corps. Elles ont souvent une coloration particulière. Des douleurs abdominales peuvent par exemple témoigner que quelqu'un cherche à s'installer dans un de leurs organes. Ils ont la sensation de se déplacer dans le temps, de vivre des siècles, dans un autre pays, d'avoir des discussions avec des ancêtres décédés ou des personnages historiques.
Mais cette intense activité psychique très désorganisée peut s'effectuer alors que le sujet est physiquement dans un état de stupeur, totalement figé dans son corps. Il peut aussi présenter des stéréotypes bimoteurs, des déambulations rythmées incessantes, ou développer des attitudes maniérées. Les psychiatres parlent au sujet de ces troubles psychomoteurs de syndromes catatoniques. Les troubles du cours de la pensée sont toujours présents, les associations d'idées tout à fait pauvres ou hermétiques

à l'entourage. Les schizophrènes peuvent passer dans une même phrase d'un sujet à l'autre, sans lien avec le premier. Ces incohérences de leur discours s'effectuent sans qu'ils semblent en être dérangés. Ils peuvent inventer des mots qui n'ont d'existence que pour eux, dont ils sont incapables de donner la signification. Ces mots ont pour eux valeur de choses. Un patient souffrant d'éléments persécutifs a fait une tentative de suicide après avoir vu quelqu'un pleurer dans la rue : « les larmes » étaient pour lui le signe qu'il était fini ; c'était son jour ; la mort « par l'arme » était décrétée, et cela lui était signifié ainsi.

La gravité de ces symptômes n'entraîne pas pour autant que les schizophrènes soient totalement et à tout instant en décalage par rapport à la réalité. C'est un trait caractéristique de la schizophrénie : en dehors des périodes de déstructuration psychique, ils sont capables de raisonner, d'avoir des jugements sur les événements. Leur comportement peut ainsi apparaître comme normal, et c'est ce qui accentue souvent l'incompréhension de leurs proches, qui ne peuvent se rendre compte de l'importance des troubles. Les parents peuvent considérer comme de la paresse, ou de l'opposition agressive, le fait que leur fils soit par exemple incapable de travailler, d'être opérationnel. En fait, même dans les périodes les plus sereines, les convictions délirantes sont toujours présentes en arrière-fond dans les relations du sujet. L'intrusion de voix est possible à tout moment, quand le sujet est confronté aux autres, avec une recrudescence certaine au moment où il doit effectivement ou socialement s'engager. Du fait de l'existence ou non du délire, des thèmes qui s'y expriment, de la survenue ou de l'absence d'hallucinations et de leur particularité, la forme de la schizophrénie varie d'un sujet à l'autre. Le niveau de désorganisation de la pensée, le degré d'affaiblissement des capacités intellectuelles, l'importance relative de l'envahissement de la pensée par les troubles sont des facteurs qui colorent très spécifiquement la maladie.

Chaque schizophrène est un sujet singulier pris avec une histoire, un rapport au monde particulier. On parle abusivement de « la psychose » comme d'un tout, espèce de lieu infernal de non-retour où prédomine l'idée de non-guérison, de folie irréductible, de marginalité extrême et d'enfermement. Sous cette appellation trop vaste, et considérée péjorativement, le schizophrène vient perdre le peu d'identité et d'humanité qu'il tente de préserver. Rappelons que le respect et le soutien de cette identité sont les conditions non suffisantes hélas, mais absolument nécessaires, de tout vrai projet thérapeutique.

Chapitre 2

# DÉFINITION ET CLASSIFICATION DES MÉDICAMENTS PSYCHOTROPES

- Les antidépresseurs
- Les neuroleptiques et antipsychotiques
- Les tranquillisants
- Les hypnotiques (ou somnifères)
- Les thymorégulateurs

En 1928, le pharmacologue Louis Lewin proposa une classification qui servit ultérieurement de modèle. Il distinguait cinq classes de produits : la première, dénommée *Euphorica*, regroupait les calmants de la vie affective (opium et morphine, codéine, héroïne, dionine, coca et cocaïne[1]) ; la deuxième, *Phantastica*, rassemblait les produits hallucinogènes (mescaline, peyotl, amanite, datura, jusquiame...) ; la troisième, *Inebriantia*, comprenait les substances enivrantes (alcool, chloroforme, éther...) ; la quatrième était nommée *Hypnotica* ou agent du sommeil (chloral, véronal, sulfonal, bromure de potassium...) ; dans la cinquième, appelée *Excitantia* ou stimulant psychique, on retrouvait le thé, le café, le camphre, le bétel, le kat, le tabac...

Plus de trente ans après, Jean Delay et Pierre Deniker présentèrent une classification des médicaments psychotropes qui comprenait trois groupes de médicaments : les psycholeptiques, les psychoanaleptiques et les psychodysleptiques. Cette classification est toujours d'actualité mais elle s'est agrandie d'une quatrième famille, celle des thymorégulateurs, ou régulateurs de l'humeur.

- **Les psycholeptiques** sont des médicaments qui ralentissent l'activité psychique. Ils se subdivisent en trois groupes : les hypnotiques ou médicaments du sommeil ; les tranquillisants ou médicaments de l'anxiété, encore appelés anxiolytiques ; les neuroleptiques, ou médicaments de l'agitation, du délire. Ils sont encore appelés tranquillisants majeurs (aux États-Unis) ou antipsychotiques.
- **Les psychoanaleptiques** sont des médicaments qui stimulent l'activité psychique. Ils se subdivisent en deux groupes : les antidépresseurs, ou stimulants de l'humeur ; les stimulants de la vigilance, surtout représentés par les amphétamines dont l'utilisation est maintenant proscrite. La Ritaline* (méthylphénidate) est un psychostimulant qui est indiqué dans les troubles déficitaires de l'attention avec hyperactivité chez l'enfant. Il existe un certain nombre de produits qui se sont attribué l'appellation de stimulant de la vigilance. En dehors du Modiodal* et de l'Olmifon*, aucun n'a fait la preuve de son efficacité. Ces produits (excepté le Modiodal* et l'Olmifon*), non remboursés par la Sécurité sociale, sont délivrés sans ordonnance.

1. La cocaïne n'a pas de propriété sédative mais au contraire stimulante.

• **Les psychodysleptiques** sont les drogues qui dévient l'activité psychique.
• **Les régulateurs de l'humeur** sont des médicaments préventifs (ou prophylactiques) qui protègent contre les rechutes maniaques et dépressives.
Cette classe de produits, encore dénommée thymorégulateurs ou normothymiques, regroupe les sels de lithium (Neurolithium* et Téralithe*), le Tégrétol* et le Dépamide*.
Cette classe de médicaments, dont aucun scientifique ne conteste l'efficacité – l'audit demandé en 1999 par le ministère de la Santé l'a confirmé –, est pourtant celle qui fait l'objet des polémiques les plus vives.

Le droit (et dans certains cas, le devoir) de prendre des médicaments n'est contesté à aucun malade. Aux diabétiques, aux hypertendus, aux rhumatisants, le corps médical recommande de se soigner bien et longtemps. Un domaine, celui des psychotropes, fait exception. Un sujet sur deux recevant des psychotropes est plus ou moins coupable de devoir son amélioration ou sa guérison à des petites pilules. Il est difficile dans ce contexte d'offrir une information adaptée non pervertie par les enjeux idéologiques.
Nous pensons qu'il ne s'agit pas de confondre un problème éthique, qui ne concerne plus seulement la médecine, mais la société tout entière, et un problème essentiellement clinique, scientifique, celui du service médical rendu par des molécules particulières, les psychotropes, dans le traitement de troubles définis par des critères. L'usage fait de ces psychotropes, leur surconsommation ou leur consommation inadaptée, leur sous-utilisation dans certains cas, est un problème réel qu'il n'est pas dans notre objectif de résoudre dans ce guide.
Nous nous abstiendrons de développer les aspects philosophiques ou sociologiques du bon usage des psychotropes pour nous centrer sur leur bon usage « technique ». C'est parce que ces médicaments du cerveau ont des effets complexes, des interactions nombreuses avec les autres traitements, des contre-indications relatives ou absolues que nous pensons que leurs effets et leurs caractéristiques doivent être mieux connus de ceux qui les consomment. La médecine moderne est devenue complexe. Si le médecin généraliste reste au cœur du dispositif de soins, de très nombreux patients sont suivis par divers spécialistes et reçoivent des ordonnances qui se juxtaposent sans toujours s'harmoniser. Les risques d'incident ou d'accident liés à la

coprescription mal concertée de médicaments prescrits pour des pathologies différentes sont réels. Ce n'est pas au patient mais au médecin de détecter les contradictions et de définir les priorités. Cependant, afin d'accroître leur sécurité, on incite de plus en plus les patients à s'en préoccuper.
C'est également parce que cette classe de médicaments pose des problèmes d'opinion qu'elle mérite d'être mieux connue des utilisateurs. Informé des caractéristiques, des avantages et des risques d'utilisation de chacun des psychotropes qu'il reçoit, le patient comprend mieux l'intérêt de respecter l'ordonnance, ses posologies, les heures de prises, les durées de traitement.
Les psychotropes sont de vrais médicaments, des molécules actives qu'il ne convient pas de banaliser et avec lesquelles il ne faut pas « jouer ».

## Les antidépresseurs

Il est commode, pour quelques années encore, de conserver sous un même intitulé d'antidépresseurs des molécules dont, en effet, le trait commun est d'agir chez les déprimés, mais qui par ailleurs sont pour certains d'entre eux indiqués pour d'autres pathologies (anxiété, attaques de panique, troubles obsessionnels compulsifs, troubles du comportement alimentaire, etc.) et agissent efficacement sur des dimensions psychocomportementales en dehors de la dépression, voire en dehors de toutes pathologies constituées.
Actuellement, l'usage des antidépresseurs est limité aux traitements des dépressions caractérisées et de troubles psychiatriques divers, clairement définis comme étant des états pathologiques. C'est l'entrée dans un niveau suffisant de gravité, avec mise en évidence d'un handicap ou d'un risque important qui justifie le traitement chimiothérapique.
Nous soutenons clairement cette position non équivoque dans l'état actuel des connaissances. Il est pourtant évident que des patients en souffrance mais « non malades » sont soulagés à court ou parfois à très long terme par certaines molécules antidépressives.
Les antidépresseurs dits IRS (inhibiteurs de recapture de la sérotonine) provoquent une mise à distance des affects qui soulage certains patients gênés par des troubles émotionnels. Les études cliniques des dix ou vingt prochaines années préciseront ces

actions et conduiront probablement à des indications nouvelles. Une classe dite des antidépresseurs existera-t-elle encore ? Nul ne le sait aujourd'hui.

## Généralités

Découverts en 1957, les antidépresseurs ont pour action de relever l'humeur dépressive et donc de faire disparaître la tristesse et le ralentissement pathologiques. Ils n'ont pas d'action sur l'humeur normale et n'exercent pas d'action euphorisante. Ils peuvent, seulement chez certains patients prédisposés, entraîner une sub-excitation (dénommée hypomanie), voire une franche excitation avec euphorie (état maniaque). La spécificité des antidépresseurs est de corriger l'état dépressif. Ils peuvent cependant être utilisés dans le traitement de nombreuses autres affections, dont, seul, votre médecin peut juger.

Tous nécessitent, pour des raisons mal élucidées, un délai de dix à quinze jours minimum avant que n'apparaisse l'effet thérapeutique vrai, c'est-à-dire la correction du trouble de l'humeur proprement dit. Tous les antidépresseurs sont efficaces dans environ 70 % des dépressions. Un antidépresseur n'est pas plus puissant qu'un autre, mais chaque antidépresseur peut être indiqué préférentiellement chez tel ou tel patient. De même, pour un sujet donné, chaque antidépresseur a un dosage optimal qui doit être établi dans les premières semaines de traitement. La dose dépend plus du devenir du médicament dans l'organisme du patient que de la gravité de la dépression traitée.

Tous les antidépresseurs doivent être administrés à une dose suffisante, très variable d'un sujet à l'autre, et sur une durée suffisante (minimum un mois) avant que soit évoquée leur éventuelle inefficacité. Changer trop vite d'antidépresseur est à l'origine de beaucoup de désagréments. Tous agissent sur des neurotransmetteurs, substances chimiques situées à la jonction des cellules nerveuses (synapse), qui permettent le passage de l'influx nerveux d'une cellule à l'autre en agissant sur des récepteurs spécifiques. Les principaux neurotransmetteurs sur lesquels agissent les antidépresseurs sont la dopamine, la sérotonine, la noradrénaline. Certains agissent sur un seul neurotransmetteur, d'autres sur plusieurs. Il n'est pas absolument démontré que cette action soit à l'origine de l'effet thérapeutique. Schématiquement, les antidépresseurs, grâce à des mécanismes différents, améliorent la neurotransmission de certains groupes de neurones dans le cerveau.

Tous les antidépresseurs doivent être pris pendant plusieurs mois, lors du traitement d'une dépression avérée. En moyenne, il faut compter six mois. La raison d'une telle durée de traitement demeure largement mystérieuse. Il est cependant démontré que c'est l'un des moyens les plus efficaces de prévenir les rechutes dépressives. Le traitement sera envisagé pendant plusieurs années s'il y a des antécédents de dépression à répétition.

## Un peu d'histoire

En 1957, deux axes de recherche dans le traitement des dépressions étaient suivis de part et d'autre de l'Atlantique. Aux États-Unis, Nathan Kline, directeur de recherche dans un hôpital proche de New York, eut l'idée d'utiliser chez des malades schizophrènes catatoniques un produit qui avait été expérimenté chez la souris et qui présentait des propriétés stimulantes. Cette expérience n'aboutit pas au succès escompté, mais Kline ne renonça pas à ce médicament et l'essaya chez des patients déprimés avec comme résultat des améliorations qualifiées de « remarquables ». Ce médicament avait été synthétisé en 1951 par le Dr H. H. Fox, des laboratoires F. Hoffmann-La Roche, en même temps qu'un autre. Ces deux produits, l'iproniazide et l'isoniazide, avaient été étudiés dans un premier temps comme des antituberculeux. Des effets indésirables à type d'excitation furent constatés avec ces deux médicaments, plus prononcés avec l'iproniazide. L'isoniazide fut donc préféré du fait de sa meilleure tolérance psychique et commercialisé par le laboratoire comme antituberculeux. Quant à l'iproniazide, qui ne fut commercialisé en France qu'en 1960 sous le nom de Marsilid*, il resta à l'étude durant plusieurs années et ne fut considéré comme antidépresseur qu'en 1957.

Parallèlement aux travaux de Nathan Kline, deux autres équipes de recherche étudiaient ce médicament. Le 6 avril 1957, lors d'une réunion de l'Association américaine de psychiatrie (American Psychiatric Association ou APA) qui se déroulait à Syracuse, les trois équipes présentèrent des communications qui confirmaient l'effet antidépresseur de l'iproniazide.

Nathan Kline et ses collaborateurs rapportèrent des améliorations nettes chez des déprimés sévères et des psychotiques régressés. Crane signala les effets bénéfiques de l'iproniazide chez des tuberculeux déprimés ou névrotiques et Scherbel souligna l'intérêt de ce produit chez des patients atteints de polyarthrite rhumatoïde et déprimés.

L'iproniazide devint alors le chef de file d'une nouvelle famille de médicaments antidépresseurs, les IMAO ou « inhibiteurs de la monoamine-oxydase ». Ce médicament très puissant agit en bloquant un système enzymatique, la monoamine-oxydase, qui est à l'origine de la dégradation de substances cérébrales jouant un rôle prédominant sur notre moral. Les IMAO s'opposent donc à la destruction de ces substances appelées amines, ce qui aboutit à une élévation de leur concentration dans les cellules nerveuses.

La même année, de l'autre côté de l'Atlantique et plus précisément en Suisse, Roland Kuhn, médecin-chef de l'hôpital cantonal de Münsterlingen, faisait une découverte tout aussi essentielle. A la demande des laboratoires Geigy, il expérimentait dans son service une série de médicaments présentés comme des analogues de la chorpromazine (Largactil*). Les résultats de ses études le déçurent : il n'observa aucun effet comparable à ceux des neuroleptiques. Tout comme Nathan Kline, il décida d'étudier un de ces produits chez des déprimés et constata alors un effet antidépresseur. Ce médicament, au nom de code G.22355, portait le nom d'imipramine. Roland Kuhn se contenta de trois malades déprimés traités par ce produit pour être convaincu de ses effets antidépresseurs.

Le 6 septembre 1957, Roland Kuhn se rendit à Zurich pour participer au 2e Congrès international de psychiatrie et présenter ses résultats. Un tiré à part du journal suisse de médecine, paru le 31 août 1957, fut distribué à l'entrée du congrès. Ce tiré à part signalait les premiers travaux de Roland Kuhn sur les effets antidépresseurs de l'imipramine. Lors de ce même congrès, Nathan Kline présenta ses travaux concernant l'iproniazide. Ce fut donc au cours de l'année 1957 que ces deux chefs de file firent leur apparition : l'iproniazide, commercialisé ultérieurement sous le nom de Marsilid*, chef de file des IMAO, et l'imipramine, commercialisé sous le nom de Tofranil*, chef de file des antidépresseurs tricycliques imipraminiques. Les années qui suivirent furent marquées par de très nombreux travaux qui confirmèrent les premiers résultats et conduisirent à l'apparition de nouveaux antidépresseurs.

Trente ans après, il existe en France plus de trente antidépresseurs différents. De nombreux autres produits sont en cours ou en attente d'expérimentation. Quelques produits ont été retirés du marché en raison de leur risque d'utilisation (c'est le cas par exemple de l'Upstène*, de l'Alival* et plus récemment du Clédial* et du Survector*, pour lesquels les décisions de retrait remontent au début de l'année 1999). Le Motival* a fait aussi l'objet d'un arrêt de commercialisation en 1999 pour des raisons différentes : les arguments permettant de démontrer son efficacité sont insuffisants.

Les progrès de la psychopharmacologie vont permettre la synthèse de nouvelles molécules mieux tolérées, car agissant plus spécifiquement sur un seul type de substance. Les recherches menées au hasard des années 50 ont fait place à une logique de recherche. La naissance des premiers antidépresseurs a permis d'émettre des hypothèses sur leur mécanisme d'action. Ces hypothèses ont pu être vérifiées et ont permis de faire apparaître de nouveaux axes de recherche sur les processus biologiques responsables des troubles dépressifs.

Actuellement, plusieurs théories sont élaborées sur le rôle des neurotransmetteurs, substances qui se trouvent dans le cerveau et qui remplissent une fonction très importante dans le bon fonctionnement psychique. La théorie sérotoninergique est la plus prisée. Elle a été le point de départ de travaux sur de nouveaux médicaments qui constituent en 1991 une famille originale, indépendante des tricycliques imipraminiques et des IMAO. Les chefs de file de cette famille dénommée « antidépresseurs sérotoninergiques ou inhibiteurs du recaptage de la sérotonine » ont été la zimélidine et l'indalpine. Ces deux produits ont eu malheureusement une histoire très courte car ils ont été retirés du marché au milieu des années 80. Si la zimélidine n'a jamais vu le jour en France, il n'en est pas de même de l'indalpine, qui fut commercialisée sous le nom d'Upstène*. Les déprimés se souviennent avec une certaine nostalgie de cet antidépresseur qui avait véritablement transformé leur humeur. La décision de retrait du marché de l'Upstène* en raison de troubles sanguins fut très mal accueillie tant par les prescripteurs que par les utilisateurs. Certains patients, qui n'avaient jamais trouvé mieux (et qui ne s'étaient jamais aussi bien portés), dès la décision du laboratoire, stockèrent des centaines de boîtes d'Upstène* pour s'assurer une humeur stable durant quelques années. Les stocks se sont maintenant épuisés et il leur faut trouver un produit de remplacement. Ces partisans demandent toujours à leur médecin s'il n'existe pas de nouveau produit similaire à ce médicament, que certains journalistes n'avaient pas hésité à qualifier de « pilule du bonheur ». Cette classe de médicaments sérotoninergiques est actuellement représentée par

cinq médicaments : le Floxyfral* (fluvoxamine), le Prozac* (fluoxétine), le Deroxat* (paroxétine), le citalopram (Seropram*) et le Zoloft* (sertraline).
Plus récemment, une nouvelle classe de produits antidépresseurs a vu le jour, qui se caractérise par une action spécifique sur deux neuromédiateurs, la sérotonine et la noradrénaline. L'Ixel* (minalcipran) et l'Effexor* (venlafaxine) en sont les deux chefs de file. Comme les inhibiteurs de recapture de la sérotonine, ils présentent dans l'ensemble une bonne tolérance et n'ont pas de contre-indications. Un troisième produit, Norset* (mirtazapine), encore plus récent, vient compléter cette liste de nouveaux antidépresseurs.

## Classification

En 2001, vingt-trois molécules antidépressives sont disponibles sur le marché. Initialement, il existait deux groupes principaux (antidépresseurs tricycliques et IMAO). Chaque groupe, en dehors de la propriété antidépressive commune, possédait quelques originalités thérapeutiques ou certains effets indésirables particuliers. Avec l'arrivée des nouveaux antidépresseurs, souvent originaux, toute classification devient bien difficile sinon vaine. Afin que vous puissiez quand même vous repérer, nous vous proposons la classification la plus récente, qui tient compte de leur structure et de leurs mécanisme d'action.

• Les antidépresseurs tricycliques et les IMAO conservent leur individualité.

• Les antidépresseurs sérotoninergiques se singularisent par leur action quasi spécifique sur la sérotonine. Ils présentent l'avantage d'être mieux tolérés que les antidépresseurs tricycliques et n'ont pas de contre-indications. Les produits disponibles en France sont la fluoxétine (Prozac*), la fluvoxamine (Floxyfral*), la paroxétine (Deroxat*), le citalopram (Seropram*) et la sertraline (Zoloft*). Malgré un mécanisme d'action similaire, chacun de ces produits a sa spécificité clinique. Le Prozac*, par exemple, qui a une durée de vie prolongée dans l'organisme (on en retrouve cinq à six semaines après son arrêt), est probablement le produit le plus stimulant des cinq. Il n'exerce aucun effet stimulant sur l'appétit, n'entraîne pas de prise de poids et est même utilisé officiellement aux États-Unis dans le traitement des boulimies. En cas de surdosage, il peut être à l'origine d'un état de fébrilité, de tension nerveuse. A l'inverse, le

Deroxat* est un produit plus sédatif, qui s'élimine rapidement et qui peut, de ce fait, être responsable de réaction de sevrage lors de son arrêt brutal.

• Les inhibiteurs de recapture de la sérotonine et de la noradrénaline. Cette classe se limite aujourd'hui à trois produits. Comme les IRS, ils présentent moins de toxicité et d'effets indésirables que les imipraminiques.

D'autres antidépresseurs ne peuvent pas être regroupés dans une classe définie en raison de leur diversité tant au plan de leur structure moléculaire que de leur mécanisme d'action ou encore de leurs propriétés. C'est le cas par exemple du Stablon* (tianeptine), de l'Athymil* (miansérine).

▶ *Principaux antidépresseurs commercialisés en France :*

- IMAO : Humoryl* (toloxatone), Marsilid* (iproniazide), Moclamine* (moclobémide)
- Imipraminiques et apparentés[1] : Anafranil* (clomipramine), Clomipramine Merck * (clomipramine), Clomipramine RPG* (clomipramine), Défanyl* (amoxapine), Élavil* (amitriptyline), Laroxyl* (amitriptyline), Ludiomil* (maprotiline), Pertofran* (désipramine), Prothiaden* (dosulépine), Quitaxon* (doxépine), Stablon* (tianeptine), Surmontil* (trimipramine), Tofranil* (imipramine)
- Antidépresseurs sérotoninergiques : Deroxat* (paroxétine), Floxyfral* (fluvoxamine), Prozac* (fluoxétine), Seropram* (citalopram), Zoloft* (sertraline)
- Antidépresseurs sérotoninergiques et noradrénergiques : Effexor* (vinlafaxine), Ixel* (milnacipran), Norset* (mirtazapine)
- Autres antidépresseurs : Athymil* (miansérine), Miansérine Merck* (miansérine), Vivalan* (viloxazine)

Ces antidépresseurs se différencient en fonction de :

• leurs propriétés thérapeutiques : les antidépresseurs sont plus ou moins sédatifs et tranquillisants.

Stimulants : Marsilid*, Pertofran*, Ixel*, Prozac*, Effexor*

Intermédiaires : Tofranil*, Vivalan*, Stablon*, Seropram*, Zoloft*

Sédatifs : Défanyl*, Prothiaden*, Anafranil*, Athymil*, Laroxyl*, Élavil*, Floxyfral*, Ludiomil*, Surmontil*

Cette classification ne repose pas sur des données scientifiques.

---

1. Classe de médicaments antidépresseurs qui se caractérisent par une structure comparable (formule chimique composée de trois cycles et qui se rapproche de celle du chef de file : l'imipramine (ou Tofranil*) et des modalités de prescription similaires.

Elle résulte de nos constatations au cours de notre pratique quotidienne. Des produits dits intermédiaires pourront être stimulants chez certains sujets et au contraire sédatifs chez d'autres. A l'inverse, d'autres produits pourront être plus ou moins stimulants. Ces effets ne dépendent pas uniquement de la molécule, mais aussi des caractéristiques propres de l'individu, de la phase dépressive dans laquelle il se trouve et probablement de la manière dont le médicament est présenté par le prescripteur.

Parmi ces antidépresseurs, certains ont obtenu d'autres indications officielles. C'est le cas par exemple du Séropram*, du Deroxat* et de l'Anafranil*, qui sont indiqués dans le traitement préventif des troubles paniques. Le Prozac*, le Deroxat*, l'Anafranil* et le Zoloft* sont indiqués aussi dans le traitement des troubles obsessionnels compulsifs. L'Effexor est indiqué dans l'anxiété généralisée.

Certains antidépresseurs ont aussi des propriétés médicales spécifiques qui permettent de les individualiser. L'Anafranil* et le Laroxyl* sont prescrits dans le traitement des douleurs chroniques et des migraines, le Surmontil* dans celui des ulcères gastro-duodénaux.

Plus récemment, une sorte de label de qualité a été attribué à huit molécules antidépressives (Anafranil* et Clomipramine*, Élavil* et Laroxyl*, Ludiomil*, Pertofran*, Tofranil*, Marsilid*, Moclamine* et Effexor*). Des études effectuées sur ces produits ont démontré qu'ils étaient efficaces dans des dépressions sévères chez des patients hospitalisés (l'hospitalisation constituant un critère de gravité). Cela ne signifie pas pour autant que les autres antidépresseurs sont moins efficaces, mais en l'absence de données scientifiques, il est légitime de privilégier les produits qui ont fait la preuve de leur efficacité.

- leurs contre-indications : les antidépresseurs sérotoninergiques et les antidépresseurs non imipraminiques n'ont pas de contre-indications (en dehors de la grossesse et de l'association aux IMAO). Les antidépresseurs imipraminiques ont deux contre-indications majeures (le glaucome et les troubles prostatiques) et doivent être utilisés avec un certain nombre de précautions chez des sujets atteints de troubles cardio-vasculaires.
- leurs effets secondaires : les imipraminiques ont plus d'effets indésirables (constipation, sécheresse de la bouche, hypotension artérielle...) que les autres antidépresseurs.
- leurs mécanismes d'action : les IMAO empêchent la destruction des trois substances présentes dans le cerveau, les antidépresseurs tricycliques et les nouveaux antidépresseurs favorisent l'accumulation d'une ou plusieurs de ces substances dans la synapse. Cette

théorie reste hypothétique et pour la majorité des antidépresseurs, le mécanisme d'action n'a pas encore été élucidé.
Marsilid* et Moclamine* : action sur les trois monoamines
Tofranil*, Effexor*, Ixel*, Norset* : action prépondérante sur la noradrénaline et la sérotonine
Athymil*, Ludiomil* : action prépondérante sur la noradrénaline
Laroxyl*, Élavil*, Anafranil*, Deroxat*, Floxyfral*, Prozac*, Seropram*, Stablon*, Zoloft* : action prépondérante sur la sérotonine

## Indications

Comme leur nom le fait deviner, les antidépresseurs sont indiqués principalement dans le traitement des dépressions. Les états dépressifs ont des causes différentes et se manifestent plus ou moins intensément. Dans la majorité des cas, elles justifient un traitement par des médicaments.
Les antidépresseurs agissent dans d'autres maladies que la dépression. Ils sont prescrits dans certaines maladies anxieuses qui évoluent par crises (attaques de panique), dans les troubles obsessionnels compulsifs (TOC), anciennement appelés névrose obsessionnelle. Ils peuvent être aussi utilisés dans le traitement de l'alcoolisme, de l'agressivité et au cours d'un sevrage de toxicomanie. Certaines molécules ont obtenu à l'étranger des indications différentes de celles existant en France : troubles des conduites alimentaires à type de boulimie, phobies sociales, anxiété généralisée.
En médecine, certains antidépresseurs sont prescrits dans les douleurs chroniques, dans les migraines, dans l'énurésie.

## Contre-indications

Les antidépresseurs ont des contre-indications. Avant la prescription de ces médicaments, un bilan sera demandé afin d'évaluer l'état général et de déterminer s'il existe des risques d'utilisation. Les contre-indications des antidépresseurs imipraminiques sont le glaucome, l'hypertophie prostatique, les antécédents d'allergie à l'antidépresseur choisi, les troubles cardiaques graves. D'autres maladies justifient une surveillance médicale étroite. Les autres antidépresseurs n'ont pas ces contre-indications (en dehors des allergies et de la grossesse), mais peuvent nécessiter certaines précautions d'emploi. La grossesse et l'allaitement impliquent des mesures particulières. Un traitement IMAO doit faire renoncer aux antidépresseurs (excepté les antidépresseurs noradrénergiques tel le Pertofran*). Le Marsilid*, seul IMAO d'ancienne génération, justifie un certain nombre de précautions d'utilisation qui dépassent le cadre de celles qui figurent dans la notice. Nous conseillons au lecteur qui utiliserait un tel produit de se reporter au chapitre détaillant les médicaments et de lire les informations se rapportant au Marsilid*.

Avant de vous prescrire un médicament antidépresseur, votre médecin doit connaître :

– les médicaments que vous prenez, à seule fin d'éviter des interactions médicamenteuses préjudiciables. Si vous avez pris un traitement IMAO, vous devrez attendre quinze jours avant de prendre un autre traitement antidépresseur ;

– vos antécédents cardiaques, hépatiques (notamment hépatite), oculaires (glaucome), urinaires (prostate), neurologiques (épilepsie), allergiques (si vous avez été allergique à un produit, les autres médicaments appartenant à la même classe ne devront pas vous être prescrits) ;

– votre profession. Si vous êtes chauffeur, si vous pilotez un avion, si vous travaillez sur des machines qui demandent une attention très soutenue, certains antidépresseurs vous seront contre-indiqués.

– votre profil psychologique. Certaines maladies psychiatriques justifient des précautions d'utilisation.

Il doit aussi savoir si vous êtes enceinte. La grossesse et l'allaitement sont des contre-indications classiques. Vous devez vous abstenir de prendre des médicaments dans ces deux situations. Votre médecin sera apte à décider, si votre état le justifie, la mise en route d'un traitement et à choisir le produit qui entraînera le moins de risques.

Certains examens pourront être demandés pour éliminer une contre-indication : numération/formule sanguine, tests hépatiques, dosage thyroïdien, électrocardiogramme...

Enfin, et ce n'est pas le moins important, votre âge est un facteur significatif à considérer. Si vous êtes en bonne santé et âgé de plus de soixante ans, votre médecin vous prescrira des doses plus faibles car votre tolérance au médicament sera diminuée.

## Instauration et surveillance du traitement

Variable selon les médicaments antidépresseurs, l'instauration est toujours progressive afin de tester la tolérance de l'orga-

nisme. Les modalités de traitement sont précisées sur l'ordonnance. En cas de troubles, n'hésitez pas à contacter votre médecin.
Des dosages sanguins peuvent être demandés par votre médecin. L'intérêt de ces dosages est limité car les fourchettes thérapeutiques (valeurs minimales et maximales entre lesquelles les concentrations du médicament dans le sang doivent se situer) des concentrations plasmatiques d'antidépresseurs sont très larges. Ces dosages peuvent se justifier en cas d'échec à un traitement afin de mettre en évidence un catabolisme excessif, c'est-à-dire une destruction trop importante des médicaments par le foie.
La surveillance d'un traitement antidépresseur varie selon les produits utilisés.
Avec les antidépresseurs imipraminiques, un contrôle régulier de la pression artérielle est nécessaire. Une surveillance ophtalmologique, sanguine, hépatique et cardiologique peut se justifier en cas d'affection d'un de ces organes.

## Précautions d'utilisation

- Respectez l'heure des prises indiquée sur l'ordonnance. N'essayez pas de doubler la dose du matin pour éviter la prise du midi. De même, en cas d'oubli d'une prise, ne doublez pas la prise suivante. Sauf exception, les produits doivent être pris au milieu du repas afin d'éviter les troubles digestifs.
- Dans la majorité des cas, le traitement se fait progressivement, à dose croissante. Respectez cette nécessité.
- L'alcool est contre-indiqué. Il peut favoriser la somnolence, voire la confusion. La majorité des antidépresseurs augmentent les effets de l'alcool et le risque d'ivresse.
- Ne prenez pas d'autres médicaments sans avis médical et signalez à votre médecin les médicaments que vous prenez pour d'autres troubles. Les tranquillisants, les neuroleptiques, les médicaments antiallergiques augmentent le risque de somnolence des antidépresseurs. Les médicaments antihypertenseurs favorisent le risque de chute de la tension artérielle. Certains médicaments ne doivent pas être associés à des antidépresseurs particuliers ; c'est le cas par exemple du Vivalan* avec la théophylline. Les IMAO sont strictement contre-indiqués avec la majorité des antidépresseurs.
- Ne conduisez pas au début du traitement. N'oubliez pas que

ces médicaments diminuent les réflexes et favorisent la somnolence. Les mêmes précautions doivent être prises pour les activités nécessitant une attention soutenue (pilotage, utilisation de machines...).

• Prévenez votre dentiste si vous prenez des antidépresseurs. Certains peuvent contre-indiquer l'utilisation de produits anesthésiques. C'est le cas par exemple des imipraminiques.

• Rangez ces médicaments hors de portée des enfants dans des endroits qui ferment à clef. A la fin du traitement, ne conservez pas ces médicaments et remettez les comprimés inutilisés à votre pharmacien. Ne remettez jamais ces produits à un ami à qui vous pensez que cela pourra faire du bien.

• En cas d'effets indésirables, signalez-le à votre médecin. Il existe des moyens de les atténuer.

## Effets indésirables

Comme tous les médicaments, les antidépresseurs peuvent avoir des effets indésirables. Ces effets indésirables ne sont pas constants. Ils sont facilement contrôlables pour la plupart et doivent être signalés au médecin qui prendra les dispositions nécessaires pour les traiter.

• Certains antidépresseurs peuvent faire grossir. Il convient de faire attention à son régime alimentaire (voir page 107 pour les conseils diététiques). Quelquefois, en accord avec le patient, devant une prise de poids trop importante, un changement d'antidépresseur peut être décidé. En fait, il faut distinguer cet effet, propre à certaines molécules, de la prise de poids liée à la modification de l'appétit du fait de la guérison de l'état dépressif ou encore d'une prise de poids possible liée à la dépression.

Certains antidépresseurs peuvent même faire perdre du poids ou régulariser le comportement alimentaire. C'est le cas du Prozac*, par exemple, qui aux États-Unis a obtenu une indication officielle dans le traitement des boulimies. Une telle utilisation en France n'est pas autorisée. Néanmoins, ce produit pourra être préférentiellement utilisé chez des patients déprimés qui ont tendance à être hypersomniaques et à avoir des comportements boulimiques.

• Les antidépresseurs ont un effet sur la vigilance. Le plus souvent, il s'agit d'une sensibilité individuelle particulière et cela conduit à changer de doses, voire d'antidépresseur. Les médicaments associés (tranquillisants et somnifères) peuvent être responsables d'une accentuation de la somnolence.

• La bouche sèche est un effet indésirable fréquent observé surtout avec les antidépresseurs dits tricycliques. Mâcher un chewing-gum, sucer une pastille au citron sans sucre sont des moyens de correction efficaces.

• De même, la constipation est fréquente (en se souvenant cependant que c'est aussi un symptôme de la dépression). Cet inconvénient est généralement facile à corriger par l'exercice (marche) et l'hydratation. En cas de nécessité, un laxatif doux vous sera prescrit par votre médecin.

• L'hypotension artérielle, surtout dans les changements de position, est un symptôme fréquent pour la majorité des antidépresseurs. Elle est généralement transitoire et facile à contrôler. Elle implique de se lever doucement, en plusieurs étapes, et peut nécessiter un traitement correcteur.

• Les bouffées de chaleur et les crises sudorales s'observent avec les antidépresseurs tricycliques et les médicaments qui agissent sur la sérotonine. Elles atteignent rarement une intensité très gênante. Ce qui est heureux car il n'y a pas de traitement correcteur.

• Les troubles sexuels : baisse de la libido, frigidité, retard à l'éjaculation, voire impuissance peuvent être des symptômes de l'état dépressif, mais peuvent être aussi des conséquences de certains traitements antidépresseurs. Dans ce cas, il pourra être justifié de changer de composé antidépresseur.

• Les troubles oculaires avec difficultés d'accommodation (vision troublée) s'observent avec certains antidépresseurs (imipraminiques) et dépendent beaucoup de la sensibilité individuelle. Ces troubles s'atténuent après plusieurs jours de traitement. Il est inutile de faire corriger ses verres car ces manifestations cesseront dès l'arrêt du traitement. Certains patients se plaignent d'une sensation de sécheresse oculaire. Cela peut justifier un traitement correcteur par larmes artificielles.

Certains antidépresseurs augmentent la tension oculaire et ne peuvent être prescrits chez les personnes qui présentent un glaucôme à angle fermé ; cette dernière précision ne peut être apportée que par un spécialiste ophtalmologiste pratiquant un examen par gonioscopie.

• Les troubles urinaires (retard à la miction, nécessité d'effort, rarement rétention d'urine) s'observent plutôt chez l'homme âgé porteur d'une lésion prostatique. Cela concerne essentiellement les antidépresseurs tricycliques.

• Les tremblements et les difficultés d'élocution peuvent constituer une gêne véritable. Ils imposent alors de revoir la posologie, voire de changer d'antidépresseur.

• Les troubles cardiaques : certains antidépresseurs (les tricycliques) ont une influence sur la conduction électrique du cœur. Cela peut poser problème chez les sujets qui ont des antécédents cardiaques. Dans ce cas, votre médecin effectuera un électrocardiogramme ou demandera un avis à un cardiologue.

## En conclusion

Bien qu'ayant en apparence le même mécanisme d'action, des produits antidépresseurs auront des propriétés cliniques différentes. Par exemple, dans la classe des inhibiteurs spécifiques de recapture de la sérotonine (ISRS), le Prozac* apparaît comme le produit le plus stimulant et le Floxyfral* comme le plus sédatif. Le Deroxat*, le Zoloft* et le Seropram* se situant dans une position intermédiaire tout en reconnaissant au Deroxat* un effet sédatif plus accentué. Il est probable que ces produits exercent d'autres propriétés biochimiques. Des explications scientifiques sont fournies par les biologistes en ce qui concerne les différences d'affinité, c'est-à-dire la force d'attirance de ces produits pour des sites récepteurs sérotoninergiques et l'existence d'une plus ou moins forte action sur d'autres sites récepteurs.

Les antidépresseurs exercent, comme leur nom l'indique, un effet antidépresseur. Plus récemment, d'autres propriétés ont été attribuées à certains antidépresseurs : effet anti-obsessionnel, effet antipanique, effet sur la douleur, effet sur le sommeil. On peut aussi s'interroger sur de possibles propriétés psychopharmacologiques indépendantes des effets antidépresseurs. C'est ainsi que dans notre pratique, il nous est souvent arrivé de constater des effets « de mise à distance, de distanciation » avec les médicaments qui agissent sur la sérotonine, et cela en dehors de tout contexte dépressif. Ces manifestations avaient été décrites préalablement avec les sels de lithium, dont l'action sérotoninergique est bien connue. Les patients soumis à cette médication ressentaient une sorte d'anesthésie affective, un émoussement de leurs émotions et, de ce fait, une meilleure tolérance aux agressions psychiques venant de l'extérieur. De tels phénomènes sont observés avec de faibles doses d'Anafranil* (ou Clomipramine*) et avec les ISRS. Il est possible que certains patients déprimés bénéficient de cette propriété, ce qui a pour effet d'atténuer la souffrance, sans pour autant qu'il existe une action véritablement antidépressive de ces produits. Cela aurait pour effet de passer un cap difficile, avec une atténuation de la souffrance psychique. De telles hypothèses ne peuvent remettre en cause l'action des antidépresseurs dans des dépressions caractérisées et plus particulièrement dans des formes ayant une prédisposition génétique.

## Les neuroleptiques et antipsychotiques

Les neuroleptiques ont été découverts en France par nos maîtres. Leur usage a révolutionné le monde de la psychiatrie. Comme tous les psychiatres, nous y sommes donc très attachés. Mais les plus anciens auront bientôt cinquante ans d'existence et nous croyons beaucoup à l'avènement de médicaments voisins, sans doute légèrement moins actifs mais infiniment mieux tolérés, les neuroleptiques de nouvelle génération. Dans la mesure où les pathologies psychotropes sont volontiers chroniques, il nous paraît fondamental de développer tout ce qui peut contribuer au meilleur confort des malades et à leur meilleure qualité de vie. Si certains neuroleptiques classiques restent irremplaçables dans le traitement de phases aiguës graves d'agitation, de délire ou d'hallucination, nous pensons que trop de malades continuent d'être soignés au long cours par des associations de trop nombreux neuroleptiques ou par des doses trop élevées des mêmes produits. L'usage des nouveaux neuroleptiques, s'il devait se généraliser, poserait des problèmes d'ordre économique : leur coût de traitement journalier est de cinq à dix fois supérieur à celui des anciennes molécules. Il serait grave et assez immoral d'imaginer que, pour des raisons purement économiques, certains patients soient privés de médicaments susceptibles d'améliorer grandement leur vie actuelle et/ou de leur éviter l'apparition plus tardive de troubles neurologiques irréversibles.
Le traitement des schizophrénies évolue. Des programmes éducatifs habituent les patients à mieux comprendre les buts des prescriptions. La persistance d'effets secondaires majeurs doit être considérée comme anormale. C'est en portant attention au bien-être des malades qu'on évitera aux neuroleptiques d'être nommés « camisoles chimiques », ce qu'ils ne sont jamais lorsqu'ils sont bien utilisés.

Les neuroleptiques sont des médicaments psychotropes utilisés dans les maladies psychiatriques appelées psychoses et dont les propriétés sont variables selon les produits et les doses utilisées. Aux États-Unis, ces médicaments sont désignés sous des termes différents : les tranquillisants majeurs et les antipsychotiques. Ces appellations reflètent leurs principales actions : une action tranquillisante et une action antidélirante. Les neuroleptiques sont également utilisés en médecine pour traiter les troubles somatiques de l'anxiété, certaines maladies psychosomatiques, les vomissements provoqués par certains traitements, les états douloureux.
Une nouvelle classe dénommée « antipsychotique atypique » fait espérer un progrès dans la prise en charge des patients atteints de psychose et plus particulièrement de schizophrénie. Le Zyprexa* est le dernier à avoir été commercialisé. Son succès aux États-Unis est lié à la fois à son efficacité et à sa bonne tolérance.

## Un peu d'histoire

En 1950, Henri Laborit, médecin anesthésiste, utilisait des associations de plusieurs produits (cocktail lytique) pour prémédiquer des patients qui devaient être anesthésiés. Il utilisait pour cela un antihistaminique qui, selon son hypothèse, protégeait le malade des morts subites provoquées par la libération d'histamine. Très satisfait d'un médicament, la prométhazine (commercialisée sous le nom de Phénergan* en 1948 par les laboratoires Rhône-Poulenc), il demanda au responsable du laboratoire de lui faire parvenir tous les composés proches du Phénergan*. C'est ainsi que les laboratoires Rhône-Poulenc établirent un programme de recherche avec comme objectif la synthèse de nouveaux médicaments. La chlorpromazine fut adressée à Henri Laborit, qui constata des effets sédatifs et parla même de « tranquillité béate ».
Jean Delay et Pierre Deniker étudiaient depuis janvier 1952 la chlorpromazine à doses croissantes et constataient des effets indiscutables dans différents troubles mentaux. De mai à juillet 1952, ils publièrent six communications sur ce médicament. Ils codifièrent les modalités de traitement et définirent les indications et les contre-indications. Ces deux grands cliniciens devinrent les précurseurs de la psychopharmacologie. Leur découverte n'allait pas s'arrêter là ; d'autres produits allaient être étudiés : la réserpine, extraite d'une plante de l'Inde, *Rauwolfia serpentina*, la prochlorpérazine, la lévomépromazine...
Il fallut attendre deux ans pour que la chlorpromazine fran-

chisse l'Atlantique. En janvier 1954, Jean Delay et Pierre Deniker proposèrent le terme de « neuroleptique » ; deux ans après, ils définirent les cinq critères cliniques et expérimentaux. En 1957, Henri Laborit, Pierre Deniker et Heinz Lehmann reçurent la plus haute récompense scientifique américaine, le prix Lasker. Il fallut attendre 1963 pour que les premières théories sur les mécanismes d'action soient élaborées. P. Carlsson découvrit l'action antidopaminergique des neuroleptiques (ces substances sont capables de bloquer des sites récepteurs sur lesquels vient se fixer normalement la dopamine).
A la classe des neuroleptiques est venue s'adjoindre celle des antipsychotiques atypiques. L'absence d'effet indésirable neurologique singulariserait cette nouvelle classe médicamenteuse.

## Classification

Il existe plusieurs classifications qui aident les prescripteurs. Les neuroleptiques peuvent être regroupés en fonction de leur structure chimique, de leur mode d'action[1], de leur propriété clinique prédominante.

▶ *La classification de référence tient compte de la structure chimique du médicament :*

- Phénothiazines : Largactil* (chlorpromazine), Majeptil* (thioproperazine), Melleril* (thioridazine), Modécate* (fluphénazine décanoate), Moditen* (fluphénazine), Moditen action prolongée* (fluphénazine œnanthate), Neuleptil* (propériciazine), Nozinan* (lévomépromazine), Piportil* (ester palmitique de pipotiazine), Tercian* (cyamémazine), Trilifan retard (perphénazine).
- Butyrophénones : Dipipéron* (pipampérone), Droleptan* (dropéridol), Haldol* (halopéridol), Haldol* decanoas (halopéridol décanoate), Sémap* (penfluridol).
- Thioxanthènes : Clopixol* (zuclopenthixol dichlorhydrate), Fluanxol* (flupentixol), Fluanxol* LP (flupentixol décanoate)

---

1. Tous les neuroleptiques n'agissent pas au même endroit. Ils ont une action commune, celle de bloquer le système dopaminergique. Cependant, certains neuroleptiques vont bloquer préférentiellement certains récepteurs et être responsables d'effets indésirables de type endocrinien, d'autres neuroleptiques vont aller bloquer d'autres récepteurs et être responsables d'effets indésirables principalement neurologiques.

- Benzamides : Aiglonyl* (sulpiride), Barnetil* (sultopride), Clemental (tiapride), Dogmatil* (sulpiride), Dogmatil fort* (sulpiride), Equilium* (tiapride), Solian* (amisulpiride), Sulpiride* (sulpiride), Synédil* (sulpiride), Synédil* fort (sulpiride), Tiapridal* (tiapride), Tiapride Merck (tiapridal).
- Diazépines et oxazépines : Loxapac* (loxapine), Clozapine Panpharma* (clozapine), Leponex* (clozapine), Zyprexa* (olanzapine).
- Autres familles : Orap* (pimozide), Risperdal* (rispéridone).

## Indications

Les indications psychiatriques des neuroleptiques sont les états d'excitation, les états délirants quelle que soit leur cause. Ils sont prescrits à faibles doses comme hypnotiques et anxiolytiques. Les neuroleptiques sont aussi utilisés en médecine dans le traitement des vomissements, de certains états douloureux et maladies neurologiques. Les anesthésistes les utilisent pour leurs prémédications.

## Contre-indications

Comme beaucoup de médicaments, le neuroleptique est contre-indiqué en cas d'antécédents d'allergie à ce même produit.

Certains examens sont nécessaires avant la prescription de ces médicaments.

- Le médecin prescripteur se renseignera sur les antécédents ophtalmologiques : la plupart des neuroleptiques ne doivent pas être utilisés en cas de glaucome à angle fermé (hypertension intraoculaire).
- Certaines maladies neurologiques doivent être recherchées. La maladie de Parkinson peut être aggravée par un traitement neuroleptique, mais ne constitue pas une contre-indication absolue au traitement. Dans ce cas particulier, le prescripteur choisira des neuroleptiques qui ont très peu d'effets indésirables neurologiques.
- En cas de trouble prostatique, certains examens cliniques et complémentaires devront être effectués. Le risque d'utilisation des neuroleptiques dans ce cas est d'entraîner des troubles urinaires : miction difficile, voire rétention d'urine.
- Dans certains cas, en fonction des antécédents médicaux, d'autres examens pourront être demandés afin d'évaluer le bon

fonctionnement du cœur, des reins, du foie : tests hépatiques, examens urinaires, électrocardiogramme...

• Certaines maladies contre-indiquent une classe de neuroleptiques. C'est le cas par exemple du phéochromocytome, qui contre-indique la prescription des neuroleptiques de type benzamides (Aiglonyl*, Dogmatil*, Sulpiride*, Synédil*, Solian*, Barnetil*) et de la porphyrie qui contre-indique l'utilisation du Loxapac*, du Dogmatil* (Aiglonyl*, Sulpiride* et Synédil*) et du Barnetil*.

• Les neuroleptiques peuvent entraîner des baisses de la pression artérielle. Avant leur prescription, le médecin s'assurera qu'il n'y a pas de tension trop basse. Certains médicaments en association peuvent favoriser la survenue de cet effet indésirable ; c'est le cas des médicaments antihypertenseurs. C'est aussi le cas de la majorité des antidépresseurs.

• La grossesse est une contre-indication relative. C'est au médecin prescripteur de mettre en balance les bénéfices attendus par rapport aux risques encourus. L'allaitement n'est pas une contre-indication absolue, mais il est conseillé de renoncer à l'allaitement en cas de prise de neuroleptique.

## Précautions d'utilisation

Les neuroleptiques ne sont pas des médicaments anodins. Leur utilisation doit être réservée à certaines maladies psychiatriques. Le médecin prescripteur décide de ce choix en mettant en balance les bénéfices attendus par rapport aux risques d'utilisation.

• En général, le traitement est commencé progressivement. Chaque individu répond différemment à un traitement neuroleptique et comme pour tous les médicaments du psychisme, il importe dans un premier temps d'évaluer la tolérance.

• Le deuxième objectif est de déterminer la dose minimale efficace. Cette stratégie ne concerne pas les cas graves, traités en milieu hospitalier, où une surveillance attentive peut être effectuée vingt-quatre heures sur vingt-quatre. L'adaptation des doses est une phase délicate du traitement, pendant laquelle il faut savoir attendre. La coopération de l'entourage familial est une garantie de la bonne tolérance et de l'efficacité du traitement.

• L'alcool doit être proscrit. Les risques de confusion sont majeurs en cas de prise d'alcool avec les neuroleptiques.

• Ces médicaments entraînent fréquemment une somnolence

qui peut être majorée par d'autres médicaments prescrits conjointement. Elle doit faire renoncer à la conduite automobile ou à toute activité nécessitant une attention soutenue.

• Il n'y a pas de risque de dépendance.

• En cas d'oubli d'une prise, il ne faut pas vouloir la rattraper en doublant la prise suivante.

Il est conseillé de prendre ces médicaments au milieu du repas afin de diminuer le risque de trouble digestif.

• Ces produits doivent être rangés dans un endroit hors de portée des enfants et qui ferme à clef.

• L'apparition d'une fièvre doit faire consulter le médecin pour avis.

• Les neuroleptiques interagissent avec d'autres médicaments :

– les tranquillisants, hypnotiques, antalgiques dérivés de la morphine, les antiallergiques (antihistaminiques H1) prescrits en association à des neuroleptiques vont favoriser le risque de sédation et de somnolence. Ce risque doit être pris en compte principalement chez les conducteurs de véhicule, les personnes qui travaillent sur des machines...

– la lévodopa, prescrite pour traiter la maladie de Parkinson, ne doit pas être utilisée avec les neuroleptiques. Elle s'oppose à leur action. Si cette association est indispensable, un neuroleptique ayant peu d'effets neurologiques pourra être prescrit.

• Les neuroleptiques appartenant à la classe des phénothiazines et certaines butyrophénones (Haldol*) ne doivent pas être associés à la guanéthidine (Isméline*) car ils s'opposent à son effet antihypertenseur. De même, lorsque ces produits sont associés à des médicaments qui ont des propriétés atropiniques, il existe un plus grand risque de survenue d'effets indésirables (sécheresse de la bouche, constipation, rétention d'urine, troubles visuels...).

• En cas de prescription conjointe de sels de lithium, un contrôle plus fréquent des concentrations plasmatiques et intraglobulaires de lithium sera effectué.

• Les antiacides diminuent l'absorption du Largactil* (chlorpromazine) et doivent être utilisés à distance de la prise du Largactil*.

## Effets indésirables

Les effets indésirables ne sont pas constants. Ils sont facilement contrôlables pour la plupart et doivent être signalés à votre

médecin qui prendra les dispositions nécessaires pour les traiter.
Certains de ces effets indésirables peuvent être spectaculaires ; c'est le cas par exemple des mouvements anormaux qui peuvent apparaître dans les heures ou les jours qui suivent le début du traitement. Ces manifestations ne sont pas graves.
• Aménorrhée-galactorrhée : tous les neuroleptiques peuvent entraîner un arrêt ou une irrégularité des règles (allongement des cycles et règles peu abondantes). Ce trouble est associé dans deux cas sur trois à une sécrétion de lait. Les médicaments le plus souvent concernés sont les neuroleptiques qui appartiennent à la classe des benzamides, dont le sulpiride, commercialisé en France sous quatre noms : Aiglonyl*, Dogmatil*, Sulpiride* et Synédil*.
• Constipation : cet effet est fréquent avec les neuroleptiques de types phénothiaziniques et surtout lors de la prescription de médicaments correcteurs antiparkinsoniens. La constipation doit être particulièrement surveillée chez le sujet âgé du fait du risque d'occlusion intestinale.
• Épilepsie : les neuroleptiques peuvent abaisser le seuil épileptogène. Cela signifie qu'un épileptique aura un risque plus élevé de faire une crise comitiale. Votre médecin reconsidérera le traitement anticomitial.
• Hypotension orthostatique : elle est fréquemment rencontrée avec les neuroleptiques sédatifs. Sa fréquence de survenue est évaluée, en moyenne, à 15-20 % des cas. La prescription de médicaments appelés « analeptiques cardio-vasculaires » permet de minimiser ce risque. De même, il est conseillé de se lever doucement, en restant assis quelques instants entre la position couchée et la position debout.
• Prise de poids : les produits le plus souvent incriminés sont les neuroleptiques qui appartiennent aux familles des phénothiazines et des benzamides. Elle a différentes explications : stimulation de l'appétit, diminution des dépenses énergétiques en rapport avec la diminution des activités, action hormonale, augmentation de la consommation de boissons sucrées du fait de la sécheresse de la bouche... Les conseils diététiques doivent être appliqués dès le début du traitement.
• Sécheresse de la bouche : elle survient préférentiellement avec les neuroleptiques de la famille des phénothiazines et avec les médicaments correcteurs des troubles neurologiques. Elle peut être responsable d'inflammations de la langue, des gencives et surtout de caries.

• Sédation et somnolence : cet effet est fréquemment rencontré au début du traitement et dépend de la nature du produit et de sa dose. Une prise unique le soir est souvent conseillée pour réduire la fréquence de survenue de cet effet indésirable.
• Les troubles cardiaques sont rarissimes (des troubles de la repolarisation constatés à l'ECG et des troubles du rythme cardiaque ont été signalés).
• Troubles cutanés : certains troubles ne sont plus observés. Ils se manifestaient sous la forme d'une coloration bleue, pourpre ou mauve de la peau, d'où le nom de « purple-people ». Ces manifestations se produisaient avec les produits de type phénothiaziniques lorsqu'ils étaient prescrits à très fortes doses (au moins 1 000 mg) et pendant plusieurs années. Le trouble toujours rencontré est une sensibilité à la lumière du soleil (photosensibilisation) qui se manifeste sous la forme de coup de soleil.
• Troubles hormonaux et sexuels : la diminution du désir sexuel (libido) et du plaisir a en fait plusieurs causes. Le trouble psychique peut être à lui seul responsable d'une baisse de la libido. Les neuroleptiques le plus souvent en cause sont le Largactil*, le Melleril*, le Nozinan* et la famille des benzamides (Aiglonyl*, Dogmatil*, Synédil*...).
• Troubles neurologiques : les dyskinésies aiguës sont des mouvements anormaux des yeux, de la bouche, de la langue. Ces manifestations disparaissent à l'arrêt du traitement. L'akathisie et la tasikinésie (impossibilité de rester assis et mouvements de déambulation) se rapprochent des impatiences. L'akinésie est un symptôme de la maladie de Parkinson. Il s'agit d'un ralentissement des mouvements pouvant aller jusqu'à l'immobilité. Ce trouble justifie un traitement par des médicaments antiparkinsoniens d'un certain type. Les médicaments qui contiennent de la lévodopa sont contre-indiqués. Le tremblement est le deuxième symptôme de la maladie de Parkinson. Il peut être très invalidant et justifie au même titre que l'akinésie un traitement correcteur. L'hypertonie est le troisième symptôme de la maladie de Parkinson. Elle se manifeste sous la forme de raideur musculaire, voire de rigidité. Toutes ces manifestations peuvent survenir avec tous les neuroleptiques[1]. Elles pourront justifier un arrêt, une réduc-

---

1. Certains médicaments prescrits en médecine générale contiennent des neuroleptiques. C'est le cas par exemple du Vésadol* qui associe un antispasmodique et de l'halopéridol. Ce médicament prescrit dans les troubles fonctionnels gastro-intestinaux peut être responsable de troubles neurologiques.

tion des doses, un changement de médicament et la prescription de médicaments correcteurs.

Les dyskinésies tardives sont des manifestations neurologiques qui surviennent le plus souvent lors de la diminution ou de l'arrêt du traitement. Elles se caractérisent par des mouvements de mâchonnement et de piétinement.

• Des difficultés mictionnelles peuvent se rencontrer avec les neuroleptiques de type phénothiaziniques et avec les médicaments correcteurs antiparkinsoniens. Elles sont le plus souvent en rapport avec des troubles prostatiques.

• Troubles de la vision : les troubles visuels sont très fréquents avec les neuroleptiques de type phénothiaziniques. Ils se manifestent sous la forme d'une vision trouble, de difficultés à accommoder, c'est-à-dire de passer de la vision de près à la vision de loin et réciproquement. Les pigmentations situées au niveau du cristallin, de la cornée, de la conjonctive et de la rétine se rencontraient autrefois lorsque les doses de phénothiazines étaient supérieures à 1 000 mg et lorsqu'elles étaient prescrites pendant plusieurs années.

**Certains accidents rarissimes ne doivent pas être confondus avec les effets indésirables :**

• Syndrome malin : le syndrome malin est une urgence. Il se caractérise par l'existence d'une fièvre élevée, de troubles neurologiques et de troubles des fonctions végétatives, c'est-à-dire respiratoire et cardiaque. Cette complication justifie un transfert en réanimation. La meilleure prévention de cet accident très rare est l'interruption du traitement en cas de fièvre.

• Troubles hématologiques : une baisse du nombre des globules blancs peut s'observer exceptionnellement avec les traitements neuroleptiques. En cas de fièvre, d'angine, un contrôle de la numération/formule sanguine (NFS) sera demandé par votre médecin et le traitement interrompu.

• Hépatites : certains neuroleptiques ont été incriminés comme responsables de maladies de foie. Ces accidents sont eux aussi exceptionnels.

• Allergie : d'exceptionnelles manifestations allergiques peuvent se rencontrer lors de la prise de neuroleptiques. Elles justifient l'arrêt du traitement. Elles peuvent aussi concerner les personnes qui sont exposées au produit au cours de leur activité professionnelle, soit au cours de sa fabrication, soit au cours de sa distribution (personnel infirmier).

## En conclusion

Les neuroleptiques sont en principe réservés au traitement de certaines maladies psychiatriques. Ces médicaments, comme les autres psychotropes, font l'objet de précautions d'emploi. Le respect des règles d'utilisation doit limiter la fréquence des effets indésirables et donc favoriser la bonne tolérance du produit par l'organisme.

L'apparition d'une nouvelle classe de médicaments suscite un certain nombre de questions. Existe-t-il une différence significative entre neuroleptiques et antipsychotiques dits atypiques ? A notre avis, le seul qui puisse aujourd'hui bénéficier d'une telle appellation est la clozapine, commercialisée sous les noms de Leponex* et Clozapine Panpharma*. Ces produits ont fait la preuve de leur efficacité dans des formes dites résistantes, c'est-à-dire ne répondant pas aux thérapeutiques classiques. Les effets indésirables sont limités au plan neurologique. Ces médications justifient des précautions d'utilisation en raison du risque d'agranulocytose, c'est-à-dire d'une baisse très importante du nombre de globules blancs. C'est pour cette raison que ces produits sont sous haute surveillance et ne peuvent être délivrés qu'en milieu hospitalier.

Qu'en est-il des autres produits appartenant à cette nouvelle classe ? Certes, leur tolérance apparaît dans l'ensemble meilleure, mais lorsque les posologies sont élevées, il existe un risque d'effets neurologiques et de prise de poids comparables aux autres neuroleptiques. Le médicament neuroleptique ou antipsychotique miraculeux n'a pas encore fait surface. Si l'efficacité de la clozapine ne peut être remise en cause, sa toxicité potentielle altère significativement le rapport bénéfice/risque.

Et qu'en est-il des neuroleptiques prescrits à petites doses ? Les données de la littérature scientifique remettent en cause une action neuroleptique lorsque de faibles doses sont utilisées. Dans notre pratique, nous constatons une efficacité certaine lorsque nous prescrivons des petites posologies. L'effet observé dépend de la molécule et peut soit être tranquillisant, soit stimulant. Certains patients ressentent un effet de distanciation, comme avec certains antidépresseurs sérotoninergiques. L'hypothèse d'un effet psychique, indépendant des propriétés classiques habituellement constatées, peut, comme pour les antidépresseurs, être évoquée.

# Les tranquillisants

Cette classe de médicaments est probablement celle qui a posé et qui pose encore le plus de problèmes. La difficulté tient moins aux produits eux-mêmes (qui, bien prescrits, présentent un excellent ratio bénéfice/risque) qu'aux frontières de légitimité de leurs prescriptions. L'anxiété n'est pas une maladie jusqu'à ce que son intensité, les handicaps qu'elle provoque fassent qu'elle le devienne. La frontière entre anxiété normale et anxiété pathologique n'est pas évidente. Ce n'est pourtant que chez les sujets malades de leur angoisse que le ratio bénéfice/risque de la prescription d'anxiolytiques justifie leur utilisation. Dans ce cadre, après recherche systématique de la plus faible dose active pour chaque patient, pour des durées de prescription jamais systématiquement longues mais régulièrement réévaluées, les anxiolytiques sont d'excellents médicaments actifs et bien tolérés.
Mal utilisés, surdosés, associés à l'alcool, ils sont susceptibles de provoquer des troubles comportementaux dangereux et des troubles de mémoire ; il s'agit alors de mésusage.
L'action délétère des benzodiazépines sur la mémoire devrait inciter les « petits anxieux » à renoncer à leur prescription au long cours et à se tourner vers d'autres voies de traitement parfois plus exigeantes mais qui leur conviennent mieux (relaxation, phytothérapie, psychothérapies diverses).
Les tranquillisants ont pour objet d'apaiser l'anxiété ou l'angoisse. Beaucoup de substances ont des propriétés tranquillisantes ; la principale famille de tranquillisants est représentée par les benzodiazépines. Leur consommation excessive est surtout en rapport avec l'automédication. La découverte des benzodiazépines a constitué un progrès indéniable pour le traitement des divers troubles anxieux. Pour la majorité des patients, les bénéfices de ces médicaments sont très supérieurs aux risques encourus. Les effets indésirables sont limités et souvent la conséquence du non-respect des règles d'utilisation. Deux effets sont l'objet de polémique : les troubles de mémoire et la dépendance. Leur risque d'apparition n'existe qu'en cas de prescription prolongée et de doses élevées. Un troisième effet justifie d'être étudié : l'effet desinhibiteur. Chez certains sujets, il pourrait faciliter des passages à l'acte.

## Un peu d'histoire

Dans la première moitié du XX^e^ siècle, les traitements de l'anxiété se limitaient aux sédatifs. Les barbituriques entraînaient une somnolence et réduisaient l'état de tension interne. Les inconvénients de ces produits étaient nombreux et presque comparables à ceux de l'alcool.

Frank Berger, pharmacologue tchécoslovaque, travaillait en 1945 sur les agents antibactériens. Après avoir injecté à des souris des produits qu'il étudiait, il constata une paralysie temporaire des animaux. La souris, tout en restant consciente, était flasque et semblait dans un état de relaxation musculaire. Cette découverte pouvait avoir de nombreuses applications médicales : il est fréquent, après un accident vasculaire cérébral, de présenter une paralysie spastique, c'est-à-dire qui s'accompagne d'une contraction. De même, dans les états douloureux, la contracture joue un rôle important. Le produit étudié s'appelait la méphénésine. (Ce produit est toujours utilisé à notre époque et commercialisé sous le nom de Décontractyl* depuis 1950.) Les résultats de ces premières études très prometteuses conduisirent Frank Berger à poursuivre ses recherches. Son objectif était de trouver un produit encore plus efficace sur l'anxiété. Il synthétisa un dérivé de la méphénésine qu'il appela méprobamate. Ce produit, outre ses propriétés myorelaxantes, était très sédatif. Il fut commercialisé aux États-Unis en 1955 sous le nom de Miltown* et en France l'année suivante sous le nom d'Équanil*. Ce fut une réussite totale. Les chiffres de vente aux États-Unis dépassaient les cent millions de dollars par an, traduisant l'engouement général pour ce produit, qui permettait de mener une vie quasi normale, n'avait pas les effets indésirables des barbituriques et n'entraînait ni somnolence ni « paralysie » du cerveau. Après cette phase de « lune de miel », un certain dépit se manifesta : ce produit n'apparaissait plus si merveilleux, il entraînait une dépendance et une tolérance. Ses indications se limitèrent et des précautions d'utilisation durent être respectées par ses utilisateurs.

En avril 1957, deux ans après la commercialisation aux États-Unis du méprobamate, le chef de file d'une autre famille de tranquillisants fut sauvé de la destruction. Leo H. Sternbach et son équipe poursuivaient les essais pharmacologiques d'une molécule, le chlordiazépoxide, qui aurait dû être abandonnée. L'histoire commença en 1952, l'année des neuroleptiques. A l'époque, il n'existait que deux produits qui pouvaient laisser espérer de grands résultats : la réserpine et le méprobamate. La politique des laboratoires Roche, où Leo Sternbach travaillait comme chimiste, était de passer au crible toutes les molécules qu'ils avaient synthétisées, le plus souvent par hasard. Ces molécules, du groupe des quinazolines, étaient étudiées chez la souris et le rat, et l'activité anxiolytique était testée systématiquement. Toutes avaient été étudiées, sauf une. Les résultats avaient été décevants et il avait été décidé de renoncer aux quinazolines. En 1957, Reader, collaborateur de Sternbach, retrouva la molécule oubliée, qui n'avait pas été testée, et demanda à son patron de pouvoir poursuivre les études. Celui-ci confia à Lowell Randall, directeur de la pharmacologie chez Roche, le soin de faire passer les tests de routine au chlordiazépoxide. Après deux mois d'étude, Randall présenta ses conclusions à Sternbach. Son enthousiasme laissait entrevoir pour cette molécule une destinée grandiose. « Le produit est actif, moins toxique et moins sédatif que les produits de référence. » Des études plus approfondies firent apparaître que cette molécule était en fait une benzodiazépine. Le chlordiazépoxide naquit en 1957 et fut commercialisé en France en 1961 sous le nom de Librium*. Dès lors, la machine était enclenchée ; le diazépam sélectionné en 1959 fut commercialisé en 1964 sous le nom de Valium* en France. De nombreux laboratoires synthétisèrent de nouvelles molécules de benzodiazépines. Entre 1973 et 1978, 1 600 brevets furent déposés et 12 000 mémoires publiés. Les benzodiazépines présentaient les propriétés qui étaient attendues des méprobamates. Mais, là encore, le produit parfait n'est pas obtenu. Après vingt ans d'utilisation, un signal d'alarme fut tiré : les benzodiazépines entraînent une dépendance, certaines entraîneraient même un phénomène de tolérance. Par ailleurs, ces produits ne sont pas dénués d'effets indésirables. Les risques d'utilisation sont moindres qu'avec le méprobamate et les barbituriques mais nécessitent des précautions d'emploi.

La phase d'engouement se situa dans les années 70 : en 1975, cent millions d'ordonnances de Valium* et de produits apparentés furent délivrées par les pharmaciens nord-américains. Le chiffre d'affaires du Valium* était de 500 millions de dollars par an. Les abus de prescription et d'automédication alertèrent les pouvoirs publics. Les avertissements de la presse médicale, des spécialistes réduisirent le nombre de prescriptions de moitié.

Actuellement, il existe un consensus : les benzodiazépines doivent être prescrites pour des durées courtes et leurs indications doivent être respectées. On ne doit pas, pour autant, les assimiler à des drogues licites, distribuées par des médecins que certains n'ont pas hésité à qualifier de dealers. Les benzodiazépines ont rendu et continuent à rendre de très nombreux services à la médecine et à la psychiatrie. Les nombreux maux dont on les accable sont moins graves que les complications psychiques et médicales de l'anxiété.

## Classification

Les tranquillisants les plus couramment prescrits appartiennent à deux familles : les benzodiazépines (BZD) et les carbamates (dont le chef de file est le méprobamate). Un troisième groupe est constitué de produits très variés mais ayant en commun une propriété tranquillisante.

▶ *Classification des tranquillisants et date des premières commercialisations en France*

- Benzodiazépines : Valium*, Diazépam*, Novazam* [1] (diazépam) 1964 ; Séresta* (oxazépam) 1966 ; Tranxène* (clorazépate) 1968 ; Témesta*, Lorazepam Merck*, Equitam* (lorazépam) 1973 ; Lexomil*, Bromazépam RPG*, Anxyrex* (bromazépam) 1974 ; Urbanyl* (clobazam) 1975 ; Lysanxia* (prazépam) 1979 ; Victan* (loflazépate) 1982 ; Nordaz* (nordazépam) 1984 ; Veratran* (clotiazépam) 1984 ; Xanax*, Alprazolam Merck* (alprazolam) 1984.
- Carbamates : Équanil* (méprobamate) 1956 ; Méprobamate Richard* (méprobamate) 1963 ; Atrium* (association de fébarbamate et de phénobarbital) 1967.
- Produits divers : Nozinan faible* (lévomépromazine) 1956 ; Atarax* (hydroxyzine) 1956 ; Haldol faible* (halopéridol) 1962 ; Avlocardyl* (propranolol) 1967 ; Buspar*, Buspirone* (buspirone) 1988.

### LES BENZODIAZÉPINES

Depuis 1961, date de commercialisation du Librium* (chef de file retiré de la commercialisation en France pour des raisons apparemment économiques), sont apparus de nombreux tranquillisants

---

1. Le diazépam a été commercialisé en 1964 par les laboratoires Roche. La formule du produit étant protégée pendant vingt ans, elle a pu être reprise par d'autres laboratoires. Ce qui explique le fait qu'il est possible d'avoir des médicaments identiques sous des noms différents, la concurrence se faisant à partir du prix de vente. Le prescripteur est avisé des différences de prix qui peuvent exister et il lui est bien sûr conseillé de prescrire le produit le moins coûteux. A titre d'exemple, une boîte de 30 cp de Valium* 10 coûte 15,50 francs et une boîte de Diazépam-Ratiopharm* coûte 12,80 francs. La différence est plus significative encore pour le Lexomil* vendu 27,30 francs et le Bromazépam MSD 20,30 francs.

benzodiazépiniques. Ils constituent un groupe très homogène. En effet, toutes les benzodiazépines possèdent des propriétés cliniques analogues : anxiolytiques (action calmante sur l'anxiété), sédatives et hypnotiques (action inductrice du sommeil), anticonvulsivantes (action anti-épileptique), myorelaxantes (action décontractante) et amnésiantes (action sur la mémoire).

Ces dernières années, les benzodiazépines ont fait l'objet de critiques virulentes de la part des médias à la suite de l'intervention de responsables de la santé aux États-Unis. Ces derniers soulignaient à la fois la surconsommation de ces produits et les phénomènes de dépendance.

Trop souvent, les tranquillisants sont consommés pour « amortir » des phases difficiles de l'existence, les stress du quotidien, sans notion d'angoisse pathologique, alors que d'autres moyens seraient efficaces (meilleure hygiène de vie, relaxation, écoute psychothérapique...). Cette forme d'automédication est néfaste. En banalisant des médicaments actifs, destinés à soulager des troubles anxieux bien définis, elle tend à faire évoluer, en raison d'utilisation erronée, une classe thérapeutique « noble » vers une image négative de « minidrogue domestique ». Comme tout traitement, les benzodiazépines doivent être prescrites par un médecin dans un but thérapeutique précis et toute prescription doit être respectée et comprise.

Depuis quelques années, les benzodiazépines ont fait l'objet, au même titre d'ailleurs que les autres produits appartenant à la classe des tranquillisants, d'une réglementation plus stricte afin de contrôler leur consommation. Elles sont prescrites pour une durée de quatre semaines, renouvelable deux fois. Si le traitement doit être poursuivi plus de douze semaines, il doit faire l'objet de la part du médecin prescripteur d'une nouvelle réévaluation.

## Indications

L'indication principale des benzodiazépines est l'anxiété (ou angoisse)[1]. L'anxiété non traitée peut désorganiser totalement

1. Le pourcentage moyen dans la population générale de troubles anxieux justifiant une prise en charge est de 11 % chez les hommes et de 23 % chez les femmes.

une existence et conduire aux conséquences[1] les plus graves pour le sujet et/ou pour son entourage. L'anxiété, phénomène universel rencontré par chacun d'entre nous, revêt plusieurs degrés, allant du normal au pathologique.

Toute anxiété n'est pas obligatoirement à traiter. Dans certains cas, elle peut même être bénéfique. C'est le cas par exemple d'une anxiété avant un examen, nécessaire à sa préparation.

On parle d'anxiété pathologique lorsque, du fait de son intensité ou de sa fréquence, elle entraîne un handicap dans la vie quotidienne. L'un des éléments du traitement sera le plus souvent un tranquillisant benzodiazépinique.

Les benzodiazépines ne sont pas efficaces dans tous les cas. En moyenne, 70 % des états anxieux sont améliorés par ce traitement. Le résultat thérapeutique est rapide ; en une semaine, il est possible de savoir si le traitement est efficace.

Certains facteurs permettent de prédire si les benzodiazépines seront ou non efficaces : début récent du trouble anxieux, caractère aigu, manifestation de tension musculaire, manifestations associées d'énervement ou d'impatience, absence de trouble dépressif ou obsessionnel...

### Le choix de la benzodiazépine

Il s'agit d'une famille de médicaments très homogène. Théoriquement, les différences entre les diverses benzodiazépines sont très minimes. Cependant, les doses choisies pour la commercialisation de chacune d'entre elles les orientent vers des profils d'action différents : anxiolytiques simples, hypnotiques, anticonvulsivants... C'est le cas par exemple du Myolastan* (tétrazépam), qui est prescrit dans les cas de contracture musculaire, du Rivotril* (clonazépam) dans les cas d'épilepsie, du Noctamide* (lormetazépam) dans les cas de troubles du sommeil et du Lysanxia* (prazépam) dans les cas d'anxiété isolée.

Le Séresta* et le Témesta* se différencient du groupe car ils ne sont pas détruits par le foie. Ils pourront être préférés par le prescripteur en cas de maladie du foie ou de prise de certains médicaments.

---

1. Une angoisse non traitée ou « mal traitée » peut se compliquer de troubles physiques (troubles digestifs, cardio-vasculaires, pulmonaires, dermatologiques...) et de troubles psychiatriques (alcoolisme, dépression...).

## Contre-indications

- Antécédents d'allergie. Une règle générale doit être appliquée : un produit (quel qu'il soit) qui a entraîné une réaction allergique ne doit jamais être réutilisé. Par extension, les produits qui appartiennent à la même famille chimique devront être évités.
- Antécédents de réaction paradoxale à ces produits : certains patients qui ont reçu des benzodiazépines se plaignent d'avoir été énervés ou au contraire complètement endormis. Même si l'effet est purement psychologique, il est préférable de ne pas utiliser de tels produits chez ces patients.
- Professions imposant une vigilance intacte (pilote d'avion, chauffeur, utilisation de machine exposant à des dangers...).
- Alcoolisme : cet état n'est pas à proprement parler une contre-indication, dans la mesure où de nombreux alcooliques sont traités par ces médicaments. L'alcool en prise chronique modifie les fonctions hépatiques et peut être responsable d'une diminution de l'effet tranquillisant. Lorsqu'il est pris de manière ponctuelle, il peut avoir l'effet inverse, c'est-à-dire une augmentation de l'effet des benzodiazépines.
- Certaines maladies neurologiques peuvent être aggravées (prédémence et démence, accident cérébral...).
- La myasthénie, qui se caractérise par une fatigabilité anormale des muscles, est aggravée par les benzodiazépines.
- La grossesse et l'allaitement. Bien que le risque de malformation soit faible, il est préférable, si l'état le permet, de s'abstenir de consommer des tranquillisants pendant la grossesse. De même, l'absorption de benzodiazépines est contre-indiquée pendant l'allaitement.
- Insuffisance respiratoire sévère.
- Syndrome d'apnée du sommeil : ces produits peuvent aggraver le nombre et la durée des pauses respiratoires pendant le sommeil.
- Insuffisance hépatique sévère : en cas de maladie grave du foie, ces produits peuvent favoriser la survenue de souffrances cérébrales ou encéphalopathies.
- Bien que cette contre-indication ne soit pas mentionnée dans les ouvrages de référence en France, les troubles oculaires de type glaucome à angle fermé constituent une contre-indication absolue.

Dans certains cas, la contre-indication n'est pas absolue mais la precription justifie une surveillance étroite :

• État de fatigue : la fatigue, lorsqu'elle n'est pas liée à un état anxieux, peut être majorée par l'effet sédatif de ces médicaments.
• Maladie de foie : le foie joue un rôle d'épurateur. Si celui-ci fonctionne mal, il y aura un risque accru de surdosage de médicament et donc de toxicité. Certaines benzodiazépines ne sont pas détruites par le foie. Elles pourront être préférées par le prescripteur. C'est le cas du Témesta* et du Séresta*.
• Les mêmes précautions doivent être prises en cas de mauvais fonctionnement rénal. Les reins permettant l'élimination des médicaments, en cas d'insuffisance de fonctionnement rénal, les benzodiazépines (y compris le Témesta* et le Séresta*) s'accumuleront dans l'organisme.
Chez le sujet âgé, des précautions d'emploi sont nécessaires car le rein et le foie ont un fonctionnement ralenti et le système nerveux est devenu plus sensible.
Enfin, certains sujets présentent un risque plus élevé de dépendance. Votre médecin, lors de sa prescription, évaluera ce risque.

## Précautions d'utilisation

Les doses de traitement sont augmentées progressivement. La posologie doit tenir compte de l'âge, des maladies et des médicaments associés.
• La conduite automobile : personnellement, nous déconseillons à nos patients de conduire lorsqu'ils reçoivent des produits tranquillisants. Un triangle rouge doit désormais figurer sur les boîtes des médicaments susceptibles de modifier les réflexes. Les benzodiazépines se situent en première ligne parmi ces produits. Les répercussions sur les réflexes seront aussi fonction de la dose, de l'âge, de l'état de santé et des médications associées. Il faudra éviter toute prise d'alcool (même minime), renoncer aux longs trajets monotones, type autoroute. On peut conseiller une modification de l'horaire des prises des tranquillisants en fonction du trajet.
• L'alcool : il existe une nette potentialisation des effets de l'alcool par les benzodiazépines et réciproquement. Les troubles de la mémoire seront majorés et le risque d'ivresse augmenté.
• Interaction médicamenteuse : différents produits peuvent interagir avec les benzodiazépines. N'oubliez pas de préciser à votre médecin les médicaments que vous prenez.
– Les analgésiques dérivés morphiniques (médicaments de la douleur) augmentent les effets sédatifs des benzodiazépines. Les

conséquences peuvent être très graves chez un insuffisant respiratoire.
– Les barbituriques, les hypnotiques, les neuroleptiques sédatifs, les antidépresseurs tricycliques, les antiallergiques, en un mot tous les produits qui diminuent l'activité du système nerveux ont les mêmes effets et peuvent favoriser des troubles respiratoires et un état de somnolence.
– Certains médicaments, par leur action stimulante, peuvent s'opposer aux effets tranquillisants des benzodiazépines (amphétamines, anorexigènes amphétaminiques, caféine, théophylline...).
– La concentration sanguine d'un anticonvulsivant, la phénytoïne (Di-hydan*), peut varier dans un sens ou dans l'autre en cas de prescription conjointe de diazépam (Valium*).
– Les benzodiazépines : il est inutile, dans la majorité des cas, de prendre plusieurs benzodiazépines. L'effet thérapeutique ne sera pas meilleur et le risque de survenue d'effets indésirables sera augmenté.
– D'autres médicaments peuvent interagir avec les benzodiazépines en diminuant leur dégradation dans l'organisme. La conséquence sera une augmentation de la concentration des benzodiazépines dans l'organisme. C'est le cas par exemple de la cimétidine (Tagamet*), médicament antiulcéreux qui peut entraîner un état de somnolence lorsqu'il est prescrit en association avec des benzodiazépines. Le lorazépam (Témesta*) et l'oxazépam (Séresta*) échappent à cette interaction. Le disulfiram (Espéral*, TTDB3B4*), les pilules contraceptives, le propranolol (Avlocardyl*) et l'isoniazide (Rimifon*) interagissent sur le foie en réduisant la dégradation des benzodiazépines et peuvent être responsables d'une augmentation de la concentration des benzodiazépines. Le cisapride (Prepulsid*) augmente la vitesse d'absorption des benzodiazépines.
– A l'inverse, d'autres substances diminuent l'efficacité des benzodiazépines, c'est le cas des barbituriques, de la rifampicine (antibiotique commercialisé en France sous les noms de Rifadine* et Rimactan*), du tabac (en consommation importante et prolongée) et de l'alcool (consommation prolongée).

## Effets indésirables

La bonne tolérance de ces produits et leur efficacité expliquent sans doute l'usage abusif qui en est fait par automédication. Il

faut souligner la faible gravité des intoxications aiguës (tentative de suicide). Les effets indésirables sont étroitement liés à la dose et à la sensibilité individuelle du sujet. Ces médicaments ne peuvent être néanmoins considérés comme anodins.
Ils peuvent, en raison des troubles de la vigilance qu'ils induisent, être responsables d'accidents. Ils peuvent aussi diminuer la combativité d'un sujet, qui doit être distinguée de l'agressivité.
Les deux effets indésirables le plus souvent mis en cause sont la dépendance et les troubles de la mémoire. Ces médicaments peuvent aussi, exceptionnellement, être à l'origine de troubles du comportement, avec des réactions dites paradoxales (desinhibition, réactions auto ou hétéroagressives...).

### Dépendance

La dépendance peut exister aux plans physique et psychique. Il existe une dépendance physique à une substance lorsque l'arrêt de celle-ci entraîne des manifestations physiques dénommées réactions de sevrage. La substance est devenue indispensable au fonctionnement de l'organisme. Le terme de dépendance psychique définit les réactions émotionnelles qui surviennent à l'arrêt d'une substance prise régulièrement. L'OMS définit en 1969 la dépendance comme « un état psychique et quelquefois également physique, résultant de l'interaction entre un organisme vivant et un médicament, se caractérisant par des modifications du comportement et par d'autres réactions, qui comprennent toujours une pulsion à prendre le médicament de façon continue ou périodique, afin de retrouver ses effets psychiques et, quelquefois, d'éviter le malaise de la privation ».
Cette question est un sujet de débat. Elle nécessite une réponse claire. La dépendance aux benzodiazépines, lorsqu'elle existe, doit être distinguée de la dépendance à l'alcool, aux barbituriques ou aux drogues.
Le phénomène de dépendance aux benzodiazépines mérite certains commentaires. La dépendance physique correspond à l'adaptation de l'organisme aux actions d'une substance. Cette dépendance entraîne souvent une tolérance, c'est-à-dire une accoutumance de l'organisme au produit. L'utilisateur est amené à augmenter les doses pour obtenir des effets identiques à ceux produits lors des premières prises. Il semblerait que ce phénomène de tolérance et d'escalade des doses soit rarement rencontré avec les benzodiazépines. De même, la notion de dépendance psychique aux benzodiazépines justifie une remarque. Il ne s'agit pas

véritablement d'une dépendance comme par exemple l'alcool peut en entraîner. Le patient ressent un besoin de traitement devant l'existence d'un état anxieux. Il faut, par ailleurs, souligner que le risque de survenue d'une réaction de sevrage après usage d'une benzodiazépine à dose thérapeutique est peu élevé, comparé à celui des substances comme les barbituriques ou l'alcool. Les facteurs qui augmentent le risque ou/et l'intensité d'une réaction de sevrage sont la durée du traitement (plus le traitement est prolongé, plus le risque sera grand), la posologie (plus les doses seront élevées, plus le risque sera grand), la demi-vie du produit (le risque est plus élevé avec des produits qui ont une durée de vie courte tels l'alprazolam, le lorazépam), l'existence d'intoxication associée, un mauvais état somatique.

C'est-à-dire que, dans la majorité des cas, il n'y a pas malaise à l'arrêt du traitement par des benzodiazépines si cet arrêt a été concerté avec le médecin, décidé au bon moment et organisé sous forme d'une diminution très progressive des doses initialement utilisées. Après des traitements très longs, utilisant des posologies élévées, la phase de sevrage est plus délicate. Mais bien sûr, à l'arrêt des benzodiazépines, peuvent réapparaître les angoisses pour lesquelles elles ont été prescrites.

Le risque de dépendance physique demeure relativement faible aux doses thérapeutiques sur une période de moins de trois à quatre mois.

### Troubles de la mémoire

Avec les tranquillisants, plus encore avec les hypnotiques, on peut observer des amnésies de courte durée (au moment où la benzodiazépine atteint sa plus haute concentration dans le sang). Cet effet engendre beaucoup d'inquiétude. En réalité, on n'a jamais démontré un effet nocif durable des tranquillisants sur la mémoire, pas plus important en tout cas que l'effet de l'angoisse sur la dite mémoire.

### Autres effets indésirables

Ils sont peu nombreux et tiennent généralement à une posologie excessive ou à une mauvaise tolérance du patient. Il s'agit de ralentissement, de tendance à la somnolence, d'impression d'ébriété ; quelquefois, des effets paradoxaux peuvent s'observer avec stimulation et majoration de l'anxiété, irritabilité, agressivité, troubles du comportement. Les effets indésirables somatiques sont tout aussi rares (réactions allergiques cutanées

ou conjonctivales, miction pendant le sommeil, troubles sexuels à type de baisse du désir).
Pour la majorité des patients, les bénéfices des benzodiazépines dépassent largement les risques.

## Durée du traitement

Un traitement tranquillisant doit être limité dans le temps et pris sous contrôle médical. La durée du traitement se discute avec son médecin. Il faut savoir diminuer très progressivement les doses avant d'arrêter.
Cependant, l'angoisse pathologique est un phénomène durable qui évolue le plus souvent de façon rémittente et qui oblige donc, dans l'état actuel de nos connaissances, à des périodes de traitement qui durent souvent plus d'un mois. Des approches non médicamenteuses (psychothérapie, thérapie comportementale, relaxation, psychanalyse...) sont vivement recommandées dans le traitement de l'anxiété chronique.

### LES CARBAMATES

Les carbamates ont plusieurs propriétés communes avec les benzodiazépines : ils sont sédatifs, anxiolytiques et myorelaxants. L'Équanil*, encore commercialisé sous le nom de Méprobamate*, est le produit le plus utilisé. Les indications sont similaires à celles des benzodiazépines : l'anxiété sous toutes ses formes, les douleurs par contraction musculaire, les troubles du sommeil. Il ne doit pas être prescrit chez la femme enceinte ou en période d'allaitement ; chez l'enfant, chez l'insuffisant respiratoire et en cas de myasthénie et de porphyrie. La prescription doit être limitée dans le temps (pas de traitement d'entretien ni de renouvellement systématique). L'alcool est contre-indiqué en raison du risque de potentialisation réciproque.

• L'Équanil* peut entraîner une somnolence et, de ce fait, est à utiliser prudemment par les personnes qui doivent avoir une attention soutenue pendant plusieurs heures (conduite automobile, utilisation de machines).
Son arrêt brutal peut entraîner une réaction de sevrage.
Il convient de se méfier des associations médicamenteuses (effet d'addition avec les autres médicaments psychotropes) et son utilisation doit être prudente en cas de maladie hépatique ou rénale.
Les principaux effets indésirables sont la somnolence et les

troubles de la vigilance, les troubles de la mémoire, la dépendance et les réactions de sevrage, les réactions paradoxales à type d'agressivité, d'irritabilité, les troubles gastro-intestinaux, les réactions allergiques cutanées et générales et les troubles hématologiques rarissimes (baisse du nombre des globules blancs).

Dans l'ensemble, cette substance présente plus de risques d'utilisation que les benzodiazépines et moins de bénéfices.

Remarque : le méprobamate est présent dans différents produits utilisés en médecine générale dans différentes indications : Kaologeais*, Mépronizine*, Palpipax*, Précyclan*.

- L'Atrium* se comporte comme un tranquillisant anxiolytique qui présente une particularité, celle d'être antitrémorique, c'est-à-dire d'empêcher les tremblements. Il est indiqué dans le traitement des troubles survenant au cours du sevrage alcoolique. Ses indications dans l'anxiété et les tremblements lui ont été retirées. Il n'existe plus que sous une forme dosée à 300 mg.

Il ne doit pas être prescrit en cas de grossesse et d'allaitement, de porphyries, d'insuffisance rénale, hépatique, cardiaque ou respiratoire grave, de myasthénie, en cas d'état de choc.

L'alcool est contre-indiqué en raison du risque de potentialisation réciproque. Ce produit pouvant être responsable de somnolence ne doit pas être utilisé lorsqu'une attention soutenue est nécessaire.

Du fait de son activité stimulante sur les enzymes hépatiques, il diminue l'efficacité des contraceptifs oraux et des anticoagulants de type antivitamine K.

Il existe un risque d'addition des effets indésirables lorsqu'il est associé à d'autres produits qui agissent sur le système nerveux.

## AUTRES PRODUITS

### L'Atarax*

Ce médicament aux effets tranquillisants appartient au groupe des antihistaminiques H1, c'est-à-dire des antiallergiques. Ses indications sont l'anxiété sous toutes ses formes, la prémédication à l'anesthésie générale, et en médecine le traitement d'appoint de certaines maladies de peau (afin de réduire les démangeaisons).

Il ne doit pas être utilisé en cas de troubles prostatiques, d'hypertension intraoculaire (glaucome par fermeture d'angle), d'antécédent d'allergie à ce produit, chez la femme enceinte ou en période d'allaitement. Les précautions d'emploi sont les mêmes que celles des tranquillisants benzodiazépiniques (conduite automobile, machines, alcool, associations médicamenteuses). Ses effets indésirables sont en rapport avec ses propriétés atropiniques : sécheresse de la bouche, constipation, troubles visuels, rétention urinaire.

### L'Avlocardyl*

C'est un médicament utilisé dans certaines maladies cardiaques, dans le traitement de fond de la migraine, dans le traitement de tremblements (dont ceux induits par les sels de lithium). En France, son efficacité dans l'anxiété, bien qu'admise par la majorité des médecins, n'est pas reconnue officiellement. Il est pourtant extrêmement efficace, en particulier dans les manifestations du trac. Ce médicament a des contre-indications absolues et doit être utilisé avec plusieurs précautions.

### Le Buspar*

Ce médicament se différencie des benzodiazépines et des carbamates par son action spécifique anxiolytique. Il est dénué d'effet sédatif, myorelaxant et anticonvulsivant. Indiqué dans toutes les formes d'anxiété, il ne doit pas être utilisé en cas d'antécédent d'allergie à ce même produit, en cas d'insuffisance rénale et/ou hépatique et chez la femme enceinte ou en période d'allaitement.
Les précautions d'emploi sont les mêmes que celles des benzodiazépines et des carbamates (conduite automobile, machines, alcool, associations médicamenteuses). Les effets indésirables peuvent survenir au début du traitement et disparaître spontanément. Ils se manifestent sous la forme de sensations vertigineuses ou ébrieuses, de maux de tête, de nervosité, sueurs, douleurs gastriques. Il présente moins d'effets indésirables et de risques de dépendance que les benzodiazépines.

### L'Haldol faible*

C'est un neuroleptique de la famille des butyrophénones. Son indication dans l'anxiété n'est pas classique.

### Le Nozinan* 2 mg et le Tercian* gouttes

Le Nozinan* faible et le Tercian* sont des neuroleptiques de la famille des phénothiazines. Très sédatifs, ces produits peuvent être utilisés pour favoriser l'endormissement et traiter l'anxiété lorsque les thérapeutiques habituelles se sont avérées inefficaces.

# Les hypnotiques (ou somnifères)

## Les troubles du sommeil

Vous avez consulté votre médecin car vous dormez mal. Un certain nombre d'informations vous ont été données. Notre objectif est de revoir avec vous certains points, de vous donner certaines explications sur les troubles du sommeil et leurs traitements. Vous êtes en droit de savoir ce qu'on entend par troubles du sommeil, quelles en sont les causes et les conséquences, combien de temps vous devez être traité et par quels moyens, quels peuvent être les risques d'utilisation des médicaments du sommeil. Vous devez connaître aussi certaines mesures d'hygiène qui accompagnent le traitement médicamenteux et qui vont permettre d'obtenir de meilleurs résultats thérapeutiques.

### L'insomnie est aussi l'affaire de votre médecin

Trop nombreuses sont les personnes qui usent de produits médicamenteux pour trouver le sommeil. Les risques d'une automédication (le patient s'administre lui-même le traitement) ne se limitent pas à la consommation excessive de produits appelés somnifères ou hypnotiques. Le trouble du sommeil peut être le premier signal d'une maladie débutante. Cette affection risquerait d'être masquée par la prise sans avis médical du somnifère. Vous devez demander un conseil auprès de votre médecin qui, avec vous, tentera d'élucider la signification de votre trouble.

La réduction involontaire du temps de sommeil est appelée insomnie. Cette réduction peut se manifester de différentes manières.

• L'endormissement peut être difficile ; vous vous couchez à 22 heures, vous éteignez la lumière une heure plus tard et à 1 heure du matin, vous êtes toujours éveillé. Vous ne trouverez le sommeil qu'une, deux, voire trois heures après. Le matin sera très difficile car vous aurez les plus grandes difficultés à vous réveiller et à vous tirer du lit. Ce trouble se dénomme insomnie d'endormissement.

- A l'inverse, vous vous endormez le soir sans difficulté mais vous vous réveillez le matin à 4 heures sans avoir la possibilité de vous rendormir. Cette insomnie du petit matin est appelée encore « insomnie matinale avec réveil précoce ».
- Le troisième cas de figure est le réveil dans la nuit, unique ou multiple avec presque dans tous les cas des difficultés pour vous rendormir. Il s'agit alors d'une insomnie du milieu de la nuit.
- A l'extrême, l'insomnie peut être totale, vous restez éveillé toute la nuit et voyez défiler sur votre cadran phosphorescent toutes les heures et demi-heures de la nuit ; c'est la nuit blanche.

Le résultat de ces différentes situations aboutit à une carence de sommeil qui elle-même sera source d'autres troubles. En effet, le sommeil joue un rôle essentiel dans notre équilibre. Il contribue à notre bon fonctionnement mental et physique, à nous protéger contre le stress, à stabiliser notre humeur...

Le sommeil évolue au cours de la nuit. Les différents stades[1] de sommeil jouent un rôle dans notre équilibre psychologique et physique. Certaines maladies (et certains traitements) peuvent altérer les différentes parties du sommeil et entraver son activité réparatrice.

Avec votre médecin, vous pourrez évaluer l'importance de ce trouble, déterminer la cause et prendre les mesures nécessaires.

### Le traitement de l'insomnie dépend de la cause

Il n'y a pas un traitement de l'insomnie. Chaque cas est unique. Les modalités de traitement sont fonction de la cause et de la durée de l'insomnie. Elles doivent tenir compte aussi de l'individu. Il n'est pas concevable de vous prescrire un médicament aux vertus somnifères sans s'inquiéter de votre âge (le nouveau-né dort seize heures en moyenne, l'adulte entre sept et dix. Le

---

1. Le sommeil de la nuit comprend le sommeil lent (qui se subdivise lui-même en quatre stades) et le sommeil paradoxal (pendant lequel il existe une activité cérébrale intense avec en particulier des rêves très imagés). Pendant le sommeil lent, la fréquence cardiaque diminue ainsi que la pression artérielle, la respiration devient irrégulière puis se ralentit. Pendant le sommeil paradoxal, la fréquence cardiaque et la pression artérielle sont instables, le tonus musculaire est aboli mais il existe de petites secousses et des contractions des muscles des extrémités. Le sommeil lent et le sommeil paradoxal sont organisés en cycles qui varient de 60 à 90 minutes et qui se répètent au cours de la nuit quatre à six fois. La durée de la phase de sommeil paradoxal augmente au cours de la nuit et celle de la phase de sommeil lent se réduit.

sujet âgé a tendance à se réveiller plusieurs fois au cours de la nuit et à ressentir une somnolence dans la journée avec éventuellement des périodes de sommeil. Les horaires d'endormissement et de réveil dépendent aussi de l'âge (le sujet âgé a tendance à s'endormir et à se réveiller plus tôt), de votre état général, de votre mode de vie, de votre activité professionnelle. Par ailleurs, la durée nécessaire de sommeil varie en fonction des individus (il semblerait qu'elle soit déterminée génétiquement).

D'une manière schématique, on peut distinguer trois types d'évolution, étroitement liés à la cause :

- L'insomnie transitoire (un jour ou deux) a pour origine une cause ponctuelle. Elle est très fréquente. Nous avons tous été confrontés à ce type d'insomnie. C'est le cas par exemple d'une modification de notre environnement (bruit, séjour en altitude, changement de lieu avec ou sans décalage horaire). Des préoccupations transitoires peuvent en être aussi la cause, tels un événement important, le passage d'un examen, une journée fatigante. Des troubles physiques, telles une rage de dent ou une migraine, peuvent être aussi responsables de ces insomnies transitoires. Dans ces cas, votre médecin vous prescrit en général pour une très courte durée un produit somnifère léger en vous conseillant de lutter contre la cause déclenchante.
- L'insomnie de courte durée (de quelques jours à deux à trois semaines), rattachée à une cause qui a tendance à se prolonger et dont le caractère est plus sérieux. Comme l'insomnie transitoire, elle peut être secondaire à des modifications de l'environnement (naissance d'un enfant, voisins bruyants...), mais peut aussi survenir à la suite de préoccupations (conflit conjugal, problème de santé dans sa famille, licenciement...) ou encore être la conséquence d'un état douloureux prolongé. Le traitement se basera sur les mêmes principes que celui des insomnies transitoires : somnifère et lutte contre la cause. Mais la prise du somnifère doit être de courte durée.
- L'insomnie chronique (de plusieurs mois à plusieurs années), en rapport avec des situations difficiles qui durent : soucis personnels ou professionnels, prise régulière de produit stimulant, maladie physique ou psychique. Le traitement est plus complexe et justifie différents types de mesures.

## Les principaux médicaments du sommeil

Vous devez savoir que ces médicaments ne représentent qu'une partie du traitement. Le traitement de la cause, l'application de mesures d'hygiène et le recours à certains moyens psychiques vont compléter le traitement médicamenteux. Il n'est pas dans notre propos de présenter toutes les méthodes mais nous sommes tenus de définir certaines règles d'hygiène qui font partie intégrante des règles de prescription des médicaments somnifères.

De très nombreux médicaments ont des propriétés somnifères (ou hypnotiques). Il est utile que vous sachiez faire la différence entre tel ou tel produit et que vous connaissiez la nature du médicament, ses risques d'utilisation, les précautions à prendre.

L'utilisateur confond très souvent barbiturique et somnifère, ou perçoit dans les mots hypnotique ou somnifère quelque chose de dangereux. Le terme d'hypnotique est utilisé pour définir tous les médicaments qui font dormir. Le somnifère est un synonyme d'hypnotique mais est plus utilisé dans le langage courant. Le terme barbiturique caractérise un groupe de produits hypnotiques dont la structure chimique et les effets sont voisins. Les barbituriques ne sont plus utilisés en raison de leur toxicité, de leur dépendance physique et psychique.

▶ *Classification des médicaments du sommeil*

- Benzodiazépines : Flunitrazépam RPG* (flunitrazépam), Halcion* (triazolam), Havlane* (loprazolam), Mogadon* (nitrazépam), Noctamide* (lormétazépam), Normison* (témazépam), Nuctalon* (estazolam), Rohypnol* (flunitrazépam).
- Benzodiazépines avec phénothiazines : Noctran* (clorazépate dipotassique, acépromazine, acéprométazine).
- Nouvelles molécules proches des BZD : Imovane* (zopiclone), Stilnox* (zolpidem), Zopiclone RPG* (zopiclone).
- Barbituriques (ces produits ne sont plus utilisés à des fins hypnotiques).
- Antidépresseurs
- Antihistaminiques : Donormyl*, Méréprine*, Nopron*, Phénergan*, Théralène*.
- Neuroleptiques
- Méprobamate avec phénothiazine : Mépronizine* (méprobamate, acéprométazine).

## Règles d'utilisation

• La prescription d'un médicament hypnotique ne se justifie que si la cause du trouble du sommeil a été reconnue mais n'a pu être traitée efficacement et si les conseils d'hygiène de vie ne peuvent être respectés ou sont inefficaces.
• La durée de prescription se limitera à moins d'un mois autant que possible, afin d'éviter tout risque d'augmentation des doses et de dépendance.
• Les produits ayant une action prolongée dans l'organisme devront être évités afin de prévenir les risques de somnolence qui pourraient survenir le lendemain.

## Quelques conseils pour mieux dormir

Les somnifères ne régleront pas à eux seuls votre insomnie. Nous avons vu que la cause devait aussi être traitée, cela paraît logique. Mais cela ne sera pas suffisant, il faut donc respecter certaines règles générales qui devraient favoriser votre endormissement.
• Évitez l'absorption après 16 heures de substances à effet stimulant (café, thé...).
• L'alcool a la réputation de favoriser le sommeil. Cela est peut-être vrai pour l'endormissement, en revanche l'alcool désorganise le sommeil et favorise les réveils dans la nuit.
• Évitez les repas trop copieux le soir.
• Si votre environnement est bruyant, essayez au maximum d'atténuer les bruits. On ne s'habitue pas si bien que cela au bruit.
• Une atmosphère surchauffée favorise le mauvais sommeil. Évitez de fumer dans la chambre car le sommeil risque d'être perturbé. Pensez à aérer la chambre. Les mêmes observations doivent être faites à l'égard des températures trop basses.
• Le fait d'allumer sans cesse la lampe de chevet ne fait que favoriser un état d'énervement. Pensez au conjoint et essayez de faire l'effort de rester dans l'obscurité.
• N'essayez pas de vous coucher trop tôt. Retardez ce moment jusqu'à l'apparition des premières manifestations du sommeil.
• Respectez les rythmes biologiques : essayez de manger à heure fixe, de vous coucher et de vous lever aux mêmes heures. Chaque personne a besoin d'une certaine quantité d'heures de sommeil. c'est vous qui la déterminerez pour vous-même en

évaluant le nombre d'heures de sommeil nécessaire pour être en forme.

- Évitez de trop fumer.
- N'oubliez pas que le recours aux somnifères ne peut s'envisager que pour une courte durée.
- Faites attention au surmenage : le stress de la journée, la fatigue gênent l'endormissement et favorisent les réveils. Une activité physique excessive peut avoir les mêmes conséquences. Il est conseillé de pratiquer des exercices physiques l'après-midi car ils favorisent l'endormissement. En revanche, les activités physiques pratiquées le soir stimulent l'éveil (au même titre que des activités intellectuelles excessives en fin de journée).
- Évitez de changer de lieu de vie.
- Le choix du lit apparaît déterminant dans la qualité du sommeil : il convient d'éviter un lit trop mou et ses dimensions doivent être fonction de la taille et du poids de son utilisateur (ainsi que ceux du conjoint).

## LES BENZODIAZÉPINES

La classe des benzodiazépines est la plus prescrite. Elle a été la cible des médias ces dernières années en raison du risque de dépendance (l'organisme s'accoutume au produit et ne peut plus s'en passer), de troubles de la mémoire et de possibles détournements d'usage par des toxicomanes, voire des proxénètes. Certaines revues « grand public » aux prétentions scientifiques ont été jusqu'à les assimiler à des drogues et à accuser les prescripteurs d'être des « dealers ». De tels propos sont excessifs, car il n'est pas fait mention de tous les bénéfices que l'on peut attendre de ces produits lorsque leur utilisation est contrôlée par le médecin prescripteur.

Les hypnotiques qui appartiennent au groupe des benzodiazépines se caractérisent par une structure chimique voisine, un mécanisme d'action commun et des effets cliniques similaires.

Ils se subdivisent en plusieurs sous-groupes en fonction de leur rapidité d'action dans l'organisme. On peut ainsi distinguer des hypnotiques à demi-vie courte (très rapidement dégradés dans l'organisme), qui seront prescrits dans les troubles d'endormissement, et des hypnotiques d'action prolongée (plus lentement dégradés), utilisés dans les insomnies du milieu de la nuit ou du matin. Votre médecin tiendra donc compte de la nature de votre insomnie pour choisir le produit le plus adapté.

## Contre-indications

Elles sont exceptionnelles.

• Si vous avez déjà été allergique à un produit qui appartient à la classe des benzodiazépines, vous devrez vous abstenir d'en prendre à nouveau. Il en va de même en cas de réactions paradoxales (énervement, agitation, réactions agressives...).

• L'insuffisance respiratoire sévère est une autre contre-indication classique. Mais ce n'est pas parce que vous êtes un bronchiteux chronique que ce produit vous sera contre-indiqué. Parlez-en avec votre médecin.

• La myasthénie, qui est une maladie musculaire, risque d'être aggravée par les benzodiazépines. Si vous avez cette maladie très rare, avertissez votre médecin qui prendra les dispositions nécessaires.

• L'apnée du sommeil se caractérise par des pauses respiratoires pendant le sommeil. Ce trouble peut être aggravé par les hypnotiques.

• Comme pour beaucoup de médicaments, l'âge doit faire ajuster la posologie. Chez un sujet âgé, les doses seront beaucoup moins importantes. Des précautions similaires doivent être prises en cas de maladies hépatiques et rénales.

• Certains médicaments peuvent augmenter les concentrations des benzodiazépines dans le sang. Il s'agit de l'Avlocardyl* (propranolol), des contraceptifs oraux, du Tagamet* (cimétidine) et de l'Espéral* et TTDB3B4* (disulfiram). Le Normison* (témazépam) et le Noctamide* (normétazépam) n'interagissent pas avec ces produits.

L'Halcion* (triazolam) interagit avec certains antibiotiques : l'érythromycine, la josamycine et la troléandomycine. Le risque d'utilisation de ces médicaments avec l'Halcion* est l'apparition de troubles de la vigilance et du comportement (l'utilisateur ne sait plus ce qu'il fait).

• L'alcool favorise l'apparition de troubles du comportement lors de l'utilisation conjointe de benzodiazépines.

## Précautions d'utilisation

L'utilisation de ces médicaments justifie certaines précautions (dont beaucoup sont communes aux autres médicaments du cerveau) :

• Le début du traitement est toujours progressif. Il est important de déterminer avec votre médecin la plus petite dose efficace.

• Respectez l'ordonnance de votre médecin en ce qui concerne la dose, l'heure de la prise et la durée. En cas d'inefficacité, il vaut mieux prendre contact avec lui plutôt que de prendre l'initiative d'une augmentation des doses.

• Le médicament doit être pris au moment du coucher afin d'éviter le risque de chute. Vous ne devez pas prendre le produit si une activité est prévue pendant la nuit. Si vous devez vous lever au cours de la nuit, prenez certaines précautions. Levez-vous doucement et faites attention au risque de chute.

• Il convient de s'abstenir de conduire (surtout au début du traitement). Cette mesure de prudence s'applique pour tous les patients qui prennent des médicaments psychotropes (médicaments de l'activité psychique). Il faut savoir qu'un produit pris le soir continue à agir le lendemain, même si le produit a la particularité d'avoir une action très courte. Il faut savoir aussi que ces médicaments ont des effets différents selon les individus. Ne vous fiez pas à ce que pourrait vous dire un « bon ami » qui prend le même traitement (« C'est fantastique, tu verras, on prend le produit le soir, et le lendemain, on est frais et dispos »). La prolongation de l'effet est le plus souvent imperceptible, mais elle existe particulièrement au niveau des réflexes. N'oubliez pas qu'un retard de réflexe d'un dixième de seconde peut avoir des conséquences graves. Vous devez être aussi prudent si vous utilisez des instruments reconnus comme dangereux (couteau électrique, tronçonneuse...).

• L'alcool est un puissant potentialisateur. Il augmente les propriétés sédatives (calmantes) de l'hypnotique ou au contraire favorise une insomnie. L'hypnotique pris avec de l'alcool peut aussi favoriser l'ivresse et être responsable de troubles du comportement. L'abstinence est le meilleur conseil que l'on puisse donner.

• L'association de plusieurs tranquillisants et/ou hypnotiques ne se conçoit qu'exceptionnellement. Il faut savoir que les risques propres à chaque produit, dont la dépendance, s'additionnent. De même, tous les produits qui entraînent un ralentissement du fonctionnement du système nerveux devront être utilisés avec précaution s'ils sont associés à des hypnotiques. Il peut y avoir un effet d'addition de la sédation avec risque d'altération de la vigilance rendant dangereuses la conduite automobile et l'utilisation de machines. Le risque d'addition est le même chez l'insuffisant respiratoire.

• La grossesse implique certaines mesures de prudence. La règle n° 1 est de s'abstenir de prendre des médicaments (quels qu'ils soient) sans avis autorisé. Les benzodiazépines n'ont jamais été considérées comme responsables de malformations, mais l'absence de recul et certaines observations isolées justifient d'éviter la consommation de ces produits pendant les trois premiers mois de la grossesse. C'est à votre médecin que revient la décision de prescription en cas de nécessité. Il tiendra bien sûr compte des avantages par rapport aux inconvénients.
Avant l'accouchement, les hypnotiques de type benzodiazépines peuvent entraîner des troubles respiratoires, un abaissement de la température (hypothermie) et un relâchement du tonus musculaire du nouveau-né. C'est au médecin que revient le choix du produit et de sa posologie, si le traitement hypnotique s'avère indispensable. Pendant la période d'allaitement, il est conseillé de ne pas recourir à cette classe de produits.
• En règle générale, la durée de prescription des hypnotiques doit être réduite à son minimum et l'arrêt devra toujours être progressif, afin de limiter le risque d'accident de sevrage et une recrudescence de l'insomnie et de l'anxiété. Très exceptionnellement, un traitement hypnotique au long cours peut être envisagé, en cas, par exemple, de maladie douloureuse prolongée.
• Ces médicaments doivent être rangés hors de portée des enfants dans un endroit si possible fermé à clef.

## Effets indésirables

• La dépendance n'existe que lorsque la prescription est prolongée et que les doses sont importantes. Les risques de sevrage (manifestations physiques et psychiques survenant à l'arrêt du traitement) sont absents lorsque l'interruption du traitement est progressive.
• Les troubles de la mémoire, s'ils existent, sont transitoires et réversibles.
• Des troubles du comportement ont été décrits avec ces produits, et plus particulièrement avec les produits ayant une action rapide, tel par exemple l'Halcion*. Des réactions dites paradoxales peuvent aussi survenir avec de tels produits : agitation, libération d'agressivité, actes automatiques amnésiques. L'enfant et le sujet âgé sont particulièrement exposés à de telles manifestations. Le sujet peut être amené à avoir des comportements inadaptés, dont il ne conservera aucun souvenir. Il est

fréquent aussi de constater une amnésie qui précède l'endormissement. Le sujet oublie les actes qui ont lieu juste avant le sommeil : par exemple, une conversation, la lecture d'un ouvrage, le visionnage d'un film...

• Certains de ces produits peuvent être détournés de leur utilisation et utilisés à des fins délictueuses, voire criminelles. Le Rohypnol* est un médicament sous étroite surveillance pour ces raisons. Sa posologie est strictement limitée à 1 mg et sa présentation a été modifiée par le laboratoire qui le commercialise : dilué dans de l'eau ou de l'alcool, le comprimé se diffuse en laissant apparaître une couleur verte.

## Arrêt du traitement

Il est classique de préciser à son patient que la durée du traitement hypnotique ne doit pas excéder un mois. En pratique, de très nombreux patients prennent des traitements hypnotiques pendant plusieurs mois, voire plusieurs années. Les risques d'une utilisation prolongée concernent surtout le problème de tolérance, anciennement dénommée accoutumance (l'organisme s'habitue au produit, l'effet tend à s'estomper et le risque est l'augmentation des doses). Le risque de tolérance (ou d'accoutumance) varie selon les produits ; il est maximum pour les barbituriques et limité pour les produits de dernière génération.
La décision d'arrêt d'un traitement répond à certaines règles et ne peut s'envisager que si l'utilisateur est suffisamment motivé et que les troubles du sommeil ont disparu.

### Règles pour arrêter un traitement somnifère

– L'utilisateur doit être motivé ; la décision devrait venir de lui, encouragée par son médecin.
– L'arrêt du traitement doit se faire dans des conditions physiques et psychologiques favorables (absence de maladie dépressive, d'anxiété, de maladies physiques...).
– Les conseils d'hygiène du sommeil doivent être respectés.
– La diminution du traitement devra être très progressive, à raison d'une baisse par paliers successifs toutes les semaines ou deux semaines. (Par exemple, 1 comprimé pendant sept jours, 3/4 de comprimé les sept jours suivants, 1/2 comprimé la semaine suivante puis arrêt.)
– L'utilisateur doit être prévenu des manifestations pouvant sur-

venir lors de la diminution ou l'arrêt du traitement (nervosité, difficulté à trouver le sommeil, fatigue, tremblements, difficulté de concentration...). Un traitement d'appoint peut être utilisé dans ce cas. Ce traitement d'appoint (généralement constitué d'antidépresseur sédatif, de Théralène* ou de sirop d'hydrate de chloral) ne sera utilisé que de manière ponctuelle et ne doit pas appartenir à la même classe que le somnifère qui est diminué.

## Remarque

Deux produits plus récents (l'Imovane* et le Stilnox*), appartenant aux familles des cyclopyrrolones et des imidazopyridines, présenteraient, bien qu'ayant un mécanisme d'action très proche, moins de risques d'utilisation que les benzodiazépines. Ils exposent à un risque plus faible de dépendance et d'accoutumance. L'arrêt de ces médications apparaît moins problématique qu'avec les autres benzodiazépines. Très rapidement efficaces et ayant un délai d'action limité dans le temps, ils peuvent exposer à des troubles du comportement (à travers notre pratique, nous avons observé ces phénomènes plus particulièrement avec le Stilnox*) pendant la phase qui précède l'endormissement. Il est conseillé, plus encore qu'avec les autres tranquillisants, d'absorber ces somnifères au moment de se mettre au lit, en considérant qu'ils agiront dans les vingt minutes.

### LES BARBITURIQUES

Certaines spécialités pharmaceutiques apparemment anodines, délivrées sans ordonnance, contiennent des barbituriques et exposent à différents dangers. Il est important de souligner que ces produits interagissent avec de très nombreux médicaments et qu'ils diminuent l'activité des anticoagulants, des antiépileptiques, de la pilule contraceptive.
Un arrêt brutal d'un traitement par barbiturique expose le patient à un risque élevé de troubles psychiques et neurologiques comparables à ceux du delirium tremens. En aucun cas vous ne devrez arrêter brutalement ce traitement, sans avis et surveillance de votre médecin.
La prescription de barbituriques se limite aujourd'hui au traitement de l'épilepsie. Certains médecins continuent à les prescrire comme des sédatifs. Pour notre part, nous considérons ces produits comme potentiellement dangereux et n'apportant aucun bénéfice.

## LES ANTIDÉPRESSEURS

Certains antidépresseurs ont des propriétés hypnotiques. L'insomnie peut être un symptôme de la dépression. Il est donc logique que l'insomnie disparaisse avec les autres signes de dépression lorsque le traitement antidépresseur a été bien conduit. Indépendamment de leur action sur la dépression, certains antidépresseurs peuvent faciliter l'endormissement et favoriser la reconstruction du sommeil.

Les avantages par rapport aux autres produits sont, dans le cas d'une insomnie isolée : l'absence de dépendance, une durée de prescription limitée, la réduction des troubles mnésiques, la diminution du risque d'automédication, le meilleur respect de la physiologie du sommeil.

Mais il existe aussi certains inconvénients qui limitent leur utilisation : une moins bonne tolérance pour les antidépresseurs tricycliques et certaines contre-indications absolues. La miansérine, commercialisée sous les noms d'Athymil* et Miansérine Merck*, utilisée à faible posologie, c'est-à-dire 10 mg, donne de bons résultats dans les troubles du sommeil. Dénuée de contre-indication, cette molécule présente, comme tout produit, des inconvénients. Elle stimule l'appétit et peut être sédative. Elle doit être utilisée avec précaution chez des sujets âgés, qui auront été prévenus des possibles pertes d'équilibre occasionnées par cette médication.

## LES ANTIHISTAMINIQUES

Le Théralène* appartient à la classe des médicaments antiallergiques (antihistaminiques), bien que certains cliniciens le regroupent dans la classe des neuroleptiques. Il reste un produit de référence du fait de sa remarquable tolérance. Les risques de toxicité sont limités, mais il faut cependant signaler que ce médicament, du fait de son action atropinique[1], a deux contre-indications, le glaucome et l'adénome prostatique, et qu'il peut être responsable d'une sécheresse de la bouche. Les conseils d'utilisation sont les mêmes que ceux des hypnotiques de type benzodia-

---

1. Des médicaments comme par exemple certains neuroleptiques et antidépresseurs bloquent des récepteurs cholinergiques. Ce blocage est responsable de certains effets indésirables comme la constipation, la sécheresse de la bouche ou encore les troubles de la vision. Ces médicaments ont aussi deux contre-indications : le glaucome et l'adénome prostatique. Le Théralène* expose aux mêmes risques mais avec une fréquence moindre.

zépinique, excepté le problème de la dépendance qui ne se pose pas avec le Théralène*. Il est facilement dosable (1 goutte = 1 mg) et la posologie varie selon l'indication.
D'autres produits, utilisés principalement pour traiter les allergies, ont des propriétés hypnotiques. Certains médecins les préfèrent aux benzodiazépines car ils n'entraînent pas d'accoutumance. Ils peuvent être responsables d'autres effets indésirables (somnolence dans la journée, prise de poids...) et, selon les produits, avoir les mêmes contre-indications que les antidépresseurs tricycliques (trouble prostatique et glaucome par fermeture d'angle). C'est le cas par exemple des Donormyl*, Méréprine* et Phénergan*. Ces produits peuvent être responsables aussi de réactions paradoxales opposées à l'effet recherché : insomnie, excitation.

### AUTRES PRODUITS HYPNOTIQUES

Il existe d'autres produits somnifères qui ont des structures différentes ou qui sont des associations de plusieurs produits (Noctran*, Mépronizine*). Les neuroleptiques peuvent être prescrits à petites doses le soir pour induire le sommeil (les produits le plus souvent utilisés sont le Nozinan*, le Tercian* et le Neuleptil*). Les précautions d'utilisation sont les mêmes que celles des benzodiazépines.
Le sirop d'hydrate de chloral fait l'objet d'une mesure de retrait en raison de sa toxicité potentielle et de l'absence de données objectives permettant d'évaluer son efficacité.

## Les thymorégulateurs

Cette catégorie de psychotropes est aujourd'hui largement dominée par un médicament, le lithium. L'extraordinaire intérêt de la lithiothérapie n'est plus à démontrer. Des études plus récentes viennent de mettre en évidence ses propriétés préventives du suicide et son rôle dans l'abaissement de la mortalité chez les patients maniaco-dépressifs. Il exercerait un effet neuroprotecteur et agirait sur la protéine tau, mise en cause dans la maladie d'Alzheimer.
Les thymorégulateurs (ou régulateurs de l'humeur) sont des médicaments qui protègent contre les rechutes maniaques (c'est-à-dire d'excitation) et dépressives. Trois médicaments ont obtenu une autorisation de mise sur le marché (AMM) en tant que traitement préventif (ou prophylactique) des troubles de l'humeur. Il s'agit du Neurolithium* (gluconate de lithium), du Téralithe* (carbonate de

lithium) et du Tégrétol* (carbamazépine). Les règles d'utilisation de ces produits sont maintenant bien codifiées et il est nécessaire que les utilisateurs de ces médicaments les connaissent.
Le Dépamide* est proposé (et non indiqué) dans les troubles de l'humeur. Le terme « proposé » signifie qu'il n'a pas fait la preuve formelle de son efficacité dans cette indication. Le Dépakote* vient d'obtenir son indication dans le traitement curatif des états d'excitation maniaque. Ce médicament se rapproche du Dépamide* au niveau de sa struture moléculaire. Deux de ses composants sont des métabolites, c'est-à-dire des produits de dégradation du Dépamide*. Le Dépakote* est indiqué aux États-Unis dans l'épilepsie, la migraine, le syndrome de Gilles de La Tourette.
D'autres produits, considérés comme outsiders, sont actuellement à l'étude et pourraient être utiles dans les formes résistantes et certaines formes évolutives de troubles bipolaires (Epitomax*, Lamictal*, Neurontin*). Nous les citons uniquement à titre d'information, en soulignant le fait qu'ils n'ont pas encore obtenu d'autorisation officielle en France dans cette indication.

## Les sels de lithium

Le lithium est un médicament très ancien. Il a été commercialisé en France depuis le début des années 70 mais il est en fait utilisé depuis le milieu du siècle dernier. C'est l'un des plus vieux médicaments du psychisme. Découvert en 1817, ce produit a été utilisé en médecine comme traitement de la goutte. Il a été prescrit de manière empirique à la fin du siècle dernier par les frères Lange chez des patients déprimés. Mais c'est en 1949, trois ans avant la découverte du Largactil*, que ses propriétés antimaniaques (c'est-à-dire contre l'excitation) furent mises en évidence.
John Cade, psychiatre à Melbourne (Australie), élabora une théorie biologique de l'excitation maniaque. Il tenta de démontrer que l'excitation maniaque était due à une substance toxique. Ne disposant pas de techniques sophistiquées, il fit ses recherches avec les moyens du bord : il injecta à des cobayes de l'urine de malades mentaux et de sujets normaux en émettant l'hypothèse que l'urine des malades contenait la toxine responsable des troubles psychiques. Les résultats de cette première expérience furent peu concluants. Les différentes urines injectées entraînèrent la mort de plusieurs cobayes. John Cade poursuivit ses expériences en injectant les principaux composants

de l'urine, c'est-à-dire l'urée et l'acide urique. Or, pour arriver à solubiliser les cristaux d'acide urique, il était obligé d'utiliser du lithium. Il injecta donc une solution d'urate de lithium qui, au lieu d'entraîner une agitation chez le cobaye, provoqua un effet tranquillisant. Cet effet inattendu lui fit suspecter le rôle du lithium. Pour confirmer les résultats de cette dernière expérience, il injecta aux cobayes des solutions de carbonate de lithium et observa les mêmes effets. Il décida alors d'essayer cette préparation chez des malades hospitalisés. Le premier malade à recevoir cette préparation était un patient présentant un état d'excitation évoluant depuis cinq ans. Le résultat fut spectaculaire et encouragea John Cade à poursuivre son étude chez dix autres patients. Il publia les résultats dans une revue médicale australienne en 1949. Curieusement, les retombées de cette découverte furent presque nulles et le produit fut oublié jusqu'en 1954. Il fut cependant étudié en France dès 1951. Des cas d'intoxication d'une part, l'apparition des neuroleptiques d'autre part, contribuèrent à mettre en arrière-plan cette thérapeutique. Le produit fut interdit aux États-Unis du fait de ses risques d'utilisation. Il n'était pas prescrit comme traitement antimaniaque, mais comme sel de substitution pour remplacer le sel de table.

La réhabilitation du lithium revient à Schou et à Baastrup. Ces psychiatres danois reprirent les travaux de John Cade et confirmèrent les effets antimaniaques de lithium. Mogens Schou découvrit que la toxicité du lithium était en rapport avec un surdosage dans le sang. Le chiffre idéal de concentration sanguine de lithium ou lithiémie se situe dans une fourchette comprise entre 0,5 et 1 mmol/l. Ultérieurement, les deux chercheurs et leur équipe découvrirent l'effet préventif du lithium. Cette découverte fut fondamentale. C'est la première fois qu'en psychiatrie un produit s'avère doté de propriétés à la fois curatives et préventives. La vie de milliers de malades fut transformée du fait de la réduction des rechutes maniaques et dépressives.

Dès lors, le lithium fit un retour sur la scène et fut commercialisé aux États-Unis et à l'étranger. En France, le produit fut utilisé par quelques précurseurs, dont Louis Bertagna. Il ne fut commercialisé qu'en 1974. Jusqu'à cette date, les patients devaient se faire fabriquer par leur pharmacien les comprimés de carbonate de lithium. Depuis, les effets du lithium ont été confirmés de toutes parts et d'autres propriétés lui ont été reconnues : un effet anti-agressif, un effet anti-alcoolique (tout du moins dans certaines formes d'alcoolisme qui évoluent périodiquement), différents effets en médecine. Il renforce l'effet des médicaments antidépresseurs, augmente leur efficacité, raccourcit leur délai d'action. Le lithium exercerait un effet antisuicide. Cette propriété semble indépendante de son effet thymorégulateur et pourrait être sous-tendue par son action sur le système sérotoninergique. Les chiffres sont particulièrement parlants : le lithium abaisse de 60 à 80 % en moyenne le risque suicidaire. La mortalité des sujets maniaco-dépressifs est deux fois et demie supérieure à celle de la population générale. Sous lithium, ce taux de mortalité est égal voire devient inférieur à celui de la population générale.

## Le Tégrétol*

Au début des années 70, une équipe japonaise découvrit que la carbamazépine (Tégrétol*) avait une action identique à celle des sels de lithium. Des chercheurs américains qui travaillaient au NIMH (Institut national de santé mentale américain) observèrent les mêmes résultats. Il fallut plus de dix ans pour confirmer cette propriété. Actuellement, le Tégrétol* est indiqué en cas d'intolérance, de contre-indication ou d'inefficacité des sels de lithium. Il présenterait un intérêt, en association avec les sels de lithium, dans les troubles maniaco-dépressifs à cycle rapide, c'est-à-dire lorsqu'il existe plus de quatre épisodes par an.

## Le Dépamide*

Le Dépamide* est un médicament qui a d'abord été utilisé comme antiépileptique. Aujourd'hui, il est principalement prescrit pour ses propriétés « agressivolytiques » et en cas de résistance ou de contre-indication à la lithiothérapie. Ce médicament n'a pas fait l'objet d'études contrôlées qui auraient pu permettre de confirmer son efficacité. Le Dépakote*, un produit proche du Dépamide* et qui se compose de deux de ses métabolites (c'est-à-dire de ses produits de dégradation) a obtenu une autorisation de commercialisation dans l'indication du traitement curatif des états d'excitation maniaque. Il existe aujourd'hui une abondante littérature scientifique confirmant l'indication de cette médication en cas de résistance à la lithiothérapie plus particulièrement lorsqu'il existe des accès rapprochés (cycle rapide) et des signes dépressifs intrigués à l'épisode d'excitation (état mixte).

## Autres produits

D'autres produits ont été étudiés avec plus ou moins de succès dans les troubles bipolaires. Le Rivotril*, qui est une benzodiazépine principalement prescrite dans l'épilepsie, a été essayé dans le traitement des états d'excitation, sans résultat significatif. Le Témesta*, autre benzodiazépine, donnait des résultats similaires. L'utilisation au long cours de ces produits ne se justifie pas et peut occasionner des troubles de mémoire et surtout un état de dépendance.

Les inhibiteurs calciques, médicaments utilisés dans l'angine de poitrine, ont aussi été essayés à titre expérimental chez des patients qui présentaient des états d'excitation. Malgré des résultats encourageants, ces produits n'ont pas obtenu d'agrément dans cette indication. La recherche s'oriente aujourd'hui vers d'autres anticonvulsivants. Un certain nombre de médicaments antiépileptiques sont en cours d'expérimentation. Les premiers résultats obtenus sont source d'espoir pour des patients qui résistaient aux thérapeutiques classiques. Nous les énumérons à titre informatif, des études étant encore nécessaires pour confirmer leur efficacité. Il s'agit entre autres du Neurontin* (gabapentine), du Lamictal* (lamotrigine), de l'oxcarbazépine, de l'Épitomax* (topiramate).

Chacun des thymorégulateurs ayant ses propres caractéristiques, nous renvoyons le lecteur au chapitre détaillant les médicaments par ordre alphabétique pour avoir des informations spécifiques à chacun des produits (Dépakote*, Dépamide*, Neurolithium*, Téralithe 250*, Téralithe LP 400*, Tégrétol*, Tégrétol LP*).

Chapitre 3

# LES PRINCIPAUX EFFETS INDÉSIRABLES DES MÉDICAMENTS PSYCHOTROPES

- Reins et voies urinaires
- Cœur et système cardio-vasculaire
- Système digestif
- Système glandulaire
- Prise de poids
- Dents
- Vision
- Peau et cheveux
- Sexualité
- Troubles de la mémoire et autres troubles intellectuels
- Système nerveux
- Sang
- Autres incidents et accidents

# Reins et voies urinaires

Le rein joue un rôle très important dans l'élimination des médicaments. Trois faits doivent être retenus : en cas de mauvais fonctionnement rénal, le produit médicamenteux est mal éliminé et il existe alors un risque de surdosage ; certains médicaments peuvent être directement toxiques pour le rein. En fait, les médicaments psychotropes n'exposent pas ou peu à ce risque ; les troubles prostatiques contre-indiquent certains médicaments psychotropes (les antidépresseurs tricycliques, les neuroleptiques sédatifs et les correcteurs antiparkinsoniens sont particulièrement concernés).
L'appareil urinaire se compose des reins, des uretères, de la vessie et de l'urètre. Deux types d'affection doivent être distingués : les affections hautes, qui concernent le rein, et les affections basses, qui concernent les voies urinaires.

## ■ Maladies contre-indiquant un traitement par les psychotropes ou justifiant des mesures de prudence

### Adénome prostatique

Il contre-indique l'utilisation de certains psychotropes : les antidépresseurs tricycliques, les neuroleptiques sédatifs (par exemple le Nozinan*, le Tercian*, le Largactil*) et les correcteurs antiparkinsoniens peuvent favoriser le risque de rétention d'urine chez un patient qui présente des troubles prostatiques. En cas de doute, votre médecin prendra l'avis d'un urologue.

### Insuffisance rénale

Elle ne contre-indique pas de manière absolue les médicaments psychotropes mais justifie des mesures de précaution. Les doses prescrites seront inférieures à celles utilisées habituellement. Une remarque concerne le lithium qui est, en principe, contre-indiqué en cas d'insuffisance rénale. Si ce traitement est jugé indispensable, la lithiothérapie pourra être envisagée à condition de réduire notablement les doses initiales, de surveiller très fréquemment les dosages de lithiémie et de n'augmenter que très prudemment les doses de lithium.
Remarque : Les médicaments diurétiques contre-indiquent les sels de lithium.

## Principaux risques des psychotropes sur l'appareil urinaire

### Antidépresseurs

Les antidépresseurs imipraminiques peuvent entraîner des troubles de la miction. Ils sont plus fréquents chez l'homme, particulièrement chez le sujet âgé. Ces troubles urinaires sont surtout rencontrés chez les sujets présentant des troubles prostatiques, mais ils peuvent aussi se manifester chez les femmes en raison de l'action des antidépresseurs sur la musculature de la vessie.

La rétention d'urine est une complication rarissime du traitement. Elle survient chez des sujets prédisposés (atteinte prostatique ou maladie du col de la vessie).

L'Ixel*, produit de nouvelle génération, peut aussi provoquer des troubles urinaires (l'hypertrophie prostatique constitue d'ailleurs une contre-indication relative).

### Sels de lithium

Les sels de lithium peuvent être responsables de différents troubles :

– Le syndrome polyuro-polydipsique se caractérise par une augmentation du volume urinaire et de la consommation de boisson. Cet effet indésirable est fréquent et relativement bénin dans l'ensemble. Il peut devenir gênant s'il est responsable de mictions fréquentes perturbant le sommeil.

Il n'existe pas de traitement spécifique. Les patients qui présentent un tel trouble ne doivent pas restreindre leur consommation hydrique. En revanche, ils doivent bien sélectionner leurs boissons et ne pas absorber de boissons caloriques afin de prévenir une prise de poids.

– Les atteintes rénales constatées avec les sels de lithium concernent les patients qui ont été intoxiqués par le lithium ou qui ont des antécédents de maladie rénale.

### Le Tégrétol*, les neuroleptiques de type sédatif et les correcteurs antiparkinsoniens

Ils ne doivent pas être utilisés en cas de trouble prostatique. Ils peuvent, tout comme les antidépresseurs imipraminiques, entraîner des risques de rétention d'urine.

*Psychotropes pouvant affecter l'appareil urinaire*

- antidépresseurs tricycliques (++)
- sels de lithium (+)
- Tégrétol* (++)
- neuroleptiques (sédatifs) (++)
- correcteurs (++)

## Conseils

• Avant de vous prescrire un traitement psychotrope, votre médecin vous demandera si vous n'avez pas d'antécédents médicaux. Signalez-lui les maladies du rein et de l'appareil urinaire que vous avez eues et les traitements que vous prenez (certains pourraient être toxiques pour le rein ou interagir avec les psychotropes).
• Prévenez votre médecin si vous avez des difficultés pour uriner : par exemple, un retard à la miction. (Cela pourra l'orienter vers un trouble prostatique ou une maladie du col vésical.)
• Si vous souffrez d'une insuffisance rénale, votre médecin pourra vous prescrire des médicaments, mais les doses seront plus faibles que celles conseillées habituellement. L'insuffisance rénale peut entraîner un surdosage médicamenteux dans la mesure où le rein n'est plus capable d'assurer son rôle de filtre.
• Si vous prenez des sels de lithium, votre médecin évaluera chaque année votre fonction rénale.
• Si vous prenez des sels de lithium, n'essayez pas de restreindre les quantités de boissons, vous risqueriez de vous déshydrater et de vous intoxiquer par les sels de lithium.

# Cœur et système cardio-vasculaire

Le cœur est un organe qui permet la circulation du sang. Son fonctionnement peut être altéré par certains médicaments. Les antidépresseurs, les neuroleptiques, les sels de lithium, le Tégrétol* nécessitent des précautions d'emploi car ils peuvent aggraver un mauvais fonctionnement cardiaque. Ces produits ne sont pas toxiques chez un patient indemne d'antécédents cardiaques mais peuvent se révéler dangereux s'ils sont prescrits à des personnes atteintes de maladie cardiaque.

## ■ Maladies cardiaques ou leur traitement pouvant contre-indiquer le traitement

Avant de vous prescrire un traitement psychotrope, votre médecin vérifiera l'état de votre cœur et de votre tension. Si vous prenez un traitement cardiaque, vous devrez le signaler.

### Hypertension artérielle

Les psychotropes, à l'exception des inhibiteurs de la monoamine-oxydase (IMAO), ne sont pas contre-indiqués en cas de maladie hypertensive. Les neuroleptiques appartenant à la famille des benzamides, tel le sulpiride (Aiglonyl*, Dogmatil*, Synédil*), ne doivent pas être prescrits en cas de phéochromocytome (maladie de la glande surrénale qui se manifeste par des poussées hypertensives). L'Effexor* peut entraîner une élévation de la pression artérielle chez des sujets prédisposés.
En revanche, les médicaments prescrits pour traiter l'hypertension peuvent contre-indiquer les médicaments psychotropes ou justifier des mesures de prudence.

### Hypotension artérielle

L'hypotension peut être aggravée par les neuroleptiques et les antidépresseurs tricycliques.
Tous les produits analeptiques cardio-vasculaires sont strictement contre-indiqués avec les IMAO. L'utilisation de ces médicaments (Hept-a-myl*, Praxinor*...) avec les IMAO peut entraîner des poussées hypertensives mettant en jeu la vie du patient.
Des médicaments à base d'adrénaline ou de noradrénaline sont contre-indiqués en cas de traitement par les antidépresseurs tricycliques imipraminiques. Ils peuvent être responsables de poussées hypertensives. L'Effexor* et l'Ixel* doivent bénéficier des mêmes précautions d'utilisation lors de la prise conjointe de produits qui agissent sur la pression artérielle.

### Infarctus du myocarde

Les antidépresseurs tricycliques sont contre-indiqués et les neuroleptiques doivent être utilisés avec précaution. Certains traitements de l'infarctus justifient des précautions d'emploi des psychotropes.

### Troubles du rythme

Les troubles du rythme peuvent contre-indiquer l'utilisation des antidépresseurs. Dans ce cas, il est préférable d'avoir l'avis d'un cardiologue. Il en est de même de certains neuroleptiques appartenant à la classe des benzamides (c'est le cas en particulier du Barnetil*).
Les médicaments antiarythmiques justifient des précautions d'emploi des antidépresseurs et des neuroleptiques (se reporter aux inhibiteurs calciques et bêtabloquants).

### Insuffisance cardiaque

Ce trouble cardiaque justifie des précautions d'emploi des neuroleptiques, des antidépresseurs et des sels de lithium, et ce d'autant plus que les patients reçoivent de nombreux médicaments cardio-vasculaires.

## En conclusion :

Les psychotropes doivent être utilisés avec prudence en cas d'infarctus du myocarde, d'hypertension artérielle (surtout à cause de ses traitements), d'hypotension artérielle, de troubles du rythme cardiaque, d'insuffisance cardiaque.

## Principaux risques d'utilisation en cas de troubles cardiaques

Les psychotropes peuvent être responsables de différents effets indésirables cardiaques.

### Antidépresseurs

Les antidépresseurs tricycliques présentent une toxicité cardiaque, ce qui explique qu'ils soient contre-indiqués lorsqu'il existe des troubles du rythme cardiaque et en cas d'antécédent récent d'infarctus du myocarde.
Pour beaucoup de ces antidépresseurs, les doses thérapeutiques sont proches des doses toxiques et impliquent donc des mesures de prudence.
Les trois types de troubles observés avec les médicaments antidépresseurs tricycliques sont :

– des modifications de la pression artérielle dans le sens d'une hypotension orthostatique ;
– une accélération du rythme cardiaque ;
– des anomalies de la conduction et de la repolarisation retrouvées à l'électrocardiogramme.

La pratique d'un ECG est courante avant l'instauration d'un traitement antidépresseur. Elle est sytématique chez l'adulte de plus de 60 ans et en cas d'antécédents de troubles cardiaques.

### Sels de lithium

Des troubles cardiaques peuvent être exceptionnellement retrouvés lors de la prescription de sels de lithium[1].

### Tégrétol*

Des troubles de la conduction cardiaque peuvent être observés. Ils surviennent surtout en cas de surdosage.

### Neuroleptiques

Les effets cardiologiques des neuroleptiques sont mineurs. Il existe une hypotension orthostatique (baisse de la pression arté-

---

1. **Des effets sur la pression artérielle.** Ces effets sont mineurs et inconstants. Ils ne sont aucunement significatifs et ne justifient pas de mesure thérapeutique.

**Des troubles de la repolarisation.** Ils ne s'observent qu'à l'électrocardiogramme. Il s'agit d'une diminution de l'amplitude de l'onde T ou d'un aplatissement voire d'une inversion.

**Des troubles du rythme et de la conduction.** Ils surviennent le plus souvent après plusieurs années d'utilisation des sels de lithium. Le trouble le plus fréquemment rencontré est une bradycardie, c'est-à-dire un ralentissement du rythme cardiaque. Elle peut être responsable de vertiges, voire de pertes de connaissance. Ce trouble disparaît à l'arrêt du lithium.

Des arythmies ont été signalées. Elles disparaissent dès l'arrêt du traitement.

Des cas d'atteinte du myocarde ont été décrits avec les sels de lithium mais sans certitude.

**En fait, la cardiotoxicité des sels de lithium est très faible. Elle justifie cependant des mesures de surveillance en cas d'antécédents de troubles cardiaques et principalement en cas de troubles du rythme.**

**Un ECG devra être effectué chez l'homme de plus de 50 ans et en cas d'antécédents de troubles cardiaques.**

rielle lorsque l'on passe de la position couchée à la position debout) dans 10 à 25 % des cas. Plus la posologie des neuroleptiques est élevée, plus le risque de survenue d'hypotension est grand.
Cette hypotension peut s'accompagner d'une augmentation du rythme cardiaque (tachycardie).
D'autres troubles plus rares ont été observés à l'ECG[1].
Certains neuroleptiques (Barnetil*, Droleptan*, Solian*...) justifient aussi des précautions d'utilisation en raison du risque potentiel de provoquer des troubles du rythme.

▶ *Psychotropes pouvant affecter le fonctionnement cardiaque*

- antidépresseurs imipraminiques (+++)
- antidépresseurs sérotoninergiques (+)
- autres antidépresseurs (+)
- sels de lithium (+)
- Tégrétol* (++)
- neuroleptiques(+)

## Conseils

Avant de vous prescrire un traitement psychotrope, votre médecin vous interrogera sur vos antécédents cardiaques et les traitements que vous prenez.
• Si vous consultez un médecin pour un problème cardiaque, n'omettez pas de lui signaler les psychotropes que vous prenez. Il existe des interactions entre les psychotropes et les médicaments utilisés en cardiologie. A titre d'exemple : le Tégrétol* diminue l'effet des anticoagulants et le Floxyfral* et le Prozac* peuvent provoquer l'effet inverse ; les médicaments diurétiques, les inhibiteurs d'enzyme de conversion et les inhibiteurs calciques justifient des précautions d'emploi et peuvent être contre-indiqués avec les sels de lithium.

1. Des anomalies de repolarisation ont été signalées. Elles se présentent sous la forme d'une onde T anormale, aplatie, bifide ou inversée. Il peut s'agir aussi d'une onde U ou d'un sous-décalage du segment ST.

Les médicaments le plus souvent incriminés sont les neuroleptiques appartenant à la famille des phénothiazines (Largactil* et Melleril*).

Les troubles de la conduction sont plus rares et s'observent à l'ECG sous la forme d'un allongement de l'espace PR. En cas d'intoxication par surdosage, ces troubles du rythme peuvent se manifester sous la forme d'un bloc de branche.

• En cas de baisse de la pression artérielle provoquée par les antidépresseurs imipraminiques ou les neuroleptiques, votre médecin pourra vous prescrire des médicaments dits analeptiques. Ils ont pour propriété de relever la pression artérielle. D'autres médicaments (Yohimbine, DHE) sont aussi proposés pour corriger cet effet indésirable. Seul votre médecin peut vous prescrire ces médicaments car ils peuvent présenter des contre-indications.
• Il convient de se lever en plusieurs étapes. Il ne faut jamais se lever brutalement et il est conseillé de s'asseoir avant de passer de la position couchée à la position debout. Cette précaution doit réduire le risque de variation tensionnelle aux changements de position.

## Médicaments antihypertenseurs et psychotropes

• Les médicaments diurétiques (et les régimes sans sel) contre-indiquent la prescription de sels de lithium. Ces produits, et plus précisément les diurétiques thiazidiques, entraînent une élévation de la lithiémie. Ils doivent être utilisés avec précaution avec les autres médicaments psychotropes, et plus particulièrement les antidépresseurs tricycliques et les neuroleptiques, car ils favorisent le risque d'hypotension.
• Les inhibiteurs de l'enzyme de conversion augmentent le risque d'hypotension en cas de prescription simultanée avec les antidépresseurs tricycliques et les neuroleptiques. Ils peuvent entraîner une élévation de la lithiémie et favoriser une intoxication par surdosage.
• Les inhibiteurs calciques justifient les mêmes mesures de prudence que les autres anti-hypertenseurs en cas de prescription avec les antidépresseurs tricycliques et les neuroleptiques. Ils favorisent le risque d'hypotension. Ils doivent être utilisés avec précaution avec le Tégrétol* car ils peuvent être responsables d'une élévation de sa concentration dans le sang d'où le risque de surdosage. Ils sont contre-indiqués avec les IMAO. Ils justifient des précautions d'utilisation avec les sels de lithium en raison de possibles toxicités neurologiques.
• Certains bêtabloquants favorisent le risque d'hypotension avec les antidépresseurs tricycliques et les neuroleptiques. Ils sont contre-indiqués avec les IMAO.
Le Floxyfral* (fluvoxamine), antidépresseur sérotoninergique,

augmente les effets des bêtabloquants type Avlocardyl* (propranolol).
Certains bêtabloquants ont été incriminés comme étant responsables d'une augmentation des effets des benzodiazépines. Une surveillance est donc justifiée en cas de coprescription de benzodiazépines et de bêtabloquants.
• L'Isméline* (guanéthidine) peut voir son action antihypertensive bloquée par les antidépresseurs tricycliques et certains neuroleptiques.
• Les autres antihypertenseurs d'action centrale et périphérique sont contre-indiqués avec les IMAO et augmentent le risque d'hypotension avec les antidépresseurs et les neuroleptiques.

### Médicaments de l'infarctus et psychotropes

Les anticoagulants justifient des mesures de prudence avec certains médicaments psychotropes :
• Le Tégrétol* diminue l'effet des anticoagulants oraux. Un contrôle régulier du taux de prothrombine (TP) ou INR doit être effectué afin de réajuster la posologie des anticoagulants.
• Le Deroxat*, le Floxyfral*, le Prozac*, le Seropram* et le Zoloft* peuvent augmenter les effets des anticoagulants. Un contrôle régulier du taux de prothrombine (TP) ou INR doit être effectué afin de réajuster la posologie des anticoagulants.
• Les antiangoreux (médicaments de l'angine de poitrine ou angor) justifient des précautions d'emploi.

## Système digestif

Des troubles digestifs bénins peuvent survenir lors de la prescription de médicaments psychotropes. Les plus fréquents sont les nausées et la constipation. Les médicaments le plus souvent en cause sont les antidépresseurs imipraminiques et sérotoninergiques, les thymorégulateurs (sels de lithium et Tégrétol*) et certains neuroleptiques. Les autres troubles sont beaucoup plus rares mais peuvent parfois justifier une interruption du traitement. Il s'agit principalement des hépatites dénommées plus communément jaunisses.
L'appareil digestif peut schématiquement se diviser en trois parties : la partie haute est constituée par l'œsophage et l'estomac, la partie basse par les intestins et la partie annexe par le foie et le pancréas.

A chacune de ces parties correspondent des maladies qui peuvent contre-indiquer l'utilisation de certains psychotropes ou justifier des précautions d'emploi. De même, à chacune de ces parties correspondent des troubles qui peuvent être en rapport avec les médicaments psychotropes.
Les mesures préventives et les traitements de ces troubles diffèrent en fonction de la partie intéressée.

## ■ Maladies digestives contre-indiquant les médicaments psychotropes ou justifiant des précautions d'emploi

### Œsophage et estomac

Il n'existe pas de contre-indication particulière. En revanche, certains médicaments peuvent modifier l'activité des psychotropes. Les pansements gastriques, en diminuant l'absorption des médicaments psychotropes, peuvent favoriser le risque d'inefficacité de ces traitements. A l'inverse, les médicaments antiacide utilisés pour traiter les ulcères gastro-duodénaux peuvent entraîner une augmentation de la concentration des psychotropes et favoriser le risque de toxicité. Le Tagamet* (cimétidine) augmente les taux sanguins de très nombreux médicaments[1]. Si vous prenez ce médicament, signalez-le à votre médecin.
Les médicaments antispasmodiques et antisécrétoires[2] (prescrits en cas de douleur gastrique et d'hyperacidité) vont augmenter les effets indésirables des neuroleptiques, des antidépresseurs imipraminiques et des correcteurs antiparkinsoniens (constipation, sécheresse de la bouche, troubles de la vision...).
Le Primpéran* peut être responsable d'une augmentation des concentrations des benzodiazépines et aggraver les effets neurologiques des neuroleptiques.

---

1. Le Tégrétol* et les benzodiazépines (cf. tranquillisants) sont, parmi les médicaments psychotropes, ceux dont les concentrations sont augmentées par la cimétidine.
2. Ces médicaments ont des propriétés atropiniques (ou anticholinergiques). Ce sont par exemple l'Algo-buscopan*, l'Atropine Aguettant*, l'Atropine Lavoisier*, la Baralgine*, la Belladénal*, le Buscopan*, le Cantil*... Ils sont prescrits pour traiter les troubles du tube digestif (spasmes gastro-intestinaux, coliques hépatiques, hyperacidité gastrique, colopathies...).

### Intestin

Il n'existe pas de contre-indication particulière, mais les sujets âgés ou ceux qui ont des antécédents d'occlusion intestinale doivent être prévenus du risque de constipation lors de la prescription de psychotropes. Des mesures préventives doivent alors être prises.
Les mêmes précautions d'emploi doivent être appliquées en cas de prescription conjointe de médicaments antispasmodiques (et antisécrétoires) et d'antidépresseurs imipraminiques, de neuroleptiques et de correcteurs antiparkinsoniens.

### Foie et pancréas

Les maladies de foie (hépatite virale, encore appelée jaunisse, cirrhose...) contre-indiquent l'utilisation des antidépresseurs IMAO et de certains médicaments qui peuvent être toxiques pour le foie (comme le Tégrétol*, le Dépakote* et le Dépamide*). Une surveillance sanguine s'impose avec beaucoup d'autres médicaments psychotropes dont les doses seront de toute façon réduites. Un mauvais fonctionnement du foie peut favoriser une surcharge de médicament car celui-ci est dégradé plus lentement.
Les porphyries hépatiques sont des maladies héréditaires rares qui contre-indiquent l'utilisation de certains psychotropes[1]. Si vous êtes atteint d'une porphyrie hépatique, n'oubliez pas de le signaler à tout nouveau médecin que vous pourriez consulter.

## Principaux risques d'utilisation

### Au niveau de l'œsophage et de l'estomac

Les troubles les plus fréquents sont les nausées et les vomissements. Ils surviennent le plus souvent au début du traitement et disparaissent spontanément au bout de quelques jours. Pour réduire leur fréquence d'apparition, il est conseillé de prendre les médicaments au milieu du repas.

---

1. A titre indicatif, nous vous présentons la liste des psychotropes contre-indiqués en cas de porphyrie (Y. NORDMANN et J.-C. DEYBACH, *La Presse médicale*, 1987, 16, n° 7, pp. 327-330) :
Aiglonyl*, Athymil*, tous les barbituriques, Barnetil*, Dépamide*, Dogmatil*, Équanil*, Halcion*, tous les IMAO, Loxapac*, Méprobamate*, Mépronizine*, Mogadon*, Myolastan*, Pragmarel*, Synédil*, Tégrétol*, Tranxène*, Urbanyl*, Valium*, Vératran*, Vivalan*, Xanax*.

▶ *Psychotropes pouvant affecter la digestion*

- antidépresseurs imipraminiques (+)
- antidépresseurs sérotoninergiques (++)
- autres antidépresseurs (+ ou –)
- sels de lithium (+)
- Tégrétol (+)
- tranquillisants (+ ou –)
- hypnotiques (+ ou –)

## Au niveau des intestins

Les antidépresseurs tricycliques imipraminiques et les neuroleptiques appartenant à la famille des phénothiazines entraînent fréquemment une constipation. Les antidépresseurs sérotoninergiques et les sels de lithium peuvent être responsables de diarrhées.

▶ *Psychotropes pouvant affecter le fonctionnement intestinal*

- antidépresseurs imipraminiques (++)
- antidépresseurs sérotoninergiques (+)
- neuroleptiques (++)
- sels de lithium (+)
- Tégrétol (+)

## Foie et pancréas

Des cas d'hépatite ont été signalés avec les IMAO, le Tégrétol*, le Dépamide* et le Dépakote*. D'autres antidépresseurs ont aussi été mis en cause : les imipraminiques, l'Athymil*, l'Humoryl*. Leur fréquence de survenue est très faible. Votre médecin pourra demander, à titre systématique ou en cas de survenue d'une jaunisse, des examens de sang qui permettent de contrôler régulièrement la fonction hépatique (dosage des transaminases SGOT et SGPT et des gamma-GT).

▶ *Psychotropes pouvant affecter le fonctionnement hépatique*

- antidépresseurs imipraminiques (+)
- antidépresseurs sérotoninergiques (+)
- IMAO (++)
- autres antidépresseurs (+)
- les neuroleptiques (+)
- le Tégrétol (++)
- le Dépamide et le Dépakote (+)
- les tranquillisants (?)

## Conseils

• Il est conseillé de prendre les médicaments au milieu des repas afin de réduire les intolérances gastriques. Cela concerne surtout les antidépresseurs. Si vous avez un problème d'intolérance gastrique, signalez-le à votre médecin car cela peut être le premier symptôme d'un surdosage.
• Les antidépresseurs imipraminiques, les neuroleptiques de type sédatif et les correcteurs antiparkinsoniens peuvent favoriser la constipation. Si vous subissez cet effet indésirable, prévenez votre médecin. Ne prenez pas n'importe quel laxatif : certains sont irritants. Appliquez aussi les règles diététiques : aliments riches en fibre, un grand verre d'eau le matin. N'oubliez pas que l'inactivité favorise la constipation.
• Votre médecin vous demandera si vous ne prenez pas d'autres médicaments. Sachez lui répondre. Il existe beaucoup de médicaments qui interagissent avec les psychotropes et qui peuvent être responsables d'une fréquence accrue d'effets indésirables digestifs.
• Vous devez être capable de renseigner votre médecin sur vos antécédents digestifs (hépatite ou jaunisse, ulcère, gastrite, lithiase biliaire, constipation). Certaines maladies et certains traitements peuvent contre-indiquer des psychotropes ou justifier des précautions d'emploi.

# Système glandulaire

Certains psychotropes peuvent être responsables de désordres glandulaires. Par exemple, les sels de lithium entraînent dans 5 à 10 % des cas des troubles endocriniens et plus exceptionnellement des troubles du métabolisme calcique. Les neuroleptiques sont fréquemment responsables d'un arrêt des règles et peuvent occasionner chez l'homme des troubles exceptionnels à type d'augmentation du volume des seins, voire d'émission de lait. Les autres médicaments psychotropes épargnent dans l'ensemble le système glandulaire.
Les différentes glandes de notre organisme sont responsables de la sécrétion d'hormones. Ces mêmes glandes sont sous le contrôle d'autres glandes situées dans le cerveau (hypothalamus et hypophyse). Certains médicaments peuvent agir directement sur ces glandes (c'est le cas des sels de lithium), ou exercer une action sur les systèmes de contrôle cérébraux (c'est le cas des neuroleptiques).

## Maladies glandulaires contre-indiquant les psychotropes

Il n'existe pas de maladie glandulaire qui contre-indique les médicaments psychotropes ; en revanche, certaines justifient des précautions d'emploi. Votre médecin, avant de vous prescrire des sels de lithium, des neuroleptiques et des antidépresseurs, vous interrogera sur vos antécédents thyroïdiens.

L'hyperthyroïdie (hyperfonctionnement de la glande thyroïde, responsable d'une sécrétion exagérée d'hormones thyroïdiennes, dont les principaux symptômes sont : énervement, tremblements, perte de poids, impression d'avoir toujours chaud, troubles oculaires et cardiaques) peut être responsable de troubles du rythme cardiaque. Ceux-ci peuvent contre-indiquer la prescription de certains antidépresseurs (c'est le cas des antidépresseurs imipraminiques). Avant de commencer un traitement antidépresseur ou neuroleptique, votre médecin rééquilibrera le fonctionnement thyroïdien, d'autant que l'hyperthyroïdie entraîne des troubles psychiques.

Une hypothyroïdie peut être aggravée par les sels de lithium. C'est pour cette raison que votre médecin demandera systématiquement, avant de commencer la lithiothérapie, un dosage sanguin de TSH ultrasensible (la Thyroïd-Stimulating Hormone est augmentée en cas d'hyperthyroïdie). En effet, certaines hypothyroïdies (caractéristiques : fatigue, sécheresse de la peau, prise de poids, chute des cheveux et de la queue du sourcil, constipation, frilosité...) peuvent passer inaperçues du fait de l'absence de symptôme d'appel.

En cas de prescription de neuroleptiques ou d'antidépresseurs, les mêmes précautions d'emploi sont justifiées.

## Principaux risques d'utilisation

### Antidépresseurs

Les troubles endocriniens sont rarissimes avec les médicaments antidépresseurs[1].

---

1. Des variations de la glycémie ont été exceptionnellement décrites ainsi que des galactorrhée, gynécomasties, des gonflements testiculaires et des sécrétions inappropriées d'hormone antidiurétique.

### Sels de lithium

Ils entraînent dans 5 à 10 % des troubles thyroïdiens soit une hypothyroïdie, soit un goitre (augmentation de volume de la glande thyroïde). Ces troubles n'ont pas de caractère de gravité mais justifient un traitement hormonal pour compenser le déficit. Plus exceptionnellement ont été décrites des hyperthyroïdies et des thyroïdites.
En cas de traitement prolongé par les sels de lithium, une modification du métabolisme calcique a été observée. Une augmentation des taux de calcium est très fréquente. Dans certains cas, cette augmentation de calcium peut être en rapport avec un trouble hyperparathyroïdien. Votre médecin pourra alors demander des examens plus spécialisés (dosage de la parathormone circulante ou PTH). Les autres troubles constatés avec les sels de lithium sont des variations de la glycémie.

### Neuroleptiques

Ils peuvent être responsables chez la femme d'un arrêt des règles et d'une sécrétion de lait. Ce trouble est plus fréquemment rencontré avec des neuroleptiques appartenant à la famille des benzamides (Aiglonyl*, Dogmatil*, Solian*, Sulpiride*, Synédil*). Plus exceptionnellement, les neuroleptiques peuvent être responsables chez l'homme d'une augmentation de volume des seins (gynécomastie).

▶ *Psychotropes pouvant affecter le fonctionnement glandulaire*

- antidépresseurs (+ ou –)
- sels de lithium (++)
- neuroleptiques (++)

## Conseils

Votre médecin vous interrogera sur vos antécédents avant de vous prescrire un médicament. Sachez lui répondre.
Les sels de lithium peuvent entraîner un ralentissement de l'activité de la thyroïde. Votre médecin demandera un dosage de la TSH ultrasensible pour vérifier le bon fonctionnement de la thyroïde. Si, entre-temps, vous prenez du poids, vous devenez frileux(se), si votre peau devient sèche, prévenez votre médecin.
Les neuroleptiques peuvent être responsables de troubles des

règles. Ne vous inquiétez pas, mais prévenez votre médecin. C'est un symptôme assez fréquent.

## Prise de poids

La prise de poids concerne à peu près 10 à 20 % des utilisateurs de psychotropes. L'expression « un patient qui se sent mieux mange mieux » est loin d'être suffisante pour expliquer les raisons de cette prise de poids invalidante. Les mécanismes responsables sont l'effet stimulant des psychotropes sur l'appétit et une attirance très marquée pour les sucreries. Les moyens qui vont permettre de contrôler, voire de réduire, le gain pondéral reposent avant tout sur l'application de règles hygiéno-diététiques.

De nombreux médicaments courants favorisent l'apparition d'une surcharge pondérale, voire d'une obésité. C'est le cas en particulier des produits antihistaminiques (médicaments contre l'allergie), des antimigraineux, des contraceptifs à base d'œstrogène et des corticoïdes. Cette complication a deux incidences majeures :

- la mauvaise observance du traitement qui se caractérise par l'interruption d'un médicament, la diminution de la posologie ou l'irrégularité des prises de traitement à l'insu de son médecin. Cette conduite est à l'origine de nombreux échecs thérapeutiques ;
- des répercussions graves, à plus ou moins long terme, sur l'organisme (maladies cardio-vasculaires, métaboliques, pulmonaires, rhumatologiques...).

Les médicaments psychotropes entraînent fréquemment une surcharge pondérale du fait de certaines de leurs propriétés biologiques, de leur durée de prescription très souvent prolongée et des fréquentes associations de plusieurs produits de cette classe. Les prises de poids concernent à peu près 10 à 20 % des sujets recevant des psychotropes et l'importance du gain pondéral se situe entre 5 et 15 kg. Il dépend de la nature du produit, de sa durée de prescription et parfois de sa dose. Il dépend aussi de la personnalité de l'utilisateur et de prédisposition biologique.

Les mécanismes qui permettent d'expliquer la prise de poids induite par les psychotropes sont toujours hypothétiques. En effet, la régulation des comportements alimentaires est très complexe et est sous la dépendance de facteurs biologiques, psychologiques et socioculturels.

## La faim et l'appétit

La faim (sensation qui traduit le besoin de manger) et la satiété (le besoin de manger a été satisfait) sont régulées par deux structures situées dans le système nerveux central : le noyau latéral hypothalamique et le noyau ventro-médian hypothalamique. L'activité de ces structures est influencée par des substances chimiques appelées neuromédiateurs.

Il est classique de distinguer la faim de l'appétit :

- la faim se traduit par l'existence de sensations désagréables épigastriques survenant lors d'une déprivation de nourriture et se définit comme un besoin ;
- l'appétit se définit comme un désir éprouvé à l'égard d'une nourriture sans qu'il soit nécessaire d'avoir faim. L'appétit est le point de départ conscient du comportement alimentaire. Il est influencé par des facteurs internes ou endogènes et des facteurs externes ou exogènes (la température, les couleurs, les odeurs, les bruits, les évocations).

A partir de quand parle-t-on de surcharge pondérale et d'obésité ? On parle d'obésité lorsque le poids excède de 20 % la limite supérieure de la fourchette proposée pour une taille déterminée.

## Médicaments en cause

### Antidépresseurs

Anorexie (ou perte de l'appétit) et amaigrissement sont fréquemment rencontrés au cours des états dépressifs. La guérison de l'état dépressif s'accompagne d'une récupération intégrale de toutes les fonctions, dont l'alimentation, récupération qui va permettre la reprise du poids antérieur. Dans certains cas, cette reprise de poids va dépasser la limite fixée et mettre ainsi en cause le traitement antidépresseur. La normalisation de l'état psychologique ne suffit pas à expliquer le gain pondéral. En effet, il a été observé un gain pondéral chez des sujets non déprimés soumis à un traitement antidépresseur.

Au début des années 60, il a été signalé que certains médicaments antidépresseurs tricycliques stimulaient l'appétit, favorisaient un goût prononcé pour les hydrates de carbone (sucreries) et entraînaient une prise de poids. Cette complication du traitement survient la plupart du temps au début du traitement et n'est pas influencée par la dose. Plusieurs années après, une explication biologique fut fournie par les fondamentalistes : les

antidépresseurs tricycliques bloquent les récepteurs centraux sérotoninergiques 5HT2 et les récepteurs histaminiques H1.
Indépendamment de ces phénomènes, les antidépresseurs (en raison de la sécheresse de la bouche qu'ils entraînent) augmentent la consommation de boissons (souvent très caloriques). Ils sont à l'origine d'une modification du rythme de vie. Le temps consacré au repos réduit les dépenses énergétiques. Dans ce cas, le recours à un régime doit permettre de limiter la prise de poids.
De nouveaux médicaments antidépresseurs, se caractérisant par un mode d'action plus sélectif[1], n'exposeraient pas à cette complication. La décision du choix du traitement est strictement médicale et dépend en particulier des contre-indications de l'antidépresseur, de ses caractéristiques cliniques...

### Neuroleptiques

Les neuroleptiques qui appartiennent à la classe des psycholeptiques, c'est-à-dire des substances à action sédative, entraînent une prise de poids dont l'importance est fonction de la prédisposition du sujet, de la dose, de la nature du produit utilisé et de sa durée de prescription. Ils exercent une stimulation de l'appétit et, comme certains antidépresseurs, favorisent un goût prononcé pour les hydrates de carbone.
Les autres mécanismes biologiques sont complexes et non totalement élucidés[2]. Comme pour les antidépresseurs, il existe des mécanismes généraux, non spécifiques : absorption de quantités importantes de boissons caloriques, recours à des boissons sucrées tonifiantes (café, thé, Coca-Cola...) pour lutter contre l'effet sédatif du produit, diminution des dépenses énergétiques.
Les produits de nouvelle génération, dénommés antipsychotiques atypiques (Leponex*, Risperdal* et Zyprexa*) ne sont pas épargnés. Le Leponex* et le Zyprexa* exposent fréquemment à ce risque.

---

1. C'est le cas de certains antidépresseurs sérotoninergiques (Prozac* en particulier) et de nouveaux produits qui agissent spécifiquement sur la sérotonine et la noradrénaline (Effexor*, Ixel*).
2. Action bloquante sur les récepteurs noradrénergiques, histaminiques, sérotoninergiques, cholinergiques, action sur le métabolisme glucidique, action sur l'hypothalamus, résistance périphérique à l'insuline avec hyperglycémie, baisse du métabolisme de base avec mise en réserve des lipides.

### Sels de lithium

20 à 30 % des patients sous lithium sont concernés par une prise de poids qui, dans la majorité des cas, se situe entre 5 à 15 kg. De nombreux mécanismes biologiques ont été évoqués pour expliquer cet effet indésirable.
Comme les antidépresseurs, le lithium exercerait une action sérotoninergique responsable d'une stimulation de l'appétit. Il pourrait modifier le métabolisme glucidique du fait de ses propriétés « insuline like » et serait à l'origine, dans certains cas, d'un hypofonctionnement thyroïdien[1]. Un autre mécanisme est l'augmentation de la consommation des boissons, le plus souvent sucrées[2]. Le régime constitue la seule mesure thérapeutique efficace, à la condition d'éviter toute restriction sodée et hydrique. Les produits à action diurétique sont strictement contre-indiqués chez toute personne qui reçoit du lithium. L'exercice physique intense et le recours répété au sauna peut favoriser une fuite sodée et perturber le traitement par le lithium. Un autre élément à considérer est le fait que cet effet indésirable est dose-dépendant. Cela signifie qu'une concentration élevée de lithium dans l'organisme augmente le risque d'une prise de poids. Votre médecin, si votre état le permet, pourra être amené à essayer de déterminer la posologie minimale efficace afin de réduire le risque d'apparition d'effets indésirables.

### Tranquillisants

Les médicaments tranquillisants (de type benzodiazépines, méprobamates...) et les hypnotiques n'exposent pas directement à une prise de poids. En revanche, ils peuvent faciliter une alimentation jusque-là inhibée par l'anxiété. Ils n'exercent aucun effet stimulant sur l'appétit et ne favorisent pas une attirance particulière pour les hydrates de carbone.

▶ *Psychotropes pouvant entraîner une prise de poids*

- antidépresseurs imipraminiques (++)
- IMAO (++)

---

1. 5 % des patients sous lithiothérapie présentent un goitre thyroïdien ou une hypothyroïdie. Ces incidents n'impliquent pas l'arrêt du traitement mais un traitement substitutif hormonal.
2. Le syndrome polyuro-polydypsique est une complication relativement fréquente de la lithiothérapie. Il se caractérise par une augmentation de la consommation des boissons qui peut aller jusqu'à 15 litres par jour.

- antidépresseurs de nouvelle génération (miansérine, mirtazapine) (++)
- antidépresseurs sérotoninergiques (+ ou –)
- sels de lithium (++)
- Tégrétol (+)
- neuroleptiques (+++)

## Conseils diététiques

Certaines règles doivent être connues et appliquées. Elles conditionnent l'efficacité du régime et le rendent plus agréable.

- Faites toujours trois repas à heures fixes. Le petit déjeuner doit être pris assis, comme le repas du midi et du soir. Il ne doit pas se limiter à la prise d'un café, mais doit être un véritable menu. Il doit permettre d'éviter la fringale du milieu de matinée.
- Évitez de manger trop souvent en dehors de chez vous car les règles hygiéno-diététiques ne pourront être appliquées.
- Évitez de manger entre les repas. L'ingestion d'un grand verre d'eau permet d'atténuer la faim.
- Informez-vous sur les produits couramment utilisés et préférez les aliments les moins énergétiques. L'idéal est de sélectionner les aliments à l'aide d'une table diététique. Certains aliments se caractérisent par leur richesse. Ils doivent être connus et évités. C'est le cas en particulier de l'agneau et du mouton (225 kcal/100g), des pâtisseries, des gratins... Mais ce qu'il faut surtout retenir est la teneur en graisse et en sucre des aliments consommés.
- Utilisez des techniques permettant de rendre la cuisine agréable (cuisson à l'étouffée, braisée, en autocuiseur...).
- Le régime doit tenir compte des habitudes alimentaires et des préférences afin d'être bien toléré. Apfelbaum précise : « D'une façon générale la prescription devra être positive, c'est-à-dire consister en la prescription de ce qu'il faut manger et non pas de ce qui est interdit. »
- La diversité des menus contribue à l'efficacité du régime.
- Évitez les sucreries en dehors des repas. Elles sont responsables d'une élévation de la glycémie (quantité de sucre dans le sang) et de la sécrétion d'insuline.

### Conseils diététiques concernant les boissons

La majorité des psychotropes entraînent une sensation de soif. Les mécanismes sont en rapport soit avec une sécheresse de la

bouche soit avec une action directe du médicament sur certaines zones exerçant une action régulatrice sur la soif (c'est le cas en particulier des sels de lithium).
Deux types de boissons sont utilisés pour satisfaire ce besoin :
• l'eau, seule boisson physiologiquement indispensable à notre organisme, qui n'expose à aucun risque à la condition d'utiliser des eaux peu minéralisées (Évian, Volvic, Perrier...) ;
• les boissons aromatiques, alcoolisées ou non, qui exposent à une prise de poids par leur apport calorique important et qui peuvent se subdiviser en plusieurs sous-groupes :
– les jus de fruits (naturels ou stérilisés) représentent un apport calorique moyen de 400 à 600 kcal/l. Les boissons les plus riches à exclure sont le jus de pomme et le jus de raisin ;
– les sirops, boissons fruitées et sodas. Ces boissons sont déconseillées car elles contiennent des sucres à absorption rapide ;
– les boissons alcoolisées. La bière a une valeur énergétique de 400 kcal/l et le vin de 600 kcal/l. Les apéritifs, outre leur apport calorique massif, stimulent l'appétit et favorisent la consommation de gâteaux secs et de graines très riches en lipides. A titre d'exemple, un apéritif avec dix amandes salées et dix chips représente une valeur énergétique de plus de 300 kcal.
– remarque concernant les boissons tonifiantes : elles sont utilisées pour satisfaire la soif et lutter contre l'effet sédatif des médicaments psychotropes. Elles représentent un apport calorique non négligeable lorsqu'elles sont sucrées. Indépendamment de ce problème, elles peuvent, du fait de leur concentration en caféine, favoriser l'apparition de troubles cardiaques et de manifestations d'angoisse. Le café Robusta apporte deux fois plus de caféine que l'Arabica. L'apport en caféine du thé est identique à celui du café Arabica, mais l'absorption gastrique en est ralentie du fait de l'action des tanins qui favorisent la précipitation de la caféine. Le Coca-Cola est maintenant disponible sans sucre et sans caféine. Le café et le thé n'ont aucune vertu amaigrissante. Ils sont doués de propriétés diurétiques et favorisent l'élimination de l'eau. En revanche, ils n'exercent aucune action sur les graisses.

## Dents

Les problèmes dentaires sont fréquemment observés chez les patients qui présentent des maladies psychiques. Deux causes favorisantes s'additionnent souvent :

– les traitements psychotropes entraînent une diminution de la sécrétion salivaire ;
– les règles d'hygiène ne sont pas respectées.
Les préjudices physiques, psychologiques, esthétiques et économiques sont graves. Ils justifient des mesures avant tout préventives. Le tableau alarmant présenté ici pourra paraître excessif à certains. Il ne doit en aucun cas remettre en cause l'intérêt des médicaments psychotropes, mais au contraire sensibiliser l'utilisateur et le convaincre d'appliquer des mesures d'hygiène dentaire souvent méconnues ou non respectées.
Les dents coupent, dilacèrent et broient. Elles préparent les aliments avant leur ingestion et aident de ce fait la digestion. La salive joue un rôle très important dans l'hygiène des dents. C'est un agent autonettoyant permanent, qui réduit le risque de plaque dentaire, de caries, d'inflammation des gencives, voire de déchaussement des dents. Pour être efficace, c'est-à-dire exercer son effet nettoyant, elle doit garder une certaine fluidité (presque comparable à celle de l'eau) et être en quantité suffisante (1 litre à 1 litre et demi sont sécrétés par jour). Le flux salivaire décroît la nuit et les risques de carie sont à leur maximum. Le brossage des dents et les bains de bouche sont les compléments indispensables d'une bonne hygiène dentaire.

## ■ Les maladies psychiques et leurs traitements augmentent le risque de problèmes dentaires

L'hygiène dentaire est altérée au cours des maladies psychiatriques et de leurs traitements pour différentes raisons :
• Très souvent au cours de ces états, les règles d'hygiène ne sont plus respectées. Le déprimé, par exemple, n'est plus intéressé par sa personne ; il se laisse aller, ne prête plus d'attention à sa toilette.
• L'anxiété et la dépression s'accompagnent fréquemment d'une sécheresse de la bouche. De même, beaucoup de traitements antidépresseurs et tranquillisants sont responsables d'une sécheresse de la bouche. Si certaines mesures ne sont pas prises, cette sécheresse augmente le risque de problèmes dentaires et gingivaux, c'est-à-dire de dépôt de plaque dentaire, de caries, d'inflammation des gencives, voire de déchaussement des dents.
Les problèmes ne sont pas uniquement dentaires mais aussi buccaux.
• Si la salive se trouve en quantité insuffisante ou perd sa fluidité, elle ne pourra plus dissoudre les sucres et les acides organiques. Cela

favorisera la formation de plaque dentaire[1] et secondairement de caries.

• Les autres complications sont plus rares mais doivent être connues. La diminution de la sécrétion salivaire est responsable d'autres troubles au niveau de la cavité buccale.

– La langue le matin devient cartonnée. Elle perd sa mobilité et entraîne une lourdeur phonétique (sensation de bouche pâteuse comparable au « lendemain de cuite »).

– Les aliments deviennent agressifs pour les muqueuses. Par exemple, un petit morceau de biscotte qui, dans des conditions normales, se ramollit rapidement, peut devenir un agent irritatif en l'absence de salive.

– Les lèvres peuvent se craqueler avec apparition de perlèche au niveau de la commissure labiale.

Les muqueuses se creusent, se fissurent, s'ulcèrent. Il existe une prédisposition aux infections de la cavité buccale, du pharynx, des glandes salivaires. La langue peut être le siège de douleurs.

– Le goût s'altère.

Un cercle vicieux s'installe. Se laver les dents devient douloureux, les mesures d'hygiène élémentaires ne sont plus respectées. La formation de plaque s'intensifie. Le risque de caries passe de 1 à 10.

La salivation est le premier temps de la digestion. Si elle est insuffisante, il se produita une surcharge alimentaire au niveau de l'estomac.

L'aspect esthétique et économique doit être aussi considéré. Le préjudice causé par une mauvaise dentition est mal vécu. Les frais engagés sont élevés et très mal remboursés.

---

1. Il existe deux types de plaque dentaire. 1) La plaque dentaire odontopathique qui attaque l'émail. L'émail est une structure cristalline qui se déminéralise dès que le ph salivaire atteint 5,5, c'est-à-dire dès que la salive s'acidifie. Le ph normal de la salive est de 6,8 à 7. (Le pH est un coefficient qui définit l'acidité ou la basicité d'un milieu. Plus le chiffre de ph est bas, plus le milieu est acide, plus le chiffre de ph est élevé plus le milieu est alcalin.) Les sucres et les acides organiques entraînent une acidification de la salive. Cette baisse de ph est très rapide (5 minutes). En revanche il faut une heure au moins pour que la salive retrouve un ph normal. Tant que la salive est acide, il existe un risque très élevé de déminéralisation et de formation de caries. 2) La plaque parodontopathique. Cette plaque (dont la composition est similaire à la précédente) détériore les tissus de soutien et est responsable de la rétraction de la gencive et secondairement du déchaussement des dents. Les dents se dénudent et sont le siège de caries au niveau de leur collet.

### Les produits en cause

De très nombreux médicaments entraînent une sécheresse de la bouche. Le principal mécanisme est en rapport avec l'action anticholinergique[1] des antidépresseurs et des neuroleptiques.
Par ailleurs, beaucoup de médicaments psychotropes donnent soif, stimulent l'appétit et surtout augmentent l'attirance pour les sucres. La résultante est une consommation exagérée de boissons sucrées et de sucreries entre les repas.
Ce n'est pas la quantité de sucre qui est toxique pour les dents mais la multiplicité des prises.

► *Psychotropes pouvant affecter la sécrétion salivaire et favoriser le risque de carie*

- antidépresseurs imipraminiques (++)
- neuroleptiques (++)
- correcteurs antiparkinsoniens (++)

## Comment prévenir ces problèmes dentaires

• Certains médicaments entraînent moins de sécheresse de la bouche et ne stimulent pas l'appétence (attirance) pour les sucreries. Parlez-en avec votre médecin.
• Respectez les règles d'hygiène : pas de sucre, surtout en dehors des repas, attention aux boissons sucrées, brossage des dents après chaque repas, des bains de bouche d'eau salée[2].
• Certains médicaments stimulent les sécrétions salivaires[3].

---

1. Cette action, encore appelée effet atropinique, s'explique par le blocage de certains récepteurs par les médicaments antidépresseurs et les neuroleptiques. Ce blocage est responsable de différents effets indésirables tels les troubles de l'accommodation de la vision, la constipation, la sécheresse de la bouche... Ces manifestations surviennent surtout au début du traitement et s'atténuent après deux à trois semaines.
2. Le brossage peut être rendu difficile par les tremblements et le manque de précision des gestes occasionnés par les médicaments du psychisme. Il est nécessaire de recourir aux bains de bouche avec des solutions antiseptiques ou tout simplement de l'eau bouillie salée tiède (une cuillère à café de sel pour un verre d'eau) surtout le soir avant le coucher. Par ailleurs le sel favorise la sécrétion salivaire. Le pulso-jet peut être aussi un complément très utile. La brosse retire 65 % des déchets, le pulso-jet 25 % et le bain de bouche 10 %.
3. C'est le cas par exemple du Sulfarlem S25* et du Cytinium*. L'Artisial* (solution pour pulvérisations endobuccales six à huit fois par jour) permet d'hydrater la cavité buccale. Salive+* est une pile salivaire qui stimule la sali-

Mâcher un chewing-gum ou sucer un bonbon sans sucre aboutit au même résultat.

• Intérêt du fluor par voie locale. Il est conseillé de choisir un dentifrice au fluor. L'utilisation de gouttière fluorée ne peut s'envisager que sous contrôle médical. L'intérêt du fluor par voie générale est limité. Seuls, l'enfant et la femme enceinte pourront en tirer des bénéfices.

## Port d'appareils dentaires

De nombreuses personnes âgées portent un appareil (communément appelé par les utilisateurs « râtelier » et par les prescripteurs « berlingot »), qui tient dans la bouche grâce à la pression atmosphérique et au film de salive qui recouvre la cavité buccale. Si la salive est en quantité insuffisante, le port de l'appareil devient intolérable, un peu comme si vous frottiez votre gencive avec du papier de verre.
Cette inflammation, si elle n'est pas soulagée, peut se compliquer d'ulcération (la salive exerce aussi un effet hémostatique et favorise la cicatrisation). En l'absence de salive, les plaies se cicatriseront très lentement (si elles se cicatrisent !).

## La modification du goût

La sécheresse de la bouche est responsable d'une diminution du goût. Certains médicaments peuvent être responsables de goût désagréable ou inhabituel. C'est le cas par exemple des sels de lithium qui peuvent entraîner une sensation de goût métallique.

## Principales règles d'hygiène dentaire

• Choisissez avec soin votre brosse à dents. Sa tête doit être petite, ce qui va lui permettre d'atteindre toutes les dents et faciliter les mouvements de va-et-vient. Les brosses en fibres synthétiques (brosse nylon) sont plus adaptées à la lutte contre les bactéries buccales.

• Le brossage doit être effectué avec une brosse à dents sèche afin de préserver l'efficacité du dentifrice. Le brossage doit être vertical et circulaire. La brosse doit toujours aller dans le sens ROSE (gen-

---

vation. Le prix de ce système est relativement élevé et non remboursé par la Sécurité sociale.

cive)-BLANC (dent) afin de ne pas retrousser la gencive. Toutes les faces des dents doivent être brossées. Le temps de brossage doit être de deux à trois minutes deux à trois fois par jour (après les repas).

- Changez de brosse à dents régulièrement (tous les trois mois).
- Consultez votre dentiste deux fois par an.
- Ne mangez pas de sucreries entre les repas et après le brossage du soir.
- Le rinçage avec de l'eau salée diminue l'acidité de la salive qui favorise les complications dentaires.
- Sucez un corps étranger pour stimuler la salivation. Le chewing-gum sans sucre peut être utilisé en l'absence de dents en résine et d'appareil.
- Le cure-dent doit être évité.

## Anesthésie locale et interactions médicamenteuses

Certains médicaments antidépresseurs contre-indiquent l'utilisation de produits anesthésiques.
En cas de doute, votre dentiste se mettra en rapport avec votre médecin pour avoir plus de précisions. Vous devez retenir que les antidépresseurs inhibiteurs de la monoamine-oxydase (IMAO) et les antidépresseurs imipraminiques contre-indiquent l'anesthésie locale. En cas de nécessité, il pourra utiliser des produits anesthésiques sans vasoconstricteur.
Certains médicaments utilisés par votre dentiste peuvent interagir avec des médicaments psychotropes. C'est le cas du Rodogyl*, fréquemment prescrit en cas de problème dentaire, qui interagit avec le Tégrétol* en favorisant une élévation de sa concentration dans le sang. C'est le cas aussi des anti-inflammatoires qui interagissent avec les sels de lithium et peuvent entraîner une intoxication par le lithium.
Vous devez toujours signaler à votre dentiste les médicaments que vous prenez.

# Vision

Une seule maladie contre-indique la prescription de certains médicaments psychotropes : le glaucome à angle fermé. Cette maladie est en fait un trouble aigu, difficile à prévoir, qui doit être distingué du glaucome à angle ouvert, fréquent et qui ne contre-indique pas les traitements.

Les effets indésirables oculaires sont fréquents avec les antidépresseurs imipraminiques, les neuroleptiques et les correcteurs antiparkinsoniens. Ils peuvent être gênants mais ne présentent pas généralement de caractère de gravité.

## Maladies oculaires contre-indiquant la prescription de psychotropes ou justifiant des mesures de prudence

- Le glaucome par fermeture d'angle[1] contre-indique l'utilisation de la majorité des antidépresseurs et des neuroleptiques[2] (de même que les médicaments correcteurs prescrits pour lutter contre les manifestations neurologiques et des benzodiazépines[3]). Cette contre-indication s'applique aussi aux patients qui ont des antécédents familiaux de glaucome à angle fermé. Dans ce cas, un avis ophtalmologique est nécessaire. La complication du glaucome par fermeture de l'angle est le glaucome aigu[4] ou subaigu qui est une urgence.
- Des précautions devront être prises en cas de prescription de psychotropes (antidépresseurs, neuroleptiques et correcteurs) chez les personnes qui présentent une sécheresse oculaire. Celle-ci peut être aggravée par ces médicaments.

---

1. Les manifestations cliniques d'un glaucome par fermeture d'angle sont la perception de halo coloré autour des lumières et de brouillard intermittent. Les douleurs oculaires surviennent lors des crises aiguës.
2. Les antidépresseurs tricycliques imipraminiques, les neuroleptiques de type phénothiaziniques et les correcteurs antiparkinsoniens ont des effets anticholinergiques. Ils favorisent l'augmentation de la pression intra-oculaire et peuvent aggraver de ce fait un glaucome préexistant.
3. Le PDR signale pour un certain nombre de benzodiazépines un risque d'utilisation en cas de glaucome. Cette précaution ne figure pas dans les mentions légales. Pour notre part, lorsqu'il existe une pathologie oculaire et lorsque nous avons été informés de l'existence d'antécédents familiaux et personnels de glaucome à angle fermé, nous demandons l'avis d'un ophtalmologiste avant de prescrire de tels produits. Cette mesure s'applique aussi vis-à-vis de certains médicaments considérés comme spécifiques mais qui exercent quand même une faible activité anticholinergique. C'est le cas par exemple du Deroxat*.
4. Il existe maintenant des traitements qui permettent de prévenir les troubles aigus. Les traitements au laser ont transformé le pronostic des glaucomes aigus. Une percée de l'iris par le laser permet de faire disparaître les fermetures d'angle.

## Principaux risques d'utilisation

Les troubles de l'accommodation sont très fréquents avec les antidépresseurs tricycliques, les neuroleptiques phénothiaziniques et les correcteurs antiparkinsoniens. Les patients se plaignent d'une vision trouble, avec difficultés pour passer de la vision de près à la vision de loin et réciproquement.
Il existe avec ces mêmes produits une mydriase[1], c'est-à-dire une dilatation pupillaire qui peut être responsable d'une gêne à la lumière.
Certains patients se plaignent d'une sécheresse oculaire qui nécessite le recours à des larmes artificielles. Les médicaments le plus souvent en cause sont les antidépresseurs tricycliques imipraminiques, les neuroleptiques phénothiaziniques et les correcteurs antiparkinsoniens.
D'autres troubles ont été décrits mais ils sont exceptionnels[2].

▶ *Psychotropes pouvant entraîner des troubles visuels*

- antidépresseurs imipraminiques (++)
- IMAO (++)
- Tégrétol* (+)
- neuroleptiques (++)
- correcteurs (++)
- benzodiazépines (?)

## Conseils

- Évitez l'exposition à la lumière avec les neuroleptiques de type phénothiaziniques. Tous les médicaments qui entraînent une dilatation pupillaire peuvent être responsables d'une gêne à la lumière. Le port de lunettes de soleil peut être conseillé. Votre médecin, en

1. La mydriase peut provoquer une fermeture de l'angle.
2. Des dépôts de pigments sur le cristallin, la cornée et la conjonctive ont été décrits lors de la prise prolongée de fortes doses de neuroleptiques. Ils sont très rarement rencontrés sur la rétine et peuvent être alors responsables d'une diminution de l'acuité visuelle. Des cas de névrite optique ont été signalés avec le Marsilid*. Cette névrite se manifeste par une diminution de l'acuité visuelle et des troubles de la vision des couleurs. Cet effet indésirable rarissime justifie pour certains, à titre préventif, la prescription de vitamine B6. L'arrêt du traitement entraîne une guérison en deux à six mois. Dans ce cas particulier, il est conseillé de consulter son ophtalmologue tous les ans.

cas de doute ou de survenue d'effet indésirable, vous prescrira un autre produit, dénué d'effet indésirable oculaire.

• Consultez votre ophtalmologue en cas de trouble[1]. Signalez-lui les traitements que vous prenez.

• En cas de sécheresse oculaire, vous devez recourir à des larmes artificielles.

# Peau et cheveux

Certains médicaments psychotropes peuvent être responsables de troubles cutanés. Si vous prenez des médicaments, vous devez toujours, devant l'apparition d'une éruption ou une démangeaison, prévenir votre médecin. Les médicaments le plus souvent en cause sont le Tégrétol* et les sels de lithium. Les neuroleptiques et les antidépresseurs sont, quant à eux, le plus souvent responsables de réaction anormale à l'exposition solaire (photosensibilisation).

## ■ La peau

La peau est un organe complexe comprenant deux couches, s'interpénétrant entre elles :

– l'épiderme, la couche superficielle, contient de nombreuses cellules pigmentaires et immunologiques ;

– le derme, la couche interne, repose sur l'hypoderme, essentiellement constitué de graisses. Il contient la racine des poils, des glandes diverses (sueur, sébum), des vaisseaux et des nerfs.

La peau est un organe de protection contre les agressions extérieures. Elle joue un rôle dans la régulation de la température du corps (thermorégulation) : sudation, par exemple.

Elle exerce une fonction immunologique : réactions à des allergènes internes et externes comme par exemple les médicaments.

Elle joue un rôle métabolique (synthèse de la vitamine D vitamine antirachitique), sous l'effet des ultraviolets (UV).

C'est enfin un organe des sens (le toucher).

---

1. Deux examens pourront être pratiqués : la gonioscopie qui permet de visualiser l'étroitesse de l'angle et la mesure de profondeur de la chambre antérieure.

## Maladies de peau contre-indiquant un ou plusieurs psychotropes

Aucune maladie ne contre-indique de façon absolue un médicament psychotrope, excepté dans le cas d'antécédent d'un accident allergique à ce médicament. Vous devez toujours signaler à votre médecin les réactions que vous avez pu présenter lors de la prise de tel ou tel médicament.
L'acné et le psoriasis peuvent être aggravés par les sels de lithium. Des traitements dermatologiques seront alors justifiés.

## Risques d'utilisation

En règle générale, les psychotropes donnent peu d'accidents cutanés, en regard du très grand nombre de prescriptions. Encore faut-il respecter les doses prescrites et les conseils du médecin prescripteur.

• Les sels de lithium peuvent déclencher une acné. Elle touche peu le visage et se manifeste le plus souvent au niveau des membres. Elle est peu fréquente et survient de deux à trente jours après le début du traitement. Le traitement par des antibiotiques de type tétracycline est contre-indiqué car il existe un risque d'interaction toxique entre lithium et tétracycline.
Les sels de lithium peuvent déclencher ou aggraver un psoriasis. Dans certains cas, le psoriasis peut devenir pustuleux. Le délai entre le début du traitement et l'apparition des premiers signes se situe entre un et dix-huit mois.
D'autres manifestations cutanées ont été décrites[1] mais il faut souligner le fait qu'elles sont exceptionnelles.

• Le Tégrétol* (carbamazépine) peut entraîner des réactions cutanées, le plus souvent de type allergique. Il peut s'agir de réactions allergiques de survenue rapide (de quelques heures à quelques jours après le début du traitement) ou plus rarement d'apparition plus tardive (de quelques semaines à quelques mois après le début du traitement). L'apparition d'une éruption cuta-

1. Sécheresse de la peau avec kératose pilaire, chute de cheveux au cinquième mois de traitement, dermite séborrhéique, ulcères pré-tibiaux, ou aggravation d'ulcères, œdème pré-tibial, kératodermies palmo-plantaires, plaques de sclérose du thorax, érythrodermie, ulcérations buccales.

née implique de vous mettre en rapport avec votre médecin. En règle générale, votre traitement devra être interrompu.

• Les antidépresseurs, et plus particulièrement les imipraminiques, peuvent être responsables de sécheresse de la bouche, de sueurs excessives, de photosensibilisation (réaction anormale de la peau à l'exposition solaire) et d'acné. Beaucoup plus rarement peuvent apparaître des réactions à type de prurit avec ou non des plaques cutanées érythémateuses (exanthème fréquent et urticaire exceptionnel).

• Les neuroleptiques peuvent être responsables de troubles cutanés. Des accidents cutanés surviennent principalement avec le Largactil* (chlorpromazine) et les phénothiazines apparentées. La pigmentation au Largactil* a été décrite, il y a plus de trente ans, lorsque les doses prescrites étaient très élevées et prolongées. Elle se manifestait au début, en été, par un hâle puis une coloration gris bleutée pour aboutir à une teinte violacée. La régression de cette coloration pourpre était très lente à l'arrêt du traitement.

Les accidents de photosensibilisation sont fréquents avec le Largactil* et les autres neuroleptiques phénothiaziniques. Ils se manifestent sous forme de réactions cutanées anormales lors de l'exposition solaire et justifient des mesures préventives. Les autres manifestations cutanées provoquées par les neuroleptiques sont plus rares[1].

• Les benzodiazépines entraînent exceptionnellement des atteintes cutanées[2].

▶ *Psychotropes pouvant affecter la peau :*

- antidépresseurs (+)
- sels de lithium (++)
- Tégrétol* (+++)

---

1. Éruptions eczématiformes d'apparition rapide, exanthèmes maculo-papuleux entre la première et la troisième semaine de traitement localisés d'abord au visage avec un œdème péri-orbitaire puis s'étendant au tronc et aux membres (il existe une sensibilité croisée avec toutes les phénothiazines), dermite séborrhéique en cas de traitement prolongé, purpura thrombopénique, éruptions lichénoïdes.
2. Toxidermie rare de type exanthème maculo-papuleux ou diffus, porphyrie aiguë intermittente, érythème pigmenté fixe, érythème polymorphe. Le bromazépam, commercialisé sous les noms d'Anxyrex*, de Bromazépam* et de Lexomil*, peut être responsable d'acné en raison de la présence de brome au niveau de la molécule.

- neuroleptiques (++)
- tranquillisants (?)

## Conseils

Vous devez toujours signaler à votre médecin si vous avez présenté des allergies et la nature des produits en cause. (L'allergie à un médicament est imprévisible, on ne peut donc la prévenir. En revanche, si un produit a entraîné une allergie, il entraînera la réapparition d'une allergie parfois plus grave en cas de nouvelle prescription.)

Pour éviter ou réduire les risques de photosensibilisation :

- Portez un habillement adéquat (qui recouvre le maximum de surface corporelle).
- Utilisez des crèmes solaires de type « écran total ».
- Ne vous exposez pas trop longtemps au soleil.
- Aucun médicament ne protège de la photosensibilité.

En cas d'apparition de troubles cutanés (acné, psoriasis, éruptions diverses), vous devez toujours consulter votre médecin. N'utilisez pas de produit conseil. Ils ne sont pas efficaces et peuvent faire perdre du temps. Les médicaments qui traitent efficacement l'acné, le psoriasis et autres troubles cutanés ne sont délivrés que sur ordonnance et impliquent une surveillance médicale.

# Sexualité

Les troubles sexuels sont fréquents, et même très fréquents, au cours des états dépressifs, anxieux et au cours d'autres maladies psychiatriques. Ces troubles de la sexualité se caractérisent surtout par une diminution ou une absence de désir sexuel (baisse de la libido), une diminution ou une absence de plaisir. Les médicaments psychotropes sont très souvent accusés d'être responsables des mêmes maux. Cela est vrai pour certains d'entre eux, mais il faut bien distinguer les troubles occasionnés par la maladie et ceux induits par le traitement (distinction qui n'est pas toujours aisée...).

## Principaux risques d'utilisation

Les troubles observés se subdivisent en deux groupes : les troubles du désir et les troubles du plaisir. Il est quasi impossible en fait d'attribuer plutôt tel trouble à tel médicament et tel autre trouble à tel autre médicament. Un produit qui est responsable de troubles du désir est très souvent responsable de troubles du plaisir.

• Les troubles du désir (ou de la libido) peuvent faire partie intégrante de la maladie dépressive. Le traitement antidépresseur, en entraînant la guérison de la dépression, pourra faire disparaître le désintérêt (symptôme clef de la dépression) et le trouble de la libido. Le trouble sexuel pourra persister malgré la guérison totale de la dépression. Le traitement sera alors considéré comme responsable et très souvent arrêté sans aucun avis médical. Ce premier cas de figure est souvent rencontré. Il concerne le plus souvent des médicaments antidépresseurs de type imipraminique, mais aussi des neuroleptiques comme le Melleril*, ou l'Aiglonyl*, le Dogmatil*, le Synédil*, le Solian*... Les tranquillisants et les hypnotiques peuvent avoir une incidence sur la sexualité mais de manière plus inconstante. Les ISRS (Deroxat*, Floxyfral*, Prozac*, Seropram*, Zoloft*) exercent aussi une perturbation de la libido, en diminuant le désir.

• Les troubles du plaisir se caractérisent chez l'homme par trois types de difficultés : l'impuissance proprement dite, qui se manifeste sous forme d'une érection impossible ou insuffisante ; l'éjaculation précoce et le retard, voire l'absence, d'éjaculation (anéjaculation). Les antidépresseurs tricycliques, les IMAO, les autres antidépresseurs, les régulateurs de l'humeur (sels de lithium et Tégrétol*), les neuroleptiques peuvent être responsables de ces troubles. Les ISRS seraient plus souvent responsables d'un retard voire d'une absence d'éjaculation. La maladie psychiatrique peut aussi être responsable de ces manifestations. Chez la femme, c'est avant tout la frigidité (ou absence d'orgasme) qui peut être occasionnée par les médicaments. Ce sont les mêmes produits qui sont en cause.

▶ *Psychotropes pouvant affecter la sexualité*

- antidépresseurs tricycliques (++)
- antidépresseurs sérotoninergiques (+++)
- autres antidépresseurs (+)
- IMAO (++)
- sels de lithium (++)

- Tégrétol* (+)
- neuroleptiques (++)
- tranquillisants (+ ou –)
- hypnotiques (+)

## Conseils

- Il n'y avait pas de traitement médicamenteux jusqu'à l'arrivée du Viagra*. Les produits qui pouvaient être conseillés étaient soit dangereux soit des attrape-nigauds. Néanmoins, le Viagra* n'est pas la solution à tous les maux et ne peut être utilisé que sous surveillance médicale. C'est votre médecin qui prendra la décision de vous le prescrire ou non.
- Il faut savoir attendre. La guérison des troubles psychiques pour lesquels vous êtes traité pourra entraîner la disparition des troubles sexuels.
- Si le trouble persiste et vous préoccupe, vous devez en parler à votre médecin. Certains antidépresseurs et neuroleptiques entraînent moins de troubles sexuels que d'autres. Votre médecin pourra modifier votre traitement.
- N'arrêtez pas votre traitement. Le risque serait la rechute ou la récidive des troubles psychiques pour lesquels vous avez été soigné.

# Troubles de la mémoire et autres troubles intellectuels

Les médicaments psychotropes peuvent entraîner des effets intellectuels indésirables.
Les troubles de la vigilance (sensation d'« embrumement », somnolence dans la journée, difficultés de concentration, de mémorisation) peuvent être la conséquence du non-respect des précautions d'emploi ou d'un surdosage, mais peuvent être aussi des manifestations de la maladie anxieuse ou dépressive.
Les troubles de la mémoire sont fréquemment attribués aux tranquillisants. Il faut savoir que les troubles de mémoire existent aussi au cours des états dépressifs et des états anxieux.
Un triangle rouge doit désormais figurer sur les boîtes des médicaments susceptibles de modifier les réflexes.

## Risques d'utilisation des psychotropes

### Antidépresseurs

La fatigue et la somnolence s'observent surtout avec les antidépresseurs sédatifs, au début du traitement. Les produits le plus souvent en cause sont le Laroxyl* ou l'Élavil*, le Surmontil*, le Ludiomil*, l'Athymil* (ou Miansérine Merck*). Ces produits ont en commun des propriétés hypnotiques. Il est préférable pour cette raison de les prendre le soir. Il faut savoir aussi que la fatigue est un symptôme couramment rencontré au cours des états dépressifs. Elle pourra donc être majorée au début du traitement mais disparaîtra progressivement lorsque le médicament commencera à agir. Chez le sujet âgé, de telles manifestations peuvent survenir avec une plus grande fréquence et impliquent donc de recourir à de faibles posologies au début du traitement. D'autres médicaments antidépresseurs, qualifiés de « stimulants » ou « psychotoniques », peuvent entraîner une insomnie et un état de nervosité. C'est le cas par exemple d'un IMAO (Marsilid*). Dans ce cas particulier, la règle est de ne pas prendre ces produits après 16 heures. Le médecin prescripteur pourra recourir à des tranquillisants ou/et à des hypnotiques.

Dans tous les cas, l'apparition d'une confusion traduit un surdosage médicamenteux. Celui-ci peut être en rapport avec une posologie trop élevée ou avec l'existence d'une fragilité de l'organisme (âge, maladie de foie, maladie rénale, fragilité neurologique). Certains antidépresseurs présentent un risque plus élevé d'être moins bien tolérés. C'est le cas par exemple des imipraminiques. La confusion peut aussi être favorisée par les associations médicamenteuses[1], situation fréquemment observée chez le sujet âgé.

Les antidépresseurs peuvent dépasser l'effet recherché et entraîner chez des sujets prédisposés « un virage de l'humeur », c'est-à-dire un passage brutal de la dépression à l'excitation euphorique. Les antidépresseurs peuvent aussi favoriser le délire, mais ce risque n'existe que chez des personnes qui présentent un trouble mental particulier.

---

1. Trois types de produits sont en cause : les médicaments sédatifs en raison de l'effet de sommation (d'addition) des effets indésirables, les médicaments qui diminuent la destruction des antidépresseurs et les médicaments qui ont des propriétés anticholinergiques (ou atropiniques).

## Sels de lithium

Les sels de lithium peuvent occasionner certains troubles des fonctions intellectuelles[1]. Mais dans la majorité des cas, il s'agit soit d'un surdosage (lithiémie trop élevée), soit d'une prédisposition particulière (fragilité neurologique).

## Tégrétol*

Le Tégrétol* entraîne au début du traitement une somnolence. C'est pour cette raison qu'il est souvent conseillé d'augmenter progressivement les doses et de prendre le maximum de la posologie le soir.

## Tranquillisants

Cette classe de médicaments est surtout représentée par les benzodiazépines. Ces dernières peuvent être responsables de tendances à la somnolence, de sensations d'ébriété. Certaines personnes présentent une sensibilité très marquée à ces produits et ressentent une sorte d'anesthésie après la prise de benzodiazépines.
Les troubles de la mémoire provoqués par les benzodiazépines ont fait couler beaucoup d'encre. Il faut en retenir qu'il existe des troubles de la mémoire avec les benzodiazépines, mais que ceux-ci sont contemporains du pic plasmatique, c'est-à-dire du moment où la benzodiazépine atteint sa plus haute concentration dans le sang. On n'a jamais démontré un effet nocif durable des tranquillisants sur la mémoire.

## Hypnotiques

Cette classe de médicament est principalement représentée par les benzodiazépines.
Deux types d'effets indésirables peuvent être observés :
– un réveil difficile qui traduit soit un surdosage, soit un mauvais choix de médicament ;
– des troubles du comportement nocturnes. L'utilisateur (ou le plus souvent le conjoint) constate des agissements nocturnes dont il n'a aucun souvenir au réveil. Ces troubles ont été

1. Différents types de trouble ont été décrits : difficultés de concentration et de mémorisation, diminution du rendement professionnel et scolaire, altération de la créativité...

constatés plus souvent avec des hypnotiques type Halcion* ou Rohypnol* et en cas de prise conjointe d'alcool.
Les troubles de la mémoire, s'ils existent, sont transitoires et réversibles.

### Neuroleptiques

Les neuroleptiques sont des médicaments puissants qui exercent une action calmante. Ils sont fréquemment responsables de somnolence et de fatigue. Les patients se plaignent assez souvent de difficultés de concentration. Ils ont la sensation d'être anesthésiés, embrumés. Ces manifestations surviennent très souvent au début du traitement et lorsque plusieurs psychotropes sont associés. La somnolence peut être le signe d'un surdosage. C'est au médecin prescripteur que revient la charge de réajuster les doses de traitement.

▶ *Psychotropes pouvant occasionner des troubles intellectuels*

- antidépresseurs imipraminiques (++) (Laroxyl*, Élavil*, Surmontil*, Ludiomil* ++)
- autres antidépresseurs (+) (Athymil* ++)
- sels de lithium (+ ou –)
- Tégrétol* (++)
- neuroleptiques (+++)
- tranquillisant (++)
- hypnotiques (+++)

## Conseils

- Respectez l'ordonnance. Le début du traitement est le plus souvent progressif. Chaque individu répond différemment à un médicament. N'essayez pas de doubler la prise du matin pour éviter celle de midi et de rattraper un oubli de prise en doublant la prise suivante.
- Vous devez toujours signaler à votre médecin les autres médicaments que vous prenez. N'oubliez pas que des médicaments apparemment anodins peuvent interagir avec les psychotropes et entraîner des troubles de la vigilance.
- L'alcool augmente les effets des psychotropes et inversement.
- L'apparition d'une somnolence doit toujours faire suspecter un surdosage médicamenteux. Signalez-le à votre médecin. Pour certains médicaments, il est possible de faire un dosage dans le sang.

• Il existe des facteurs de risque que votre médecin prendra en considération lors de la rédaction de l'ordonnance (l'âge, les maladies de foie, les maladies rénales justifient une réduction des doses).
• Si vous prenez des psychotropes, vous devez renoncer, au moins initialement, à toutes les activités qui nécessitent une attention soutenue (conduite automobile, utilisation de machines...).
• Le fait de prendre des médicaments psychotropes ne vous dispense pas d'appliquer les règles d'hygiène de vie. Respectez votre sommeil, évitez le surmenage, ne consommez pas de substances stimulantes...

# Système nerveux

Les médicaments psychotropes agissent sur le cerveau. Ils peuvent justifier, en cas de maladie neurologique, des précautions d'emploi. Du fait de leur lieu d'action, les psychotropes peuvent provoquer des effets indésirables neurologiques. Les neuroleptiques représentent la classe de psychotropes la plus souvent responsable de symptômes neurologiques. Ces symptômes, même s'ils sont parfois impressionnants, ne sont jamais graves.

## Maladies neurologiques contre-indiquant les psychotropes

Peu de maladies neurologiques contre-indiquent les psychotropes.
• La maladie de Parkinson n'est pas une contre-indication absolue à un traitement par les neuroleptiques. Certaines précautions devront être prises. Il est évident que l'indication des neuroleptiques devra être pesée. Votre médecin choisira le neuroleptique qui entraîne le moins d'effets indésirables neurologiques.
• L'épilepsie n'est pas une contre-indication absolue, mais la prescription de neuroleptiques ou d'antidépresseurs devra faire réajuster le traitement anticomitial. (Beaucoup de neuroleptiques et d'antidépresseurs peuvent favoriser le risque de survenue de crise chez des sujets prédisposés.) Le Tégrétol* est un médicament qui interagit avec les autres médicaments antiépi-

leptiques en diminuant leur concentration plasmatique et donc leur efficacité.

• La myasthénie est une maladie rare qui se caractérise par une fatigabilité anormale des muscles. Elle est aggravée par tous les médicaments qui ont des effets relaxants (benzodiazépines, carbamates).

• Les autres maladies neurologiques (démences, accidents vasculaires cérébraux, sclérose en plaques) justifient des mesures de prudence avec les produits qui peuvent être mal tolérés par le système nerveux. Cela concerne les sels de lithium, les antidépresseurs, les neuroleptiques.

## Risques d'utilisation des psychotropes

### Neuroleptiques

Ils sont souvent responsables de manifestations neurologiques qui peuvent survenir plus ou moins précocement.

Les troubles précoces peuvent survenir dès le début du traitement. Les mouvements anormaux, appelés dyskinésies aiguës ou hyperkinésies précoces, apparaissent dès le deuxième ou troisième jour de traitement. Elles se manifestent le plus souvent sous la forme de grimaces parfois très impressionnantes : plafonnement des yeux, extrusion de la langue. Parfois ces mouvement peuvent toucher le buste et les membres.

Le syndrome parkinsonien se caractérise par trois symptômes : l'akinésie, l'hypertonie et le tremblement. L'akinésie se caractérise par une absence ou un ralentissement des mouvements : la parole, le geste, la marche sont lents, la mimique est peu expressive voire figée. L'hypertonie se présente sous la forme de raideur des membres. Lorsque l'on essaie de détendre un bras, on ressent une opposition par à-coups, un peu comme si le mouvement était commandé par une roue dentée. Le tremblement ressemble parfois à un émiettement. Il est aggravé par les émotions. Ce syndrome disparaît avec les médicaments correcteurs antiparkinsoniens et lors de la diminution ou l'arrêt du traitement.

Des mouvements de déambulation forcée et l'impossibilité de rester en place peuvent être aussi constatés.

Les troubles tardifs sont représentés surtout par les dyskinésies tardives qui peuvent survenir après plusieurs mois d'utilisation des neuroleptiques ou lors de la réduction voire l'arrêt des doses. Ces manifestations peuvent survenir sur le visage (mouvements

de mâchonnements) ou plus rarement toucher les membres inférieurs (mouvements de déambulation).
Les neuroleptiques peuvent entraîner des modifications électroencéphalographiques (ondes lentes avec hypersynchronisation).

### Antidépresseurs

Les antidépresseurs imipraminiques peuvent être responsables d'un tremblement, même en dehors d'un surdosage. Ce tremblement s'observe au niveau des doigts et peut perturber les gestes fins et l'écriture. Le risque de convulsion avec un traitement imipraminique est relativement faible : 1 à 0,5 % aux doses thérapeutiques.
Des polynévrites ont été décrites avec les IMAO.
Les ISRS peuvent, en cas de surdosage ou de posologie élevée, provoquer des tremblements.

### Sels de lithium

Ils sont responsables d'un tremblement fin des extrémités. Un abaissement de la lithiémie peut parfois le faire disparaître. Il est très fréquent au début du traitement et peut disparaître spontanément. Il peut être aussi le premier signe de surdosage (s'il devient ample et grossier), et implique de faire contrôler d'urgence la lithiémie.
D'autres troubles neurologiques ont été attribués au lithium, mais sont de survenue exceptionnelle et parfois contestable : il s'agit de trouble parkinsonien, de troubles musculaires, de vertiges.
Les sels de lithium peuvent entraîner des modifications électroencéphalographiques. Ils perturbent l'architecture du sommeil (augmentation des ondes lentes à l'EEG, diminution de la durée de sommeil paradoxal).

### Tégrétol*

Ce produit est bien toléré sur le plan neurologique mais interagit avec de très nombreux médicaments. Il faut surtout se souvenir qu'il diminue l'efficacité des anticoagulants et de la pilule contraceptive.

Benzodiazépines

Elles n'entraînent pas de troubles neurologiques. Les seules manifestations constatées surviennent lors de l'arrêt brutal du traitement.

Attention :
Le surdosage de n'importe quel psychotrope est toxique pour le système nerveux (+++)

▶ *Aux doses thérapeutiques, psychotropes pouvant provoquer des troubles neurologiques*

- antidépresseurs imipraminiques (++)
- antidépresseurs sérotoninergiques (+)
- autres antidépresseurs (+)
- neuroleptiques (+++)
- sels de lithium (+)

## ■ Conseils

• Vous devez signaler à votre médecin vos antécédents sur le plan neurologique (épilepsie, perte de connaissance, accident neurologique...).
• Votre médecin tiendra compte de certains facteurs qui peuvent contribuer à un surdosage médicamenteux (âge, maladie de foie, maladie rénale, autre traitement en cours...).
• Un trouble neurologique peut être le premier signe d'un surdosage, prévenez votre médecin.
• Les troubles neurologiques provoqués par les neuroleptiques sont impressionnants mais ne sont pas graves. La réduction des doses et l'utilisation de médicaments antiparkinsoniens de synthèse doivent permettre de les faire disparaître. Votre médecin ne vous prescrira pas d'emblée des correcteurs car les troubles neurologiques provoqués par les neuroleptiques ne sont pas systématiques.
• Les tremblements provoqués par les antidépresseurs peuvent être le premier signe d'un surdosage, surtout s'ils s'accompagnent de difficultés pour parler et d'une somnolence. Prévenez votre médecin. Ces tremblements peuvent n'avoir aucune signification et être suffisamment invalidants pour justifier un traitement.
• Les tremblements provoqués par les sels de lithium sont très fréquents. Ils surviennent fréquemment au début du traitement pour disparaître spontanément et parfois réapparaître. Ils peuvent justi-

fier un traitement s'ils gênent les gestes de la vie courante et s'ils ne sont pas en rapport avec une lithiémie élevée. Votre médecin pourra vous prescrire un bêtabloquant type Avlocardyl*. Si ce tremblement est ample et associé à une somnolence, voire à des nausées et à des vomissements, il peut être le premier signe d'un surdosage et doit faire contrôler d'urgence la lithiémie.

# Sang

Les médicaments psychotropes peuvent être responsables de modifications de la formule sanguine (nombre des globules rouges, blancs et plaquettes). Il convient de bien distinguer les effets indésirables de certains médicaments, comme les sels de lithium, qui sont bénins, des accidents provoqués par les neuroleptiques, le Tégrétol*, les antidépresseurs, qui sont imprévisibles, plus graves mais exceptionnels.

## Maladies du sang pouvant contre-indiquer un ou plusieurs psychotropes

Aucune maladie sanguine ne contre-indique un traitement par les psychotropes, excepté les antécédents d'allergie à un produit défini. Si un médicament a été responsable d'une baisse des globules blancs, signalez-le à votre médecin.
Dans le cas d'antécédents de baisse des globules blancs provoquée par des médicaments, certains psychotropes ne pourront être prescrits ; c'est le cas par exemple du Leponex* et du Tégrétol*, mais aussi de l'Athymil* et du Norset*.
Les traitements anticoagulants peuvent avoir leurs propriétés modifiées par certains psychotropes. Si vous prenez des anticoagulants, votre médecin fera contrôler votre TP ou votre INR en cas de prescription de Floxyfral*, de Deroxat*, de Prozac*, de Seropram*, de Zoloft*, de Tégrétol*.

## Risques d'utilisation

### Antidépresseurs

Les incidents et les accidents sanguins sont très rares avec ces produits. Les cas rapportés doivent être interprétés avec précaution. En effet, rares sont les patients qui ne prennent qu'un seul

traitement et il est toujours délicat d'incriminer un produit de manière certaine.
Les principales anomalies constatées sont l'augmentation du nombre de globules blancs et exceptionnellement des éosinophiles.
Les cas d'agranulocytoses sont rarissimes et surviennent le plus souvent lors de prescription de plusieurs médicaments.

### Neuroleptiques

Les troubles sanguins provoqués par les neuroleptiques sont rarissimes. Trois types de troubles ont été constatés : la baisse du nombre des globules blancs (leucopénie et agranulocytose) ; la baisse du nombre des globules rouges (anémie aplasique) ; la baisse du nombre des plaquettes (thrombocytopénie).
– La baisse du nombre des globules blancs.
Il faut distinguer la baisse transitoire du nombre de globules blancs (leucopénie) qui dépend de la dose et l'accident rarissime, l'agranulocytose, dont la fréquence de survenue est diversement appréciée (1 cas sur 4 000 à 1 cas sur 250 000)[1]. Les médicaments le plus souvent incriminés sont le Leponex* (clozapine), qui fait l'objet de mesures très strictes de surveillance de la formule sanguine (une numération/formule sanguine doit être effectuée chaque semaine) et le Largactil*.
D'autres troubles peuvent s'observer : augmentation du nombre des globules blancs (hyperleucocytose), diminution du nombre des lymphocytes (lymphopénie), augmentation du nombre de polynucléaires éosinophiles (hyperéosinophilie).
– La baisse du nombre des globules rouges. Deux mécanismes ont été incriminés : aplasique (diminution de la fabrication des globules rouges au niveau de la moelle osseuse) et hémolytique (destruction des globules rouges).
– La baisse du nombre des plaquettes peut être associée à la leucopénie. Elle est décrite avec les différentes classes de neuroleptiques.

### Sels de lithium

Les sels de lithium n'entraînent pas d'accidents hématologiques. Ils peuvent augmenter le nombre de globules blancs, et plus particulièrement des polynucléaires neutrophiles. Cette éléva-

---

1. J.-M. Luccioni, H. Dufour *Dictionnaire des neuroleptiques* L. Colonna, M. Petit, J.-P. Lépine édit. Éditions J.-B. Baillière, Paris, 1989.

tion se manifeste de une à quatre semaines après le début du traitement, persiste pendant toute la durée du traitement et disparaît en une à deux semaines après l'arrêt du traitement.

### Tégrétol*

Les troubles hématologiques rencontrés le plus souvent sont des modifications du nombre des globules blancs (baisse du nombre de leucocytes ou de lymphocytes, augmentation des polynucléaires éosinophiles, des lymphocytes ou des macrocytes). Des cas d'anémie et de baisse du nombre des plaquettes ont été constatés. Exceptionnellement, des agranulocytoses[1] peuvent se produire. La survenue de ce trouble contre-indique définitivement la poursuite de ce traitement. En cas de prescription de ce médicament, des contrôles de la numération/formule sanguine sont demandés par votre médecin au début et au cours du traitement.

▶ *Psychotropes pouvant modifier la formule sanguine*

- antidépresseurs imipraminiques (++)
- miansérine, mirtazapine (++)
- antidépresseurs sérotoninergiques (+)
- autres antidépresseurs (+)
- sels de lithium (++)
- Tégretol* (+++)
- neuroleptiques (++) (Leponex* +++)

## Conseils

Il faut bien distinguer les troubles hématologiques transitoires, survenant le plus souvent au début du traitement et sans conséquence vitale, et les accidents hématologiques (agranulocytose), rarissimes, qui surviennent avec une fréquence moyenne de 1/30 000.

Le chiffre de 4 000 globules blancs doit rester la frontière de référence. Un chiffre inférieur implique l'arrêt du traitement.

En règle générale, les accidents hématologiques surviennent au début du traitement et pendant les trois premiers mois.

En présence de facteurs de risque (âge, utilisation de certains

1. L'agranulocytose correspond à une diminution importante du nombre des globules blancs, diminution qui peut favoriser les risques d'infection.

médicaments toxiques pour le sang, antécédents hématologiques...), certaines mesures de surveillance doivent être prises.

- Contrôle hebdomadaire de la formule sanguine (NFS).
- Contrôle systématique de la formule sanguine (NFS) en cas de fièvre, d'angine, d'apparition de ganglions.
- Augmentation progressive des doses en fonction des résultats de la formule sanguine.

## Autres incidents et accidents

Les psychotropes peuvent être responsables d'autres troubles que ceux cités plus haut. Il faut cependant souligner le caractère rarissime de ces troubles et l'absence de certitude quant au rôle joué par le médicament.

Lorsqu'un médicament est expérimenté, une check-list d'effets indésirables est remplie par le médecin expérimentateur. Une liste d'effets indésirables est ainsi établie pour chaque médicament. De même, après la commercialisation du médicament, chaque cas d'intolérance est signalé au centre de pharmaco-vigilance. Cependant, l'imputabilité du médicament, c'est-à-dire sa responsabilité, est difficile à affirmer de manière certaine. Un placebo, c'est-à-dire une substance dénuée d'effet pharmacologique, peut être responsable d'effets indésirables. Par ailleurs, les patients prennent très souvent d'autres médicaments et peuvent présenter des maladies passées inaperçues. Il est donc difficile d'affirmer dans ces conditions la responsabilité du médicament.

## Pathologies médicales et psychotropes

Avant de vous prescrire un médicament, votre médecin vous interrogera sur vos antécédents médicaux et les médicaments que vous prenez. Certaines maladies contre-indiquent un traitement médicamenteux ou justifient des précautions particulières.

Des maladies peuvent survenir au cours du traitement et imposer des mesures spécifiques ; par exemple, une fièvre doit imposer transitoirement un arrêt du traitement neuroleptique.

Les recommandations données ne peuvent en aucun cas remplacer les conseils du médecin traitant et ses décisions thérapeutiques. Votre médecin doit rester votre principal interlocuteur.

Notre objectif est de compléter les notices fournies avec les médicaments.

## Maladies contre-indiquant le traitement psychotrope ou justifiant des mesures de prudence

### Acné

Les sels de lithium peuvent déclencher ou aggraver une acné. Cet effet indésirable du traitement ne doit pas faire renoncer aux sels de lithium mais nécessite certaines mesures thérapeutiques.

### Allergie

De très nombreux produits peuvent entraîner des réactions allergiques ; c'est le cas par exemple des antidépresseurs et des benzodiazépines (même les médicaments antihistaminiques, prescrits dans le traitement de l'allergie, peuvent provoquer de telles manifestations. En règle générale, un produit (quel qu'il soit) est contre-indiqué si vous avez des antécédents d'allergie à ce produit. L'allergie se manifeste souvent par des troubles cutanés mais peut aussi être responsable de troubles sanguins, hépatiques, rénaux.

### Apnée du sommeil

Ce trouble, qui se caractérise par des pauses respiratoires, est aggravé par la majorité des tranquillisants, et plus particulièrement les hypnotiques.

### Cancer du sein

Certains neuroleptiques sont contre-indiqués en cas de cancer du sein, d'adénome hypophysaire à prolactine. Les données scientifiques actuelles à ce sujet sont contradictoires. Néanmoins, l'attitude la plus prudente aujourd'hui est de s'abstenir d'utiliser des produits neuroleptiques, qui exercent des effets majeurs sur le système hormonal sexuel. C'est le cas des benzamides, et plus particulièrement du Solian*, qui est contre-indiqué officiellement en cas de cancer du sein. Nous irions jusqu'à penser qu'en cas d'antécédents familiaux de cancer du sein, cette classe de médicament devrait être évitée en l'absence de données clairement établies.

### Épilepsie

Les antidépresseurs imipraminiques favorisent la survenue de crises épileptiques généralisées et justifient une surveillance clinique et une augmentation éventuelle des doses d'antiépileptiques. Des précautions similaires doivent être prises avec les neuroleptiques. Votre médecin réajustera votre traitement anticomitial en cas de prescription de tels produits ou orientera son choix de prescription vers d'autres types de psychotropes moins épileptogènes.

### Fièvre

L'apparition d'une fièvre doit faire interrompre un traitement neuroleptique en raison du risque de syndrome malin. En règle générale, votre médecin vérifiera votre NFS.

### Glaucome par fermeture d'angle

Il contre-indique l'utilisation des antidépresseurs tricycliques (Anafranil*, Laroxyl*, Ludiomil*, Pertofran*, Tofranil*...), de certains neuroleptiques (comme le Largactil*, le Melleril*, le Neuleptil*, le Nozinan*, le Tercian*...), des correcteurs antiparkinsoniens et des tranquillisants. La recherche d'un glaucome, plus particulièrement chez le sujet âgé, doit faire partie du bilan qui précède l'instauration du traitement.

### Hépatite

Certains médicaments peuvent être toxiques pour le foie. C'est le cas en particulier du Marsilid* et du Tégrétol*. Si vous avez eu une hépatite (dite jaunisse en langage courant), prévenez votre médecin. Un examen biologique pourra être alors demandé pour rechercher s'il existe des séquelles de l'hépatite. Une anomalie hépatique contre-indique la prescription de ces produits et implique des précautions d'emploi avec les autres psychotropes.

### Hypertension artérielle

Elle n'est pas en soi une contre-indication à un traitement psychotrope. En revanche, les médicaments prescrits pour traiter l'hypertension peuvent contre-indiquer strictement l'emploi de certains médicaments psychotropes.

– D'une manière générale, les médicaments antihypertenseurs contre-indiquent l'utilisation des IMAO.

– Les antidépresseurs tricycliques et les neuroleptiques doivent être utilisés avec précaution lorsqu'ils sont prescrits conjointement à des antihypertenseurs en raison du risque d'hypotension artérielle. Certains neuroleptiques et antidépresseurs peuvent bloquer l'effet antihypertenseur de l'Isméline*. C'est le cas de l'Anafranil*, du Défanyl*, du Largactil*, du Laroxyl* et Élavil*, du Melleril*...
– Le Floxyfral* augmente les concentrations de tous les médicaments métabolisés par le foie. Il augmente les propriétés de certains bêtabloquants (type Avlocardyl*) et une surveillance attentive du rythme cardiaque est justifiée.
– Le régime sans sel contre-indique strictement l'utilisation des sels de lithium. Les inhibiteurs de l'enzyme de conversion (médicaments donnés dans l'hypertension) et les diurétiques augmentent les taux sanguins de lithium (lithiémie) et peuvent favoriser des intoxications par surdosage. Les inhibiteurs calciques peuvent provoquer des manifestations de toxicité neurologique lorsqu'ils sont associés aux sels de lithium.

### Hyperthyroïdie

L'hyperthyroïdie n'est pas une contre-indication absolue à l'utilisation des antidépresseurs, mais elle justifie certaines mesures de prudence en raison des troubles du rythme cardiaque qu'elle entraîne.

### Hypothyroïdie

L'hypothyroïdie n'est pas une contre-indication absolue au traitement par les sels de lithium, mais elle nécessite une rééquilibration hormonale. Elle est un facteur de résistance au traitement antidépresseur.

### Infarctus du myocarde récent

Les traitements neuroleptiques et antidépresseurs tricycliques sont employés avec prudence dans les suites d'un infarctus. La règle générale est de demander un avis cardiologique au spécialiste avec pratique d'un électrocardiogramme.

### Insuffisance rénale

– L'insuffisance rénale contre-indique en principe l'emploi des sels de lithium. Un bilan rénal est effectué avant l'instauration

d'un traitement par les sels de lithium. S'il existe une anomalie de la fonction rénale, la prescription des sels de lithium présente plusieurs risques : aggravation de la maladie rénale, difficulté pour équilibrer le traitement par les sels de lithium et risque de surdosage (le rein éliminant mal les sels de lithium).
– L'existence d'une insuffisance rénale justifie des mesures de prudence lors de la prescription des médicaments psychotropes. Le risque majeur est l'accumulation du produit dans l'organisme. Les doses prescrites seront faibles et l'augmentation du traitement ne se fera que sous une surveillance médicale étroite. Tous les médicaments sont concernés.

### Insuffisance cardiaque

En cas d'insuffisance cardiaque (et en raison des médicaments prescrits pour la traiter), votre médecin ne pourra utiliser certains antidépresseurs et les sels de lithium.

### Insuffisance hépatique

Le foie joue un rôle important dans la dégradation (destruction) des médicaments. En cas d'insuffisance de fonctionnement, il y a un risque d'accumulation du médicament et donc de surdosage. Votre médecin, avant de vous prescrire un médicament, vous demandera si vous avez eu des maladies de foie et fera pratiquer certains examens hépatiques afin d'évaluer le fonctionnement de votre foie.
Certains médicaments peuvent être toxiques pour le foie et aggraver une maladie hépatique préexistante. Dans ce cas précis, un bilan hépatique sera systématiquement demandé. Les principaux médicaments psychotropes (commercialisés en France) qui peuvent être hépato-toxiques sont le Marsilid* (+++), le Tégrétol*, les barbituriques et les médicaments anticonvulsivants. D'autres produits psychotropes (comme les neuroleptiques et les antidépresseurs) peuvent entraîner des réactions hépatiques et devront être arrêtés en cas de survenue d'une maladie de foie. Les risques limités de survenue expliquent le fait qu'ils ne soient pas contre-indiqués mais justifient une surveillance plus attentive.

### Insuffisance respiratoire

L'insuffisance respiratoire contre-indique l'utilisation des produits qui entraînent une sédation. Beaucoup de médicaments psychotropes possèdent cette propriété plus ou moins intensément. Ils devront être prescrits avec précaution. Le risque est augmenté en cas d'association de plusieurs psychotropes.

### Maladie de Parkinson

La maladie de Parkinson est une maladie neurologique qui se caractérise par une raideur des mouvements, un ralentissement et un tremblement. Le traitement de cette maladie est à base de lévodopa ou de bromocriptine. Les neuroleptiques aggravent la maladie de Parkinson et s'opposent aux effets de la lévodopa. A l'inverse, la lévodopa réduit les effets des neuroleptiques. En cas de nécessité, un traitement neuroleptique pourra être prescrit mais votre médecin choisira le produit neuroleptique qui a le moins d'effets indésirables neurologiques (par exemple : Synédil*, Melleril*...).

### Myasthénie

Cette maladie se caractérise par une fatigabilité musculaire excessive. Un patient qui présente une myasthénie est dans l'incapacité de porter le moindre objet. Certains médicaments peuvent aggraver ce grand état de faiblesse musculaire. C'est le cas en particulier des tranquillisants de type benzodiazépines et des carbamates.

### Phéochromocytome

Le phéochromocytome est une maladie d'origine rénale qui se caractérise par une hypertension artérielle. Son traitement est chirurgical. Certains neuroleptiques (appartenant à la classe des benzamides) sont responsables de poussées hypertensives. Le caractère systématique de survenue de ces poussées avec ces neuroleptiques de type benzamides (Aiglonyl*, Dogmatil*, Synédil*) a conduit des cliniciens à mettre au point un test diagnostique à base de sulpiride. Ces produits sont donc contre-indiqués en cas de suspicion de phéochromocytome. Par mesure de prudence, les autres produits appartenant à la famille des benzamides (Solian*, Barnetil*...) sont eux aussi contre-indiqués.

### Porphyries

Ce sont des maladies héréditaires métaboliques qui peuvent être aggravées par certains médicaments psychotropes. Parmi les

produits testés, les médicaments contre-indiqués sont les barbituriques, le méprobamate, certaines benzodiazépines (Halcion*, Lysanxia*, Mogadon*, Tranxène*, Urbanyl*, Valium*, Xanax*), certains antidépresseurs (Athymil*, Marsilid*, Prothiaden*, Vivalan*), certains neuroleptiques (Barnetil*, Aiglonyl*, Dogmatil*, Loxapac*, Synédil*), le Tégrétol*, le Dépakote*, le Dépamide*.
Les produits autorisés, c'est-à-dire ayant fait l'objet d'études, sont, parmi les neuroleptiques, le Droleptan*, le Largactil*, le Nozinan*, le Prazinil*, le Théralène* ; parmi les benzodiazépines, le Séresta*, le Témesta*, le Rivotril* ; parmi les antidépresseurs, l'Anafranil*, l'Élavil* ou le Laroxyl*, le Ludiomil*, le Tofranil*.

### Psoriasis

Cette maladie cutanée, qui peut revêtir des aspects très invalidants, doit être surveillée attentivement en cas de traitement par les sels de lithium. Le lithium peut favoriser des poussées de psoriasis. L'arrêt n'est pas justifié mais certaines mesures thérapeutiques doivent être prises.

### Troubles prostatiques

En cas de troubles prostatiques, certains médicaments sont contre-indiqués : les antidépresseurs imipraminiques, les neuroleptiques et les correcteurs antiparkinsoniens.

### Troubles du rythme cardiaque

Les antidépresseurs imipraminiques, le Tégrétol* ne pourront vous être prescrits en cas de certains troubles du rythme.
Enfin les psychotropes ne sont pas indiqués, voire sont contre-indiqués, lorsque le bénéfice attendu ne justifie pas les risques encourus par l'utilisateur.

## Médicaments contre-indiquant l'utilisation des psychotropes ou justifiant des mesures de prudence

### Traitements analgésiques morphiniques (traitement contre la douleur)

Ils interagissent avec tous les médicaments qui exercent une action sédative (tranquillisants et hypnotiques, antidépresseurs,

neuroleptiques). Le risque encouru est une baisse du niveau de vigilance avec possible somnolence. Cet effet doit être pris en compte en cas de conduite automobile et d'utilisation de machines. L'insuffisance respiratoire peut être aggravée.
Ils contre-indiquent l'utilisation des IMAO.

### Autres traitements analgésiques

Les médicaments qui contiennent du dextropropoxyphène (Antalvic*, Di-antalvic*, Propofan*) entraînent une augmentation des taux plasmatiques du Tégrétol* et favorisent le risque d'intoxication.

### Anesthésiques

Les anesthésiques volatils halogènes contre-indiquent l'utilisation des IMAO. Les anesthésiques locaux, lorsqu'ils sont utilisés avec des vasoconstricteurs, sont contre-indiqués en cas de prescription d'IMAO et d'antidépresseurs imipraminiques.

### Anorexigènes et produits amphétaminiques

Ces produits sont contre-indiqués en cas de traitement IMAO.

### Antiallergiques

Les médicaments antiallergiques (antihistaminiques H1) ont des effets atropiniques. Lorsqu'ils sont prescrits en association avec des antidépresseurs tricycliques, des neuroleptiques sédatifs de type phénothiazines ou des correcteurs antiparkinsoniens, il existe une addition d'effets indésirables (en quantité et en intensité) dont la constipation, les troubles visuels, la sécheresse des muqueuses, la confusion mentale.
Ils augmentent aussi le risque de somnolence et de troubles respiratoires lorsqu'ils sont prescrits avec les psychotropes qui ont une action sédative.

### Antiarythmiques

L'Isorythm* ou le Rythmodan* (disopyramide) exercent des effets atropiniques. Il existe une addition d'effets indésirables avec les psychotropes ayant des actions similaires (antidépresseurs tricycliques, neuroleptiques sédatifs de type phénothiaziniques, médicaments antiallergiques (antihistaminiques H1).
Les inhibiteurs calciques (Adalate*, Isoptine*, Tildiem*...) favori-

sent le risque d'hypotension en cas de prescription avec les antidépresseurs imipraminiques et les neuroleptiques. Ils doivent être utilisés avec précaution avec le Tégrétol* car ils peuvent être responsables d'une élévation de sa concentration dans le sang d'où le risque de surdosage. Ils peuvent interagir avec les sels de lithium et provoquer des manifestations d'intolérance neurologique.
Les bêtabloquants favorisent le risque d'hypotension avec les antidépresseurs tricycliques et les neuroleptiques. Le Floxyfral* (fluvoxamine) augmente les effets de l'Avlocardyl* (propranolol).
Certains bêtabloquants ont été incriminés comme étant responsables d'une augmentation des effets des benzodiazépines. Une surveillance est donc justifiée en cas de coprescription de benzodiazépines et de bêtabloquants.

### Antiasthmatiques

La théophylline favorise l'élimination des sels de lithium.
Le Vivalan* favorise une augmentation des taux de théophylline dans le sang et le Tégrétol* entraîne une diminution de ceux-ci.

### Antibiotiques

Les tétracyclines ont été accusées d'être responsables d'intoxication par les sels de lithium (Neurolithium*, Téralithe*).
L'érythromycine et la troléandomycine peuvent entraîner une augmentation des taux plasmatiques de Tégrétol*.
L'érythromycine, la josamycine et la troléandomycine sont trois antibiotiques qui peuvent interagir avec l'Halcion* et être responsables de confusion mentale. Ils sont contre-indiqués avec la dihydro-ergotamine (médicament correcteur de l'hypotension artérielle).

### Anticoagulants

Le Tégrétol* diminue l'effet des anticoagulants oraux et justifie de faire contrôler très régulièrement le taux de prothrombine (TP) ou l'INR (mesure internationale du TP) afin de réajuster les doses d'anticoagulants.
Le Floxyfral* et les autres ISRS (Deroxat*, Prozac*, Seropram* et Zoloft*) augmentent l'effet des anticoagulants oraux et justifient de faire contrôler très régulièrement le TP ou l'INR afin de réajuster les doses d'anticoagulants.

**Antihypertenseurs**

– Les diurétiques (et les régimes désodés) contre-indiquent la prescription de sels de lithium.
Ils doivent être utilisés avec précaution avec les autres médicaments psychotropes, et plus particulièrement les antidépresseurs tricycliques et les neuroleptiques, car ils favorisent le risque d'hypotension.
– Les antagonistes calciques : le Vérapamil* entraîne une élévation des taux plasmatiques de Tegrétol*. Tous les antagonistes calciques risquent d'entraîner des baisses de la pression artérielle lorsqu'ils sont prescrits conjointement aux antidépresseurs tricycliques et aux neuroleptiques.
Ils sont contre-indiqués avec les traitements IMAO. Ils peuvent être à l'origine de toxicité neurologique lorsqu'ils sont associés aux sels de lithium.
– Les antihypertenseurs centraux : le Catapressan* et le Barclid* (clonidine) favorisent le risque de somnolence lorsqu'ils sont prescrits conjointement aux psychotropes qui exercent une action sédative. L'Athymil*, le Pertofran* et le Tofranil* s'opposent à l'action antihypertensive du Catapressan* et du Barclid*. Ils sont contre-indiqués avec les traitements IMAO.
L'Anafranil*, le Laroxyl* et l'Élavil*, le Ludiomil*, le Pertofran*, le Tofranil* s'opposent à l'action des effets antihypertenseurs de l'Isméline*. Il en est de même des neuroleptiques phénothiaziniques et de l'Haldol*.
– Les bêtabloquants augmentent le risque d'hypotension secondaire à l'utilisation d'antidépresseurs et de neuroleptiques. Les bêtabloquants à métabolisme hépatique, tel l'Avlocardyl*, peuvent entraîner une augmentation de la concentration plasmatique des benzodiazépines. Par ailleurs, le Floxyfral* peut être responsable d'une augmentation de l'effet de l'Avlocardyl* et implique donc une réduction de ses doses. Les bêtabloquants sont contre-indiqués avec les traitements IMAO.
– Les inhibiteurs de l'enzyme de conversion : ils peuvent favoriser l'élévation de la lithiémie et justifient une surveillance des taux de lithium dans le sang. Ils peuvent favoriser le risque d'hypotension en cas de coprescription avec des neuroleptiques et des antidépresseurs.

### Anticonvulsivants

La plupart des anticonvulsivants sont des inducteurs enzymatiques et, de ce fait, diminuent l'efficacité des autres médicaments. Le Dépamide* et le Dépakote*, en revanche, augmentent la concentration de différents psychotropes dans l'organisme, pouvant ainsi favoriser l'existence de surdosage.

### Anti-inflammatoires

Tous les anti-inflammatoires non stéroïdiens (AINS) favorisent une augmentation de la lithiémie et peuvent être responsables de toxicité.
Les corticoïdes favorisent l'élimination du lithium et peuvent être responsables d'une baisse de la lithiémie. Cependant, il est fréquent d'instituer un régime sans sel lors de la prescription de corticoïdes, régime sans sel qui contre-indique l'utilisation de sels de lithium.

### Antiparkinsoniens

Les antiparkinsoniens de type anticholinergique, prescrits conjointement à des antidépresseurs ou à des neuroleptiques sédatifs, entraînent une addition des effets indésirables (sécheresse de la bouche, constipation, troubles visuels...).
La lévodopa contre-indique l'utilisation des IMAO et est déconseillée en cas de prescription de neuroleptiques car elle s'oppose à leur action. En cas de maladie de Parkinson et de traitement nécessitant lévodopa et neuroleptiques, votre médecin choisira des produits ayant peu d'effets neurologiques, comme le Largactil*, le Melleril* ou le Nozinan*.

### Antispasmodiques

Les médicaments antispasmodiques et antisécrétoires (prescrits en cas de douleurs gastriques et d'hyperacidité) augmentent les effets indésirables des neuroleptiques, des antidépresseurs imipraminiques et des correcteurs antiparkinsoniens.

### Antitussifs

Les dérivés morphiniques majorent l'effet sédatif des tranquillisants, neuroleptiques et antidépresseurs et peuvent être responsables d'une somnolence. Ils ne doivent pas être associés aux IMAO. Les produits à base de dextrométhorphane (Akindex*,

Capsyl*, Dexir*, Nodex*, Nortussine* et Tussifed*) sont contre-indiqués en cas de traitement IMAO.

### Antiulcéreux et pansements gastriques

Le Tagamet* (cimétidine) est responsable d'une augmentation de concentration de nombreux médicaments. Si vous prenez ce produit, vous devez le signaler à votre médecin.
En revanche, les pansements gastriques peuvent diminuer l'absorption des psychotropes et entraîner une inefficacité.

### Vasoconstricteurs (adrénaline et noradrénaline)

Ils sont contre-indiqués en cas de traitement par les IMAO et les antidépresseurs tricycliques.

## Conseils

- Vous devez savoir répondre précisément aux questions que vous posera votre médecin sur vos antécédents médicaux. N'oubliez pas que des maladies contre-indiquent la prescription de certains psychotropes.
- Signalez si vous avez été allergique à un médicament.
- De nombeux médicaments peuvent interagir avec les psychotropes. Si vous êtes traité par des psychotropes, ne prenez jamais d'autres médicaments sans avis médical. N'oubliez pas de préciser les médicaments que vous prenez par ailleurs.
- Prévenez votre médecin si des manifestations anormales surviennent au cours de votre traitement (effets indésirables, maladie intercurrente).

Chapitre 4

# LES PRINCIPAUX PSYCHOTROPES PRESCRITS EN FRANCE

# A lire attentivement

Nous vous présentons dans cette partie les principaux médicaments psychotropes.

- Le nom de commercialisation de chacun est présenté en caractères majuscules ou associé à un astérisque (*). Le nom entre parenthèses est la dénomination commune internationale (DCI), nom universel attribué au produit qui vous permettra de renseigner un médecin (si vous vous trouvez à l'étranger) sur le traitement que vous prenez.
- Les différentes présentations des médicaments sont signalées (gélules, comprimés, gouttes, sirop, ampoules injectables) ainsi que les différents dosages (exprimés en milligrammes). La dose habituelle de prescription n'est pas mentionnée volontairement. Elle varie en fonction des troubles traités.
- La classe du produit est précisée (neuroleptique, antidépresseur, tranquillisant, hypnotique, régulateur de l'humeur) avec renvoi aux parties consacrées à chaque classe de produit.
- Les contre-indications majeures et les principaux effets indésirables sont cités pour mémoire. Les précautions d'utilisation qui ne figurent pas sur les notices sont mentionnées.
- Tous les produits répertoriés dans cette liste justifient des mesures particulières en cas de grossesse et d'allaitement. C'est à votre médecin que revient la décision des prescriptions.
- L'alcool est contre-indiqué dans la plupart des cas.
- Il faut savoir aussi que les médicaments qui agissent sur le cerveau ont des effets sédatifs qui s'additionnent lorsqu'ils sont associés. Tous les médicaments cités sont susceptibles de ralentir les réflexes. Vous devez demander à votre médecin si vous pouvez continuer à conduire ou à exercer un métier qui peut présenter des risques (équilibre, travail sur machine...). Un petit triangle rouge doit figurer sur les boîtes des médicaments responsables de troubles de la vigilance.
- Certains produits peuvent être absents de cette liste en raison de leur commercialisation récente. D'autres ont été volontairement exclus, car les auteurs ne les considèrent pas comme de véritables psychotropes ou redoutent des utilisations détournées car ils sont délivrés sans ordonnance.
- Tous ces produits ne doivent pas être utilisés chez l'enfant sans avis autorisé.
- Certaines des informations communiquées dans cette liste proviennent du dictionnaire Vidal (édition 2000) et tiennent

compte des révisions d'AMM. Elles ont été complétées par les données qui figurent dans le PDR (Physician Desk Reference, édition 2000), équivalent du Vidal aux États-Unis.

• Lorsque un produit est rattaché à la Liste I ou II, il ne peut être délivré que sur ordonnance.

• Des commentaires figurent à la fin de chaque résumé des caractéristiques du produit. Ces commentaires résultent à la fois des observations faites au cours de notre pratique et des résultats de travaux scientifiques.

## AIGLONYL *(sulpiride)*

Générique du Dogmatil*.
Commercialisé sous les noms de Dogmatil*, Sulpiride* et Synédil*.
Gélules (blanches) à 50 mg.
Solution buvable (c à c = 25 mg).
Neuroleptique de la classe des benzamides (Liste I).

*Se reporter à DOGMATIL et à la présentation des neuroleptiques page 46.*

## ALPRAZOLAM *(alprazolam)*

Générique du Xanax* (prix inférieur de 21 %).
Comprimés à 0,25 mg et 0,50 mg.
Tranquillisant de la classe des benzodiazépines.

*Se reporter à XANAX et à la présentation des tranquillisants page 56.*

## ANAFRANIL *(clomipramine)*

Générique : Clomipramine*
Comprimés enrobés (jaune pâle) à 10 mg et 25 mg.
Comprimés pelliculés sécables (roses) à 75 mg.
Ampoules injectables à 25 mg.
Antidépresseur tricyclique imipraminique (Liste I).

*Se reporter à la présentation des antidépresseurs page 32.*

### ■ INDICATIONS

Indiqué dans les épisodes dépressifs, l'Anafranil* a obtenu le niveau II d'indication, c'est-à-dire les dépressions sévères ayant justifié une hospitalisation.

Il est indiqué dans d'autres maladies : troubles anxieux évoluant par crises (prévention des attaques de panique), troubles obsessionnels compulsifs (TOC), anciennement appelés névrose obsessionnelle. En médecine, il est prescrit officiellement dans l'énurésie (en dehors de toute organicité) et très couramment (mais hors indication officielle) dans les douleurs chroniques et les migraines.

### ■ CONTRE-INDICATIONS

- Avant la prescription de ce type de médicaments, un bilan sera demandé afin d'évaluer l'état général et de déterminer s'il existe des risques d'utilisation.
- Les contre-indications des antidépresseurs imipraminiques

sont le risque de glaucome à angle fermé, l'hypertrophie prostatique (risque de rétention urinaire), les antécédents d'allergie à l'antidépresseur choisi, les troubles cardiaques graves (en particulier infarctus du myocarde récent).

• D'autres maladies justifient une surveillance médicale étroite. Un traitement IMAO non sélectif (Marsilid* par exemple) doit faire renoncer à l'Anafranil*. Il devra être arrêté quinze jours avant le début d'un traitement par Anafranil*. Le sultopride (Barnetil*) ne doit pas être associé à l'Anafranil* en raison des risques de troubles du rythme cardiaque.

## ■ PRÉCAUTIONS D'UTILISATION

Ces précautions sont la garantie du traitement. Elles vont permettre une meilleure tolérance en réduisant le risque d'effets indésirables.

• Des dosages sanguins peuvent être demandés par votre médecin. Leur intérêt est limité car les fourchettes thérapeutiques des concentrations plasmatiques d'antidépresseurs sont très larges. Ces dosages peuvent se justifier en cas d'échec à un traitement afin de mettre en évidence un catabolisme excessif, c'est-à-dire une destruction trop importante des médicaments par le foie.

• Un contrôle régulier de la pression artérielle est nécessaire. Une surveillance ophtalmologique, sanguine, hépatique et cardiologique peut se justifier en cas d'affection d'un de ces organes.

• Respectez l'heure des prises indiquée sur l'ordonnance. N'essayez pas de doubler la dose du matin pour éviter la prise du midi ou du soir. En cas d'oubli d'une prise, ne doublez pas la prise suivante.

• Dans la majorité des cas, le traitement se fait progressivement, à dose croissante.

• Ne prenez pas d'autres médicaments sans avis médical et signalez à votre médecin les médicaments que vous prenez pour d'autres troubles. Les tranquillisants, les neuroleptiques, les médicaments antiallergiques augmentent le risque de somnolence des antidépresseurs. Les médicaments antihypertenseurs favorisent le risque de chute de la tension artérielle.

• Prévenez votre dentiste si vous prenez de l'Anafranil*. Il contre-indique l'utilisation de certains médicaments anesthésiants.

■ EFFETS INDÉSIRABLES

Ils ne sont pas constants, sont facilement contrôlables pour la plupart et doivent être signalés au médecin qui prendra les dispositions nécessaires pour les réduire.

• Prise de poids : il convient de faire attention à son régime alimentaire. Quelquefois, en accord avec le patient, devant une prise de poids trop importante, un changement d'antidépresseur peut être décidé. En fait, il faut distinguer cet effet, propre à certaines molécules, de la prise de poids liée à la modification de l'appétit du fait de la guérison de l'état dépressif ou encore d'une prise de poids possible liée à la dépression.

• L'Anafranil* peut avoir un effet sur la vigilance. Le plus souvent, il s'agit d'un problème de posologie et de sensibilité individuelle particulière et cela conduit à changer de doses, voire d'antidépresseur. Les médicaments associés (tranquillisants et somnifères) peuvent accentuer la somnolence.

• La bouche sèche est un effet indésirable fréquent. Mâcher un chewing-gum, sucer une pastille au citron sans sucre sont des moyens de correction efficaces.

• De même, la constipation est fréquente (en gardant cependant à l'esprit que c'est aussi un symptôme de la dépression). Cet inconvénient est généralement facile à corriger par l'exercice (marche) et l'hydratation. En cas de nécessité, un laxatif doux vous sera prescrit par votre médecin.

• L'hypotension artérielle, surtout dans les changements de position, est un symptôme fréquent avec l'Anafranil*. Elle est généralement transitoire et facile à contrôler. Elle implique de se lever doucement, en plusieurs étapes, et peut nécessiter un traitement correcteur.

• Les bouffées de chaleur et les crises sudorales s'observent avec ce type de produit. Elles atteignent rarement une intensité très gênante, c'est heureux car il n'y a pas de traitement correcteur.

• Les troubles sexuels (baisse de la libido, frigidité, retard à l'éjaculation, voire impuissance) peuvent être des symptômes de l'état dépressif, mais peuvent être aussi des conséquences de l'Anafranil*.

• Les troubles visuels avec difficultés d'accommodation (vision troublée) s'observent avec les imipraminiques, dont l'Anafranil*, et dépendent beaucoup de la sensibilité individuelle. Ces troubles s'atténuent après plusieurs jours de traitement. Il est inutile de faire corriger ses verres car ces manifestations cesseront dès l'arrêt du traitement. Certains patients se plaignent

d'une sensation de sécheresse oculaire. Cela peut justifier un traitement correcteur par larmes artificielles.
Les imipraminiques augmentent la tension oculaire et ne peuvent être prescrits chez les personnes qui présentent un glaucome à angle fermé ; cette dernière précision ne peut être apportée que par un spécialiste ophtalmologiste pratiquant un examen par gonioscopie.

- Les troubles urinaires (retard à la miction, nécessité d'effort, rarement rétention d'urine) s'observent plutôt chez l'homme âgé porteur d'une lésion prostatique.
- Les tremblements et les difficultés d'élocution peuvent constituer une gêne véritable. Ils imposent alors de revoir la posologie, voire de changer d'antidépresseur.
- Les troubles cardiaques : l'Anafranil* exerce une influence sur la conduction électrique du cœur. Cela peut poser problème chez les sujets qui ont des antécédents cardiaques. Dans ce cas, votre médecin effectuera un électrocardiogramme ou demandera un avis à un cardiologue.

■ NOTRE AVIS

Malgré l'existence de contre-indications et d'effets indésirables qui peuvent être invalidants au début du traitement, l'Anafranil* est considéré comme l'un des meilleurs antidépresseurs. Commercialisé depuis 1965, il sert de référence à de nombreuses expérimentations d'antidépresseurs. Il est prescrit dans les états dépressifs sévères et a obtenu le niveau II d'indication, label en quelque sorte d'un produit de qualité (épisode dépressif majeur d'intensité sévère chez des patients hospitalisés, l'hospitalisation constituant un critère de gravité). Cette attribution d'indication de niveau II nous paraît tout à fait justifiée, au regard de notre expérience personnelle et de l'avis partagé par la plupart de nos confrères.
Indiqué aussi dans le traitement des troubles obsessionnels compulsifs et dans le traitement préventif des troubles paniques, cet antidépresseur est aussi utilisé, en association avec des neuroleptiques, dans les dépressions qui surviennent chez des schizophrènes.
La grossesse et l'allaitement sont des contre-indications classiques des antidépresseurs. L'Anafranil* est l'un des produits pour lequel on a le plus de recul et qui présenterait le moins de toxicité.

## ANXYREX *(bromazépam)*

Générique du Lexomil*.

Comprimés quadrisécables (blancs) à 6 mg.

Tranquillisant de la famille des benzodiazépines (Liste I).

*Se reporter à LEXOMIL et à la présentation des tranquillisants page 56.*

## ATARAX *(hydroxyzine)*

Comprimés pelliculés sécables (blancs) à 25 mg et 100 mg.

Sirop (c à c = 10 mg).

Ampoules injectables à 100 mg.

Tranquillisant dérivé de la pipérazine, antihistaminique H1 (Liste I).

*Se reporter à la présentation des tranquillisants page 56.*

Ce médicament aux effets tranquillisants appartient au groupe des anti-histaminiques H1, c'est-à-dire des antiallergiques.

### ■ INDICATIONS

Anxiété (en dehors des états de stress du quotidien), prémédication à l'anesthésie générale et, en médecine, traitement d'appoint de certaines maladies de peau (afin de réduire les démangeaisons) et rhinites spasmodiques.

### ■ CONTRE-INDICATIONS

• Il ne doit pas être utilisé en cas de troubles prostatiques, d'hypertension intraoculaire (glaucome par fermeture d'angle), d'antécédent d'allergie à ce produit, chez la femme enceinte ou en période d'allaitement.

• Il augmente les effets indésirables de type atropinique des antidépresseurs imipraminiques, des neuroleptiques phénothiaziniques et des autres antihistaminiques.

### ■ PRÉCAUTIONS D'UTILISATION

Les précautions d'utilisation sont celles de tous les médicaments du système nerveux central (conduite automobile, interaction médicamenteuse...).

### ■ NOTRE AVIS

L'indication officielle est l'anxiété mineure. Ce médicament n'expose pas aux effets de dépendance et d'accoutumance observés avec la classe des benzodiazépines. Ses propriétés anxiolytiques nous apparaissent inférieures à celles des benzodiazépines. Il peut être préférentiellement prescrit chez des sujets qui présentent une appétence toxicomaniaque. Sa prescription est limitée à douze semaines, comme les benzodiazépines. Personnellement, nous pensons que l'anxiété est soit pathologique, invalidante, et qu'elle justifie un traitement pharmacologiquement actif, soit une réaction normale à des situations existentielles et dans ce cas, elle ne relève pas de médicaments psychotropes. L'Atarax* agit davantage par une action sédative, liée à son effet antihistaminique, que par une action spécifiquement anxiolytique ; il provoque moins de dépendance et peut être préféré chez des patients ayant des tendances addictives. Cependant, sa limitation de durée de prescription à douze semaines nous paraît justifiée dans la mesure où aucun traitement de ce type ne doit être prescrit dans une perspective de longue durée.

## ATHYMIL *(miansérine)*

Générique : Miansérine*
Comprimés enrobés (blancs) à 10 mg.
Comprimés pelliculés (blancs) à 30 mg.
Comprimés pelliculés sécables (blancs) à 60 mg.
Antidépresseur non imipraminique (Liste I).

*Se reporter à la présentation des antidépresseurs page 32.*

### ■ INDICATIONS

Traitement des épisodes dépressifs majeurs (niveau I d'indication).

### ■ CONTRE-INDICATIONS

- Il ne doit pas être prescrit à des patients ayant présenté des antécédents d'allergie à ce produit.
- Nous étendrons la contre-indication aux antécédents d'agranulocytose iatrogène, c'est-à-dire à des baisses importantes du nombre des globules blancs lors de la prise de médicaments.

### ■ PRÉCAUTIONS D'UTILISATION

- A utiliser avec prudence en cas d'épilepsie.
- La glycémie doit être vérifiée chez le diabétique.
- Il bloque l'effet du Barclid* et du Catapressan* (médicament antihypertenseur).
- Il diminue l'effet de la colchicine (médicament utilisé dans le traitement de la goutte).
- Respectez l'heure des prises indiquée sur l'ordonnance. Ce médicament est préférentiellement prescrit le soir en raison de ses effets sédatifs.

• Dans la majorité des cas, le traitement se fait progressivement, à dose croissante.
• Ne prenez pas d'autres médicaments sans avis médical et signalez à votre médecin les médicaments que vous prenez pour d'autres troubles. Les tranquillisants, les neuroleptiques, les médicaments antiallergiques augmentent le risque de somnolence des antidépresseurs. Les médicaments antihypertenseurs favorisent le risque de chute de la tension artérielle (dans le cas présent, la miansérine bloque l'effet de certains antihypertenseurs).
• En cas d'effets indésirables, signalez-les à votre médecin. En cas de fièvre, d'angine ou d'autres signes d'infection, vous devez prévenir votre médecin, qui fera contrôler votre formule sanguine. Des cas d'agranulocytose (baisse des globules blancs) ont été décrits avec ce produit, plus particulièrement chez des sujets âgés.

## ■ EFFETS INDÉSIRABLES

Il est dénué d'effets anticholinergiques (ou atropiniques), ce qui explique sa bonne tolérance.

## ■ NOTRE AVIS

Ce médicament est un antidépresseur efficace, mais qui a longtemps été utilisé à des doses insuffisantes. Son action sédative nécessite en effet des augmentations progressives en début de traitement. Cela est particulièrement vrai chez le sujet âgé, sensible aux effets sédatifs (risques de chute et de fractures).

Il est commercialisé sous sa forme à 10 mg dans certains pays comme hypnotique (ou somnifère). Il peut être prescrit, en l'absence de troubles dépressifs, afin de corriger des troubles du sommeil. Il exerce une action stimulante sur l'appétit et peut entraîner une prise de poids significative, qui conduit, si elle devient importante, à interrompre le traitement plus rapidement que souhaité et à substituer à l'Athymil* un autre traitement antidépresseur.

Bien que l'association de deux traitements antidépresseurs ne soit pas recommandée, nous l'associons à un traitement imipraminique ou sérotoninergique chez certains déprimés résistant à un traitement antidépresseur, afin de renforcer son effet.

Il est aussi commercialisé sous une forme générique : Miansérine Merck*, dosée à 10 mg, 30 mg et 60 mg.

## ATRIUM *(fébarbamate, difébarbamate, phénobarbital)*

Comprimés sécables (blancs) à 300 mg.

Tranquillisant utilisé dans le sevrage alcoolique (Liste I).

*Se reporter à la présentation des antidépresseurs page 56.*

### ■ INDICATIONS

La seule indication officielle de l'Atrium* est celle du sevrage alcoolique.

### ■ CONTRE-INDICATIONS

• Il est contre-indiqué en cas de grossesse, de porphyrie, d'insuffisance respiratoire, de myasthénie, d'insuffisance rénale, hépatique, cardiaque, d'allergie aux barbituriques et en cas de troubles de la vigilance.

• Il interagit avec de très nombreux médicaments en diminuant leur efficacité (c'est le cas par exemple des anticoagulants et des contraceptifs oraux). Il augmente la toxicité hépatique du Rimifon*. Il existe un risque d'addition des effets indésirables lorsqu'il est associé à d'autres produits qui agissent sur le système nerveux.

### ■ PRÉCAUTIONS D'UTILISATION

• La durée de traitement doit impérativement être limitée à quatre semaines.

• La surveillance du fonctionnement hépatique est nécessaire car des atteintes du fonctionnement du foie peuvent être observées dès les premiers jours.

• Une réduction progressive des doses doit être effectuée pendant les quatre semaines de traitement. Cette précaution évite la survenue de manifestations de sevrage (insomnie, agitation, recrudescence de l'anxiété...). Bien évidemment, l'usage de l'alcool est strictement contre-indiqué !

• La grossesse et l'allaitement sont des contre-indications.

• Du fait de ses effets sédatifs, son usage contre-indique la conduite de véhicules ou l'utilisation de machines justifiant une vigilance intacte.

### ■ NOTRE AVIS

Ce produit ne doit plus être utilisé comme tranquillisant ou antitrémorique (contre les tremblements). Le rapport bénéfice/inconvénient est très faible. La présentation dosée à 100 mg a été retirée du marché. Celle à 300 mg a été conservée uniquement dans l'indication de sevrage alcoolique.

Personnellement, c'est un médicament que nous nous abstenons de prescrire. Le retrait définitif de sa commercialisation nous paraîtrait même justifié. Les progrès de la psychopharmacologie ont permis des cures de sevrage alcoolique plus sûres. Si les indications dans l'anxiété et dans le traitement des tremblements ont été supprimées, c'est en raison de la toxicité propre de cette triple association (fébarbamate, difébarbamate, phénobarbital), des très nombreuses interactions médicamenteuses, des risques de dépendance et de son très faible rapport bénéfice/risque.

## BARNETIL *(sultopride)*

Comprimés sécables (blancs) à 400 mg.
Soluté buvable : 1 goutte = 10 mg.
Ampoules injectables à 200 mg.
Neuroleptique de la classe des benzamides (Liste I).

*Se reporter à la présentation des neuroleptiques page 46.*

### ■ INDICATIONS

Traitement d'urgence des états d'agitation chez les psychotiques. Médicament d'urgence, il ne peut pas être obtenu dans les pharmacies. Lorsque le traitement a été commencé en milieu hospitalier et doit être poursuivi après la sortie, il ne pourra être délivré qu'à la pharmacie centrale des hôpitaux. L'ordonnance doit mentionner que le traitement a été commencé en milieu hospitalier.

### ■ CONTRE-INDICATIONS

• Il est contre-indiqué en cas de phéochromocytome, de troubles du rythme cardiaque et doit être utilisé avec prudence en cas de maladie de Parkinson et d'épilepsie. Il est contre-indiqué avec de nombreux médicaments qui agissent sur le rythme cardiaque.

• Il ne doit pas être associé aux médicaments contenant de la lévodopa. Il doit être utilisé prudemment avec les médicaments hypotenseurs en raison du risque d'hypotension.

### ■ NOTRE AVIS

Ce médicament est rarement prescrit en raison d'une toxicité cardiaque. Il expose en effet à des troubles du rythme cardiaque. Il a de nombreuses contre-indications cardio-vasculaires et ne doit pas être associé à différents médicaments. D'autres produits tout aussi efficaces dans des situations d'urgence (Loxapac*, Tercian*) n'exposent pas à de tels risques d'utilisation. Le rapport bénéfice/risque nous paraît très faible.

## BROMAZÉPAM RPG *(bromazépam)*

Générique du Lexomil*.
Comprimés sécables (blancs) à 3 mg et 6 mg.
Tranquillisant de la famille des benzodiazépines (Liste I).

*Se reporter à LEXOMIL et à la présentation des tranquillisants page 56.*

## BROMAZÉPAM MERCK *(bromazépam)*

Générique du Lexomil*.
Comprimés quadrisécables à 6 mg.
Tranquillisant de la famille des benzodiazépines (Liste I).

*Se reporter à LEXOMIL et à la présentation des tranquillisants page 56.*

## BUSPAR *(buspirone)*

Commercialisé aussi sous le nom de Buspirone*.
Comprimés sécables (blancs) à 10 mg.
Tranquillisant de nouvelle génération, distinct des benzodiazépines (Liste I).

*Se reporter à la présentation des tranquillisants page 56.*

### ■ INDICATIONS

Toutes les formes d'anxiété pathologique. Il n'est pas indiqué dans les manifestations du stress du quotidien.

Ce tranquillisant de nouvelle génération entraînerait moins de risques de dépendance, de troubles de mémoire et de sédation que les benzodiazépines.

### ■ CONTRE-INDICATIONS

Allergie au Buspar* et insuffisances rénale et/ou hépatique graves.

### ■ PRÉCAUTIONS D'UTILISATION

• La durée de prescription ne peut dépasser douze semaines, sauf renouvellement de l'ordonnance.

• La grossesse et l'allaitement sont des contre-indications relatives. Ce produit est déconseillé en l'absence de données scientifiques.

• Le médecin tiendra compte de votre âge et de vos autres maladies. En cas de maladie hépatique ou rénale, le tranquillisant risque de s'accumuler dans l'organisme et d'entraîner une intoxication par surdosage.

■ NOTRE AVIS

L'efficacité de cette classe de médicaments a été démontrée par des études contrôlées. Dans notre pratique, cette efficacité n'est jamais apparue évidente. L'absence d'effet sédatif et d'effet myorelaxant explique sans doute l'insuffisance d'efficacité exprimée par de nombreux patients anxieux, tout particulièrement ceux ayant été traités antérieurement par les benzodiazépines. Nous réservons l'utilisation du Buspar* aux patients anxieux n'ayant pas été traités par les benzodiazépines, ou présentant des profils toxicomaniaques ou alcooliques. L'action favorable, lorsqu'elle apparaît, est toujours retrardée (il ne faut pas attendre un résultat dans les quinze jours et ce n'est en aucun cas un traitement de l'anxiété aiguë). Dans les troubles anxieux majeurs et aigus, notre préférence va aux benzodiazépines, malgré tous les risques d'utilisation que ne présenterait pas le Buspar*.

## BUSPIRONE MERCK *(buspirone)*

Générique du Buspar*.

Comprimés sécables (blancs) à 10 mg.

Tranquillisant de nouvelle génération, distinct des benzodiazépines (Liste I).

*Se reporter à BUSPAR et à la présentation des tranquillisants page 56.*

## CLEMENTAL *(tiapride)*

Générique du Tiapridal.

Gélules à 100 mg.

*Se reporter à TIAPRIDAL et à la présentation des neuroleptiques page 46.*

## CLOMIPRAMINE GNR *(clomipramine)*

Générique de l'Anafranil.

Comprimés à 10 mg et 25 mg.

*Se reporter à ANAFRANIL et à la présentation des antidépresseurs page 32.*

## CLOMIPRAMINE MERCK *(clomipramine)*

Générique de l'Anafranil*.

Comprimés pelliculés à 10 mg et 25 mg.

*Se reporter à ANAFRANIL et à la présentation des antidépresseurs page 32.*

## CLOMIPRAMINE RPG *(clomipramine)*

Générique de l'Anafranil*.

Gélules à 10 mg et 25 mg.

*Se reporter à ANAFRANIL et à la présentation des antidépresseurs page 32.*

## CLOPIXOL *(zuclopenthixol dichlorhydrate)*

Comprimés enrobés à 10 mg (rose clair) et 25 mg (rose foncé).

Solution buvable à 2 % (1 goutte = 1 mg).

Solution injectable (action semi-prolongée dosée à 50 mg, 100 mg et prolongée à 200 mg).

Neuroleptique de la classe des thioxanthènes.

*Se reporter à la présentation des neuroleptiques page 46.*

### ■ INDICATIONS

Toutes les formes de délire et les états d'agitation.

### ■ CONTRE-INDICATIONS

Il est contre-indiqué en cas de glaucome par fermeture d'angle, de troubles prostatiques, en cas d'insuffisance rénale ou hépatique grave, chez la femme enceinte ou qui allaite.

### ■ PRÉCAUTIONS D'UTILISATION

• A utiliser avec précaution chez le sujet âgé, l'épileptique, le parkinsonien.

• Un bilan hépatique est conseillé chez les sujets alcooliques ou qui ont des antécédents de maladie hépatique.

• Les interactions médicamenteuses à prendre en compte sont celles des neuroleptiques.

### ■ EFFETS INDÉSIRABLES

• Ils sont principalement neurologiques, cardio-vasculaires (hypotension), atropiniques (sécheresse de la bouche, troubles de l'accommodation, constipation et rétention d'urine) et endocriniens.

• Aménorrhée-galactorrhée : tous les neuroleptiques peuvent entraîner un arrêt ou une irrégularité des règles (allongement des cycles et règles peu abondantes). Ce trouble est associé dans deux cas sur trois à une sécrétion de lait.

• Épilepsie : il peut abaisser le seuil épileptogène. Cela signifie qu'un épileptique aura un risque plus élevé de faire une crise comitiale. Votre médecin reconsidérera le traitement anticomitial

• Prise de poids : elle a différentes explications (stimulation de l'appétit, diminution des dépenses énergétiques en rapport avec la diminution des activités, action hormonale, augmentation de la consommation de boissons sucrées du fait de la sécheresse de la bouche...). Les conseils diététiques doivent être appliqués dès le début du traitement.

• Sédation et somnolence : cet effet est fréquemment rencontré au début du traitement et dépend de la sensibilité individuelle et de la dose. Une prise unique le soir est souvent conseillée pour réduire la fréquence de survenue de cet effet indésirable.

• Troubles hormonaux et sexuels : la diminution du désir sexuel (libido) et du plaisir a en fait plusieurs causes. Le trouble psychique peut être à lui seul responsable d'une baisse de la libido. Néanmoins, ce type de produit est fréquemment responsable de troubles de la sexualité.

• Troubles neurologiques : les principales manifestations neurologiques qui peuvent être observées sont :

– les dyskinésies aiguës ou mouvements anormaux des yeux, de la bouche, de la langue. Ces manifestations disparaissent à l'arrêt du traitement ;

– l'akathisie et la tasikinésie (impossibilité de rester assis et mouvements de déambulation) qui se rapprochent des impatiences ;

– l'akinésie, qui est un symptôme de la maladie de Parkinson. Il s'agit d'un ralentissement des mouvements pouvant aller jusqu'à l'immobilité. Ce trouble justifie un traitement par des médicaments antiparkinsoniens d'un certain type. Les médicaments contenant de la lévodopa sont contre-indiqués ;

– le tremblement, deuxième symptôme de la maladie de Parkinson, peut être très invalidant et justifie, au même titre que l'akinésie, un traitement correcteur ;

– l'hypertonie, troisième symptôme de la maladie de Parkinson, se manifeste sous la forme de raideur musculaire, voire de rigidité ;

– les dyskinésies tardives sont des manifestations neurologiques qui surviennent le plus souvent lors de la diminution ou de l'arrêt du traitement. Elles se caractérisent par des mouvements de mâchonnement et de piétinement.

• Certains accidents rarissimes peuvent s'observer : le syndrome malin est une urgence. Il se caractérise par l'existence d'une fièvre élevée, de troubles neurologiques et de troubles des fonctions végétatives, c'est-à-dire respiratoires et cardiaques. Cette complication justifie un transfert en réanimation. Rappelons à cette occasion qu'en cas de fièvre un avis médical doit être immédiatement demandé.

■ NOTRE AVIS

Ce type de traitement neuroleptique est réservé à des formes invalidantes de psychoses. Il peut constituer un traitement d'urgence des états d'agitation et peut être prescrit au long cours dans différentes formes de psychoses. Sa tolérance neurologique peut constituer un inconvénient et limiter la qualité de l'observance. Afin de limiter le risque de survenue d'effets indésirables, à plus ou moins long terme, la recherche de la posologie minimale efficace constitue l'un des principes du traitement.

## DÉFANYL *(amoxapine)*

Comprimés sécables (orangés) à 50 mg.

Comprimés sécables (bleu clair) à 100 mg.

Soluté buvable : 1 ml = 50 mg (seringue doseuse).

Antidépresseur tricyclique appartenant à la famille des dibenzo-oxazépines (Liste I).

*Se reporter à la présentation des antidépresseurs page 32.*

■ INDICATIONS

Traitement des épisodes dépressifs majeurs (niveau I d'indication).

■ CONTRE-INDICATIONS

• Il est contre-indiqué en cas de glaucome à angle fermé, de troubles prostatiques, d'infarctus du myocarde récent et d'antécédents d'allergie au Défanyl*.

• A utiliser avec prudence en cas d'épilepsie.

• Il ne doit pas être associé aux IMAO non sélectifs et aux produits contenant de l'adrénaline et de la noradrénaline (présentes par exemple dans les solutions anesthésiques locales).

• Il peut bloquer l'effet antihypertenseur de l'Isméline*.

• La grossesse et l'allaitement sont des contre-indications classiques des antidépresseurs.

## PRÉCAUTIONS D'UTILISATION

• Un contrôle régulier de la pression artérielle est nécessaire. Une surveillance ophtalmologique, sanguine, hépatique et cardiologique peut se justifier en cas d'affection d'un de ces organes.

• Ne prenez pas d'autres médicaments sans avis médical et signalez à votre médecin les médicaments que vous prenez pour d'autres troubles. Les tranquillisants, les neuroleptiques, les médicaments antiallergiques augmentent le risque de somnolence des antidépresseurs. Les médicaments antihypertenseurs favorisent le risque de chute de la tension artérielle.

• Prévenez votre dentiste si vous prenez du Défanyl*. Il contre-indique l'utilisation de certains médicaments anesthésiants.

## EFFETS INDÉSIRABLES

• Prise de poids : il convient de faire attention à son régime alimentaire. Quelquefois, en accord avec le patient, devant une prise de poids trop importante, un changement d'antidépresseur peut être décidé. En fait, il faut distinguer cet effet, propre à certaines molécules, de la prise de poids liée à la modification de l'appétit du fait de la guérison de l'état dépressif ou encore d'une prise de poids possible liée à la dépression.

• Le Défanyl* peut avoir un effet sur la vigilance. Le plus souvent, il s'agit d'un problème de posologie et de sensibilité individuelle particulière et cela conduit à changer de doses, voire d'antidépresseur. Les médicaments associés (tranquillisants et somnifères) peuvent accentuer la somnolence.

• La bouche sèche est un effet indésirable fréquent. Mâcher un chewing-gum, sucer une pastille au citron sans sucre sont des moyens de correction efficace.

• De même, la constipation est fréquente (en gardant à l'esprit cependant que c'est aussi un symptôme de la dépression). Cet inconvénient est généralement facile à corriger par l'exercice (marche) et l'hydratation. En cas de nécessité, un laxatif doux vous sera prescrit par votre médecin.

• L'hypotension artérielle, surtout dans les changements de position, est un symptôme fréquent avec le Défanyl*. Elle est généralement transitoire et facile à contrôler. Elle implique de se lever doucement, en plusieurs étapes, et peut nécessiter un traitement correcteur.

• Les bouffées de chaleur et les crises sudorales s'observent avec ce type de produit. Elles atteignent rarement une intensité très gênante, ce qui est heureux car il n'y a pas de traitement correcteur.

• Les troubles sexuels (baisse de la libido, frigidité, retard à l'éjaculation, voire impuissance) peuvent être des symptômes de l'état dépressif, mais peuvent être aussi des conséquences du Défanyl*.

• Les troubles visuels avec difficultés d'accommodation (vision troublée) s'observent avec les imipraminiques, dont le Défanyl*, et dépendent beaucoup de la sensibilité individuelle. Ces troubles s'atténuent après plusieurs jours de traitement. Il est inutile de faire corriger ses verres car ces manifestations cesseront dès l'arrêt du traitement. Certains patients se plaignent d'une sensation de sécheresse oculaire. Cela peut justifier un traitement correcteur par larmes artificielles.

Les imipraminiques augmentent la tension oculaire et ne peuvent être prescrits chez les personnes qui présentent un glaucome à angle fermé ; cette dernière précision ne peut être apportée que par un spécialiste ophtalmologiste pratiquant un examen par gonioscopie.

• Les troubles urinaires (retard à la miction, nécessité d'effort, rarement rétention d'urine) s'observent plutôt chez l'homme âgé porteur d'une lésion prostatique.

• Les tremblements et les difficultés d'élocution peuvent constituer une gêne véritable. Ils imposent alors de revoir la posologie, voire de changer d'antidépresseur.

• Troubles cardiaques : le Défanyl* exerce une influence sur la conduction électrique du cœur. Cela peut poser problème chez les sujets qui ont des antécédents cardiaques. Dans ce cas, votre médecin effectuera un électrocardiogramme ou demandera un avis à un cardiologue.

■ NOTRE AVIS

Commercialisé dans un premier temps sous le nom de Moxadil*, le Défanyl* peut être considéré comme un antidépresseur actif, avec un profil clinique plutôt sédatif. Prescrit en prise unique le soir, ce traitement est efficace et bien toléré si les doses actives sont obtenues progressivement.

Ce médicament se transforme en neuroleptique et peut provoquer de ce fait des manifestations neurologiques et des dyskinésies tardives.

# DÉPAKOTE *(divalproate de sodium)*

Comprimés gastrorésistants à 250 mg et 500 mg.

## ■ INDICATIONS

Traitement des épisodes maniaques chez des patients souffrant de troubles bipolaires en cas de contre-indication ou d'intolérance au lithium.

## ■ CONTRE-INDICATIONS

- Il est contre-indiqué en cas d'antécédents d'hypersensibilité à cette molécule ou à un de ses composants, d'hépatites aiguës ou chroniques, d'antécédents personnels ou familiaux d'hépatite sévère, notamment médicamenteuse, d'association à la méfloquine (médicament antipaludéen), de porphyrie hépatique, de grossesse.
- Il ne doit pas être associé au Lamictal* et ne doit pas être prescrit à la femme enceinte (les trois premiers mois).

## ■ PRÉCAUTIONS D'UTILISATION

- Un bilan biologique doit être pratiqué avant le début du traitement afin d'évaluer la fonction hépatique et la formule sanguine.
- Ce produit est susceptible d'interagir avec des médicaments, en augmentant leur concentration dans le sang et en favorisant un risque de toxicité.

## ■ EFFETS INDÉSIRABLES

Parmi les effets indésirables significatifs, il faut retenir la possibilité d'atteintes au niveau du foie, de modifications de la formule sanguine (diminution des plaquettes et plus rarement des globules rouges et blancs), de chute des cheveux, de tremblements, de prise de poids.

## ■ NOTRE AVIS

Ce médicament, récemment commercialisé en France, concurrence les sels de lithium dans le traitement des états maniaques. Préférentiellement prescrit dans les états mixtes (intrication de manifestations dépressives et de signes d'excitation) et les cycles rapides (évolution maniaco-dépressives avec au minimum quatre épisodes par an), il peut être utilement prescrit en association avec les sels de lithium dans les formes résistantes. Il s'avère mieux supporté que le Dépamide* car il entraîne moins de sédation. Le manque de recul ne nous permet pas d'en dire plus.

## DÉPAMIDE *(valpromide)*

Comprimés enrobés gastrorésistants (ivoire) à 300 mg

Anticonvulsivant proposé dans le traitement préventif des troubles maniaco-dépressifs en cas de contre-indication des sels de lithium et du Tégrétol* (Liste II).

Remarque : Ce produit se transforme en grande partie en Dépakine*, autre médicament anticonvulsivant.

La tolérance de ce produit a longtemps été banalisée. L'attention du prescripteur est attirée aujourd'hui sur le fait que les métabolites de ce produit (c'est-à-dire les produits de dégradation) peuvent avoir leur propre toxicité. Des maladies hépatiques ont été rapportées. Un bilan doit être effectué dès l'apparition de troubles digestifs (nausées, vomissements...), de malaise, de somnolence.

### ■ CONTRE-INDICATIONS

• Grossesse.

• Il ne doit pas être associé au Tégrétol* car il peut entraîner son surdosage et une intoxication. Il renforce les effets des différents psychotropes et peut provoquer des manifestations d'intolérance avec les neuroleptiques, les tranquillisants, les antidépresseurs. En revanche, il peut s'associer aux sels de lithium, dont il renforce les effets dans certaines situations (états mixtes, cycles rapides). Il ne doit pas être associé à la lamotrigine, médicament anticomitial qui est actuellement expérimenté dans les troubles bipolaires. Il augmente la concentration de différents produits anticonvulsivants.

### ■ EFFETS INDÉSIRABLES

• Des toxicités hépatiques ont été observées et justifient une surveillance clinique et paraclinique.

• Une prise de poids, une chute des cheveux et des tremblements sont rapportés avec la Dépakine*.

• Des effets sédatifs sont rapportés, surtout lorsqu'il est associé à d'autres psychotropes.

### ■ NOTRE AVIS

Ce médicament n'a jamais fait la preuve scientifique de son efficacité dans la prévention des troubles maniaco-dépressifs (ou bipolaires). Aucune étude contrôlée n'a été publiée. Cela explique que ce produit n'a jamais obtenu une indication officielle dans cette catégorie de troubles (il est proposé et non indiqué). Il s'agit d'un médicament de deuxième intention qui peut être prescrit en cas de contre-indication à la lithiothérapie ou au Tégrétol* ou d'intolérance à ces produits. Néanmoins, dans notre pratique, nous le prescrivons en monothérapie dans les troubles cyclothymiques et les troubles du caractère, et en association aux sels de lithium dans les formes maniacodépressives difficiles à équilibrer.

Le Dépakote*, en revanche, a fait l'objet de nombreux travaux cliniques. Il est aujourd'hui reconnu comme un des meilleurs produits antimaniaques.

## DEROXAT *(paroxétine)*

Comprimés pelliculés sécables (blancs) dosés à 20 mg (Liste I).
Suspension buvable à 20 mg/10 ml.

*Se reporter à la présentation des antidépresseurs page 32.*

### ■ INDICATIONS

Antidépresseur indiqué dans les épisodes dépressifs (niveau I d'indication), les troubles obsessionnels compulsifs et la prévention des attaques de panique.

### ■ CONTRE-INDICATIONS

• Il ne doit pas être associé aux IMAO non sélectifs.

• La grossesse et l'allaitement sont des contre-indications relatives.

• Un certain nombre de produits susceptibles d'être associés au Deroxat* justifient des précautions d'utilisation. Il s'agit des IMAO de nouvelle génération, du sumatriptan (médicament de la migraine), des anticoagulants, du Tégrétol*, de la méthadone.

### ■ PRÉCAUTIONS D'UTILISATION

• Respectez l'heure des prises indiquée sur l'ordonnance. Il est précisé sur la notice que ce médicament peut provoquer des troubles du sommeil et de ce fait, il est conseillé d'éviter de le prendre le soir. En pratique, nous conseillons plutôt une prise le soir, ce produit étant plutôt sédatif.

• Dans la majorité des cas, le traitement se fait progressivement, à dose croissante.

• Ce produit doit être pris au milieu du repas afin d'éviter les troubles digestifs.

### ■ EFFETS INDÉSIRABLES

Dans l'ensemble, cet antidépresseur est bien toléré. Au début du traitement peuvent survenir des nausées, voire des vomissements. La prise du comprimé au milieu du repas permet de limiter le risque de survenue de cet effet indésirable.

• Effet sur la vigilance : le plus souvent, il s'agit d'une sensibilité individuelle particulière et cela conduit à changer de doses, voire d'antidépresseur. Les médicaments associés (tranquillisants et somnifères) peuvent être responsables d'une accentuation de la somnolence.

• La bouche sèche est un effet indésirable exceptionnel. Mâcher un chewing-gum, sucer une pastille au citron sans sucre sont des moyens de correction efficaces.

• De même, la constipation est possible, ainsi que les diarrhées.

• L'hypotension artérielle est exceptionnelle.

• Les bouffées de chaleur et les crises sudorales s'observent en revanche fréquemment. Elles atteignent rarement une intensité très gênante, ce qui est heureux car il n'y a pas de traitement correcteur.

• Les troubles sexuels (baisse de la libido, frigidité, retard à l'éjaculation, voire impuissance) peuvent être des symptômes de l'état dépressif, mais peuvent être aussi des conséquences de la prise de Deroxat*.

• Les troubles visuels avec difficultés d'accommodation (vision troublée) sont aussi exceptionnels. Des cas d'augmentation de la tension oculaire ont été décrits.

• Les tremblements peuvent constituer une gêne véritable et témoignent parfois d'un surdosage. Ils imposent alors de revoir la posologie, voire de changer d'antidépresseur.

• D'autres manifestations ont été décrites. Leur fréquence de survenue est très faible : troubles hépatiques, hyponatrémie (c'est-à-dire diminution de la concentration de sodium dans l'organisme), urticaires, hématomes et saignements cutanéo-muqueux.

■ NOTRE AVIS

Cet antidépresseur a un profil clinique qui se rapproche de celui de l'Anafranil*, sans en avoir les effets indésirables. Il a les mêmes indications psychiatriques, c'est-à-dire les dépressions caractérisées, en particulier s'il existe un amaigrissement, des troubles du sommeil, une anxiété. Des études évaluent actuellement son efficacité dans les états de stress post-traumatique et dans les phobies sociales.

Deux remarques peuvent être faites : on note de possibles prises de poids qui justifient l'application de mesures diététiques et des réactions de sevrage à l'arrêt ou en cas de suspension transitoire du traitement. Afin d'éviter ces inconvénients désagréables, nous conseillons un arrrêt progressif du traitement sur plusieurs semaines.

## DIAZÉPAM-RATIOPHARM *(diazépam)*

Générique du Valium*.
Commercialisé aussi sous le nom de Novazam*.
Comprimés dosés à 2 mg, 5 mg et 10 mg.
Tranquillisant appartenant à la classe des benzodiazépines.

*Se reporter à VALIUM et à la présentation des tranquillisants page 56.*

## DIPIPÉRON *(pipampérone)*

Comprimés (blancs) à 40 mg.
Soluté buvable (20 gouttes = 40 mg).
Neuroleptique appartenant à la famille des butyrophénones (Liste I).

*Se reporter à la présentation des neuroleptiques page 46.*

### ■ INDICATIONS

Principalement les états d'agressivité pathologique et le traitement au long cours des psychoses chroniques.

### ■ CONTRE-INDICATIONS

• Antécédent d'allergie à ce même produit et maladie de Parkinson.
• A utiliser avec prudence en cas d'épilepsie.
• Il ne doit pas être associé aux médicaments contenant de la lévodopa et doit être utilisé prudemment avec les médicaments antihypertenseurs en raison du risque d'hypotension.
• Les neuroleptiques peuvent entraîner des baisses de la pression artérielle. Avant leur prescription, le médecin s'assurera qu'il n'y a pas de tension trop basse. Certains médicaments en association peuvent favoriser la survenue de cet effet indésirable ; c'est le cas des médicaments antihypertenseurs.
• La grossesse est une contre-indication relative. C'est au médecin prescripteur d'évaluer les bénéfices attendus par rapport aux risques encourus. L'allaitement n'est pas une contre-indication absolue, mais il est conseillé, d'une manière générale, de renoncer à l'allaitement en cas de prise de neuroleptique.

## PRÉCAUTIONS D'UTILISATION

• L'apparition d'une fièvre doit faire consulter le médecin pour avis.

• Les neuroleptiques interagissent avec d'autres médicaments :
– les tranquillisants, hypnotiques, antalgiques dérivés de la morphine, les antiallergiques (antihistaminiques H1) prescrits en association à des neuroleptiques vont favoriser le risque de sédation et de somnolence. Ce risque doit être pris en compte principalement chez les conducteurs de véhicule, les personnes qui travaillent sur des machines...
– la lévodopa, prescrite pour traiter la maladie de Parkinson, ne doit pas être utilisée avec les neuroleptiques car elle s'oppose à leur action. Si cette association est indispensable, un neuroleptique ayant peu d'effets neurologiques pourra être prescrit à la place du Dipipéron*.

## EFFETS INDÉSIRABLES

Ils ne sont pas constants, sont facilement contrôlables pour la plupart et doivent être signalés à votre médecin qui prendra les dispositions nécessaires pour les traiter.

• Certains de ces effets indésirables peuvent être spectaculaires, c'est le cas par exemple des mouvements anormaux qui peuvent apparaître dans les heures ou les jours qui suivent le début du traitement. Ces manifestations ne sont pas graves.

• Aménorrhée-galactorrhée : tous les neuroleptiques peuvent entraîner un arrêt ou une irrégularité des règles (allongement des cycles et règles peu abondantes). Ce trouble est associé dans deux cas sur trois à une sécrétion de lait.

• Constipation : cet effet est fréquent avec les neuroleptiques de type phénothiaziniques et surtout lors de la prescription de médicaments correcteurs antiparkinsoniens. La constipation doit être particulièrement surveillée chez le sujet âgé du fait du risque d'occlusion intestinale.

• Épilepsie : les neuroleptiques peuvent abaisser le seuil épileptogène. Cela signifie qu'un épileptique aura un risque plus élevé de faire une crise comitiale. Votre médecin reconsidérera le traitement anticomitial.

• Hypotension orthostatique : la prescription de médicaments appelés « analeptiques cardio-vasculaires » permet de minimiser ce risque. De même, il est conseillé de se lever doucement, en restant assis quelques instants entre la position couchée et la position debout.

• Prise de poids : les produits le plus souvent incriminés sont des neuroleptiques qui appartiennent à d'autres familles (phénothiazines et benzamides). Elle a différentes explications : stimulation de l'appétit, diminution des dépenses énergétiques en rapport avec la diminution des activités, action hormonale, augmentation de la consommation de boissons sucrées du fait de la sécheresse de la bouche...). Les conseils diététiques doivent être appliqués dès le début du traitement.

• Sédation et somnolence : cet effet est fréquemment rencontré au début du traitement et dépend de la nature du produit et de sa dose. Une prise unique le soir est souvent conseillée pour réduire la fréquence de survenue de cet effet indésirable.

• Les troubles cardiaques sont rarissimes. Le Dipipéron* fait partie des médicaments pour lesquels des troubles cardiologiques graves ont été décrits.

• Troubles cutanés à type d'urticaire.

• Troubles hormonaux et sexuels.

• Troubles neurologiques :

– les dyskinésies aiguës sont des mouvements anormaux des yeux, de la bouche, de la langue. Ces manifestations disparaissent à l'arrêt du traitement ;

– l'akathisie et la tasikinésie (impossibilité de rester assis et mouvements de déambulation) se rapprochent des impatiences ;

– l'akinésie est un symptôme de la maladie de Parkinson. Il s'agit d'un ralentissement des mouvements pouvant aller jusqu'à l'immobilité. Ce trouble justifie un traitement par des médicaments antiparkinsoniens d'un certain type. Les médicaments qui contiennent de la lévodopa sont contre-indiqués ;

– le tremblement, deuxième symptôme de la maladie de Parkinson, peut être très invalidant et justifie, au même titre que l'akinésie, un traitement correcteur ;

– l'hypertonie, le troisième symptôme de la maladie de Parkinson, se manifeste sous la forme de raideur musculaire, voire de rigidité.

Toutes ces manifestations peuvent survenir avec tous les neuroleptiques. Elles pourront justifier un arrêt, une réduction des doses, un changement de médicament et la prescription de médicaments correcteurs.

– les dyskinésies tardives sont des manifestations neurologiques qui surviennent le plus souvent lors de la diminution ou de l'arrêt du traitement. Elles se caractérisent par des mouvements de mâchonnement et de piétinement.

• Certains accidents rarissimes ne doivent pas être confondus avec les effets indésirables :

– le syndrome malin est une urgence. Il se caractérise par l'existence d'une fièvre élevée, de troubles neurologiques et de troubles des fonctions végétatives, c'est-à-dire respiratoires et cardiaques. Cette complication justifie un transfert en réanimation. La meilleure prévention de cet accident très rare est l'interruption du traitement en cas de fièvre ;
– troubles hématologiques : une baisse du nombre des globules blancs peut s'observer exceptionnellement avec les traitements neuroleptiques. En cas de fièvre, d'angine, un contrôle de la numération/formule sanguine (NFS) sera demandé par votre médecin et le traitement interrompu ;
– hépatites.

■ NOTRE AVIS

Ce médicament est souvent prescrit en cas de troubles du comportement et de réactions agressives chez des patients psychotiques. Il doit être évité en cas de troubles du rythme cardiaque du fait des caractéristiques de sa molécule. C'est un médicament que l'on prescrit exceptionnellement dans notre pratique, en raison d'un rapport bénéfice/risque qui nous apparaît modeste.

## DOGMATIL *(sulpiride)*

Commercialisé aussi sous les noms d'Aiglonyl*, Sulpiride* et Synédil*.
Gélules (blanches) à 50 mg.
Comprimés à 200 mg.
Solution buvable (c à c = 25 mg).
Neuroleptique de la classe des benzamides (Liste I).

*Se reporter à la présentation des neuroleptiques page 46.*

■ INDICATIONS

Ce médicament est indiqué principalement dans le traitement de l'inhibition qui accompagne de nombreux états névrotiques. En dehors de cette indication officielle, il est aussi utilisé en médecine générale dans des pathologies psychosomatiques (plus particulièrement dans celles qui s'expriment par des symptômes digestifs).

■ CONTRE-INDICATIONS

• Il ne doit pas être utilisé dans certaines situations (en référence aux données qui concernent le Solian* dont la structure moléculaire est proche).
• Allergie à ce produit.

• Certaines maladies neurologiques doivent être recherchées. La maladie de Parkinson peut être aggravée par un traitement neuroleptique, mais ne constitue pas une contre-indication absolue au traitement.
• Le phéochromocytome et la porphyrie contre-indiquent l'utilisation de ce médicament.
• Tumeur prolactino-dépendante connue ou suspectée, par exemple adénome apophysaire et cancer du sein. (Cette contre-indication ne figure pas dans les mentions légales.)
• La grossesse est une contre-indication relative. C'est au médecin prescripteur d'évaluer les bénéfices attendus par rapport aux risques encourus. L'allaitement est contre-indiqué.

## ■ PRÉCAUTIONS D'UTILISATION

• L'apparition d'une fièvre doit conduire à prévenir le médecin pour avis.
• Il interagit avec d'autres médicaments :
– les tranquillisants, hypnotiques, antalgiques dérivés de la morphine, les antiallergiques (antihistaminiques H1) prescrits en association à des neuroleptiques vont favoriser le risque de sédation et de somnolence. Ce risque doit être pris en compte principalement chez les conducteurs de véhicule, les personnes qui travaillent sur des machines...
– la lévodopa, prescrite pour traiter la maladie de Parkinson, ne doit pas être utilisée avec les médicaments neuroleptiques car elle s'oppose à l'action des neuroleptiques.

## ■ EFFETS INDESIRABLES

• Aménorrhée-galactorrhée : tous les neuroleptiques peuvent entraîner un arrêt ou une irrégularité des règles (allongement des cycles et règles peu abondantes). Ce trouble est associé dans deux cas sur trois à une sécrétion de lait. Les médicaments le plus souvent concernés sont les neuroleptiques qui appartiennent à la classe des benzamides dont le Dogmatil*.
• Épilepsie : le Dogmatil* peut abaisser le seuil épileptogène. Cela signifie qu'un épileptique aura un risque plus élevé de faire une crise comitiale. Votre médecin reconsidérera le traitement anticomitial.
• Prise de poids : elle a différentes explications (stimulation de l'appétit, diminution des dépenses énergétiques en rapport avec la diminution des activités, action hormonale, augmentation de la consommation de boissons sucrées du fait de la sécheresse de la bouche...). Les conseils diététiques doivent être appliqués dès le début du traitement.

• Sédation et somnolence : cet effet est fréquemment rencontré au début du traitement et dépend de la sensibilité individuelle et de la dose. Une prise unique le soir est souvent conseillée pour réduire la fréquence de survenue de cet effet indésirable.

• Troubles hormonaux et sexuels : la diminution du désir sexuel (libido) et du plaisir a en fait plusieurs causes. Le trouble psychique peut être à lui seul responsable d'une baisse de la libido. Néanmoins, ce type de produit est fréquemment responsable de troubles de la sexualité.

• Troubles neurologiques : le Dogmatil*, bien qu'appartenant à la classe des neuroleptiques, provoque peu d'effets neurologiques lorsqu'il est prescrit à des doses inférieures à 100 mg. Les principales manifestations neurologiques qui peuvent être observées sont :

– les dyskinésies aiguës ou mouvements anormaux des yeux, de la bouche, de la langue. Ces manifestations disparaissent à l'arrêt du traitement ;

– l'akathisie et la tasikinésie (impossibilité de rester assis et mouvements de déambulation) qui se rapprochent des impatiences ;

– l'akinésie, qui est un symptôme de la maladie de Parkinson. Il s'agit d'un ralentissement des mouvements pouvant aller jusqu'à l'immobilité. Ce trouble justifie un traitement par des médicaments antiparkinsoniens d'un certain type. Les médicaments qui contiennent de la lévodopa sont contre-indiqués ;

– le tremblement, deuxième symptôme de la maladie de Parkinson, peut être très invalidant et justifie au même titre que l'akinésie un traitement correcteur ;

– l'hypertonie, troisième symptôme de la maladie de Parkinson, se manifeste sous la forme de raideur musculaire, voire de rigidité ;

– les dyskinésies tardives sont des manifestations neurologiques qui surviennent le plus souvent lors de la diminution ou de l'arrêt du traitement. Elles se caractérisent par des mouvements de mâchonnement et de piétinement.

Ces manifestations neurologiques sont rarement rencontrées avec le Dogmatil*.

• Certains accidents rarissimes peuvent s'observer : le syndrome malin est une urgence. Il se caractérise par l'existence d'une fièvre élevée, de troubles neurologiques et de troubles des fonctions végétatives, c'est-à-dire respiratoires et cardiaques. Cette complication justifie un transfert en réanimation. Rappelons à cette occasion qu'en cas de fièvre un avis médical doit être immédiatement demandé.

■ NOTRE AVIS

Ce traitement a eu ses heures de gloire. Il reste un produit utilisé en médecine générale en raison de ses effets sur des manifestations psychosomatiques. En psychiatrie, il a été longtemps prescrit à faible posologie dans des états déficitaires et dans des troubles dépressifs en association à des antidépresseurs ou en fin de traitement. Non dénué d'effets indésirables, ce type de traitement ne doit pas être envisagé comme un traitement de maintenance, c'est-à-dire un traitement au long cours, sans qu'il y ait de réévaluation périodique.
Notre pratique nous a amenés à constater des effets neurologiques chez des sujets âgés qui recevaient ce type de traitement pour des troubles digestifs fonctionnels depuis de nombreuses années. Une consultation avec un neurologue permettra de réévaluer l'indication de ce traitement, en tenant compte des effets indésirables neurologiques et de leur caractère invalidant.

## DROLEPTAN *(dropéridol)*

Soluté buvable (1 goutte = 1 mg).
Ampoules injectables à 50 mg.
Neuroleptique de la famille des butyrophénones (Liste I).

*Se reporter à la présentation des neuroleptiques page 46.*

■ INDICATIONS

Traitement d'urgence indiqué dans les états d'agitation et d'agressivité.

■ CONTRE-INDICATIONS

• Antécédents d'hypersensibilité au produit, dépression sévère, état comateux, maladie de Parkinson et épilepsie.
• La forme injectable, en plus de ces contre-indications, ne doit pas être prescrite en cas d'hypokaliémie (baisse de la concentration de potassium dans le sang), ralentissement du rythme cardiaque inférieur à 55 pulsations/mn, coprescription de tout traitement suceptible d'abaisser le rythme cardiaque, phéochromocytome, coprescription de lévodopa, grossesse et allaitement, éthylisme.

• Un bilan cardiologique est justifié avant la prescription de ce produit en intramusculaire.

■ EFFETS INDÉSIRABLES

• Aménorrhée-galactorrhée : tous les neuroleptiques peuvent entraîner un arrêt ou une irrégularité des règles (allongement des cycles et règles peu abondantes). Ce trouble est associé dans deux cas sur trois à une sécrétion de lait.
• Épilepsie : ce médicament peut abaisser le seuil épileptogène. Cela signifie qu'un épileptique aura un risque plus élevé de faire une crise comitiale. Votre médecin reconsidérera le traitement anticomitial.
• Prise de poids : elle a différentes explications (stimulation de l'appétit, diminution des dépenses énergétiques en rapport avec la diminution des activités, action hormonale, augmentation de la consommation de boissons sucrées du fait de la sécheresse de la bouche...). Les conseils diététiques doivent être appliqués dès le début du traitement.
• Sédation et somnolence : cet effet est fréquemment rencontré au début du traitement et dépend de la sensibilité individuelle et de la dose. Une prise unique le soir est souvent conseillée pour réduire la fréquence de survenue de cet effet indésirable.
• Troubles hormonaux et sexuels : la diminution du désir sexuel (libido) et du plaisir a en fait plusieurs causes. Le trouble psychique peut être à lui seul responsable d'une baisse de la libido. Néanmoins, ce type de produit est fréquemment responsable de troubles de la sexualité.
• Troubles neurologiques : les principales manifestations neurologiques qui peuvent être observées sont :
– les dyskinésies aiguës ou mouvements anormaux des yeux, de la bouche, de la langue. Ces manifestations disparaissent à l'arrêt du traitement ;
– l'akathisie et la tasikinésie (impossibilité de rester assis et mouvements de déambulation) qui se rapprochent des impatiences ;
– l'akinésie, qui est un symptôme de la maladie de Parkinson. Il s'agit d'un ralentissement des mouvements pouvant aller jusqu'à l'immobilité. Ce trouble justifie un traitement par des médicaments antiparkinsoniens d'un certain type. Les médicaments qui contiennent de la lévodopa sont contre-indiqués ;
– le tremblement, deuxième symptôme de la maladie de Parkinson, peut être très invalidant et justifie au même titre que l'akinésie un traitement correcteur ;

– l'hypertonie, troisième symptôme de la maladie de Parkinson, se manifeste sous la forme de raideur musculaire, voire de rigidité ;
– les dyskinésies tardives sont des manifestations neurologiques qui surviennent le plus souvent lors de la diminution ou de l'arrêt du traitement. Elles se caractérisent par des mouvements de mâchonnement et de piétinement.
• Certains accidents rarissimes peuvent s'observer : le syndrome malin est une urgence. Il se caractérise par l'existence d'une fièvre élevée, de troubles neurologiques et de troubles des fonctions végétatives, c'est-à-dire respiratoires et cardiaques. Cette complication justifie un transfert en réanimation. Rappelons à cette occasion qu'en cas de fièvre un avis médical doit être immédiatement demandé.

■ NOTRE AVIS

Ce médicament expose aux mêmes inconvénients que le Barnetil*. Il doit être prescrit sous surveillance stricte. Des morts subites ont été décrites avec ce médicament. Il a été un médicament d'urgence très en vogue dans les années 70. Sa mise en évidence d'effets indésirables graves nous conduit à préférer des neuroleptiques plus récents et mieux tolérés.
Il existe d'autres médicaments d'urgence (Loxapac*, Tercian*) qui exposent à de moindres risques.

## EFFEXOR *(venlafaxine)*

Comprimés à 25 mg (pêche).
Comprimés à 50 mg (pêche).
Comprimés à libération prolongée à 37,5 mg.
Antidépresseur (Liste I).

*Se reporter à la présentation des antidépresseurs page 32.*

Ce médicament antidépresseur appartient à une classe de produits agissant à la fois sur la recapture de la sérotonine et de la noradrénaline.

■ INDICATIONS

Toutes les formes de dépression, y compris les dépressions sévères justifiant une hospitalisation (niveau II d'indication). Ce médicament a eu une extension d'indication dans l'anxiété généralisée.

## CONTRE-INDICATIONS

• Antécédents de réaction d'allergie à ce produit.
• Traitement IMAO non sélectif.

## PRÉCAUTIONS D'UTILISATION

• Il doit être pris au milieu du repas afin d'éviter les troubles digestifs.
• Ne prenez pas d'autres médicaments sans avis médical et signalez à votre médecin les médicaments que vous prenez pour d'autres troubles. Les tranquillisants, les neuroleptiques, les médicaments antiallergiques augmentent le risque de somnolence des antidépresseurs. Les médicaments antihypertenseurs peuvent avoir leur action bloquée et les produits contenant de l'adrénaline et de la noradrénaline peuvent provoquer une hypertension.

## EFFETS INDÉSIRABLES

• Effet sur la vigilance : le plus souvent, il s'agit d'une sensibilité individuelle particulière et cela conduit à changer de doses, voire d'antidépresseur. Les médicaments associés (tranquillisants et somnifères) peuvent être responsables d'une accentuation de la somnolence. Plusieurs patients se sont plaints d'être très endormis au début du traitement.
• Les effets indésirables les plus fréquents sont les troubles digestifs, les vertiges, les bouffées de chaleur et les crises sudorales, les troubles sexuels, de possibles poussées tensionnelles. Une prudence est de mise en cas d'épilepsie.

## NOTRE AVIS

Ce médicament antidépresseur de nouvelle génération et son métabolite agissent de manière relativement spécifique sur les systèmes noradrénergiques, sérotoninergiques et à moindre degré sur le système dopaminergique. Son efficacité nous apparaît incontestable et sa tolérance bonne. Bien que les études chez le volontaire sain n'aient pas montré de modifications psychocomportementales, l'Effexor* semble provoquer chez certains patients une sédation marquée en début de traitement.
L'existence d'un effet-dose (augmentation de l'effet thérapeutique correspondant à une augmentation des doses administrées) permet de traiter certains déprimés à des doses modérées mais d'augmenter la posologie lorsque le traitement semble inefficace. Nous conseillons également d'arrêter progressivement le traitement.

## ÉLAVIL *(amitriptyline)*

Comprimés pelliculés (bleus) à 10 mg.
Comprimés pelliculés (jaunes) à 25 mg.
Antidépresseur tricyclique imipraminique (Liste I).

*Se reporter à LAROXYL et à la présentation des antidépresseurs page 32.*

## ÉQUANIL *(méprobamate)*

Commercialisé sous le nom de Méprobamate*.
Comprimés enrobés sécables (blancs) à 250 mg.
Comprimés enrobés sécables (bleus) à 400 mg.
Ampoules injectables à 400 mg.
Tranquillisant non benzodiazépinique (Liste I).

*Se reporter à la présentation des tranquillisants page 56.*

### ■ INDICATIONS

Similaires à celles des benzodiazépines : anxiété pathologique, douleurs par contraction musculaire.

### ■ CONTRE-INDICATIONS

• Il ne doit pas être prescrit chez la femme enceinte ou en période d'allaitement, chez l'enfant, chez l'insuffisant respiratoire et en cas de myasthénie et de porphyrie.
• La prescription doit être limitée dans le temps (douze semaines). Elle pourra être renouvelée si l'état du sujet le justifie.

### ■ PRÉCAUTIONS D'UTILISATION

• L'Équanil* peut entraîner une somnolence et, de ce fait, est à utiliser prudemment par les personnes qui doivent avoir une attention soutenue pendant plusieurs heures (conduite automobile, utilisation de machines).
• Il convient de se méfier des associations médicamenteuses (effet d'addition avec les autres médicaments psychotropes) et son utilisation doit être prudente en cas de maladie hépatique ou rénale.
• Le traitement est prescrit pour une durée limitée, afin de réduire le risque d'accoutumance.
• Le traitement ne doit pas être arrêté brutalement, en raison des risques de réaction de sevrage.
• Si plusieurs tranquillisants sont prescrits en même temps, le risque de survenue d'effets indésirables est plus élevé (troubles de la mémoire, somnolence).

• Le médecin tiendra compte dans sa prescription de votre âge et de vos autres maladies. En cas de maladie hépatique ou rénale, le tranquillisant risque de s'accumuler dans l'organisme et d'entraîner une intoxication par surdosage.
• Si vous avez des troubles respiratoires, signalez-les à votre médecin car ces médicaments doivent être utilisés avec précaution en cas d'insuffisance respiratoire.

■ EFFETS INDÉSIRABLES

Les principaux effets indésirables sont la somnolence et les troubles de la vigilance, la dépendance et les réactions de sevrage, les réactions paradoxales à type d'agressivité, d'irritabilité, les troubles gastro-intestinaux, les réactions allergiques cutanées et générales et les troubles hématologiques rarissimes (baisse du nombre des globules blancs).
Remarque : Le méprobamate est présent dans différents produits utilisés en médecine générale dans diverses indications : Kaologeais*, Mépronizine*, Palpipax*, Précyclan*.

■ NOTRE AVIS

Dans l'ensemble, cette substance présente plus de risques d'utilisation que les benzodiazépines et moins de bénéfices. On retrouve avec le méprobamate trois des cinq propriétés caractérisant les benzodiazépines : actions anxiolytique, myorelaxante et sédative. Son effet sédatif, en particulier en début de traitement, nous fait souvent préférer l'utilisation des benzodiazépines. Il nous apparaît paradoxal que ce traitement soit autant prescrit chez des alcooliques non abstinents.

## EQUILIUM *(tiapride)*

Générique du Tiapridal.
Comprimés sécables (blancs) à 100 mg.
Ampoules injectables à 100 mg.
Neuroleptique de la famille des benzamides (Liste I).

*Se reporter à TIAPRIDAL et à la présentation des neuroleptiques page 46*

## FLOXYFRAL *(fluvoxamine)*

Comprimés enrobés (blancs) et gravés (291 et S de l'autre côté) à 50 mg.
Comprimés enrobés (blancs) et gravés (313 et S de l'autre côté) à 100 mg.

Antidépresseur sérotoninergique (Liste I).

*Se reporter à la présentation des antidépresseurs page 32.*

## ■ INDICATIONS

États dépressifs majeurs (niveau I d'indication) et troubles obsessionnels compulsifs.

## ■ CONTRE-INDICATIONS

• Antécédent d'allergie à ce produit.

• Il doit être utilisé avec prudence en cas d'épilepsie et ne doit pas être associé aux IMAO.

• Il interagit avec certains anticoagulants (Coumadine*, Pindione*, Sintrom*...) et justifie de contrôler plus régulièrement le taux de prothrombine (TP) ou l'INR afin de réajuster la posologie des anticoagulants.

• Les mêmes règles de prudence doivent être appliquées lorsque le Floxyfral* est prescrit conjointement à des bêtabloquants (type Avlocardyl*).

Remarque : Le Floxyfral*, d'une manière générale, augmente les concentrations dans l'organisme de tous les médicaments métabolisés par le foie.

• La grossesse et l'allaitement sont des contre-indications relatives.

## ■ PRÉCAUTIONS D'UTILISATION

Dans l'ensemble, ce type de traitement est mieux toléré que les antidépresseurs imipraminiques.

• Il doit être pris au milieu du repas afin d'éviter les troubles digestifs. Les tranquillisants, les neuroleptiques, les médicaments antiallergiques augmentent le risque de somnolence des antidépresseurs.

## ■ EFFETS INDÉSIRABLES

Dans l'ensemble, cet antidépresseur est bien toléré. Au début du traitement peuvent survenir des nausées, voire des vomissements. La prise du comprimé au milieu du dîner permet de limiter le risque de survenue de cet effet indésirable. Il est souvent très sédatif et il est conseillé, pour cette raison, de le prendre le soir.

Les effets indésirables ne sont pas constants. Ils sont facilement contrôlables pour la plupart et doivent être signalés au médecin qui prendra les dispositions nécessaires pour les traiter.

• Effets sur la vigilance : le plus souvent, il s'agit d'une sensibilité individuelle particulière et cela conduit à changer de doses, voire d'antidépresseur. Les médicaments associés (tranquillisants et somnifères) peuvent être responsables d'une accentuation de la somnolence.

- De même, la constipation est possible, au même titre que les diarrhées.
- Les bouffées de chaleur et les crises sudorales s'observent en revanche fréquemment. Elles atteignent rarement une intensité très gênante, ce qui est heureux car il n'y a pas de traitement correcteur.
- Les troubles sexuels (baisse de la libido, frigidité, retard à l'éjaculation, voire impuissance) peuvent être des symptômes de l'état dépressif, mais peuvent être aussi des conséquences de la prise de Floxyfral*.
- Les tremblements peuvent imposer de revoir la posologie, voire de changer d'antidépresseur.
- D'autres manifestations ont été décrites. Leur fréquence de survenue est très faible : troubles hépatiques, hyponatrémie (diminution de la concentration de sodium dans l'organisme).

■ NOTRE AVIS

Cet antidépresseur sérotoninergique est le plus ancien et le plus sédatif de cette classe. Il interagit avec différents produits. Vous devez toujours informer votre médecin des médicaments qui vous ont été prescrits par ailleurs. A titre d'exemple, ce médicament augmente les effets des anticoagulants. Ses propriétés sédatives et sa prescription en monoprise le soir permet le plus souvent d'éviter de recourir à des hypnotiques. Dans l'ensemble, cet antidépresseur est bien toléré. Au début du traitement peuvent survenir des nausées, voire des vomissements. La prise du comprimé au milieu du dîner permet de limiter le risque de survenue de cet effet indésirable.

## FLUANXOL *(flupentixol)*

Soluté buvable (1 goutte = 1 mg).

*Se reporter à la présentation des neuroleptiques page 46.*

■ INDICATIONS

Toutes les formes de délire, troubles du comportement chez les éthyliques.

## ■ CONTRE-INDICATIONS

• Glaucome par fermeture d'angle, troubles prostatiques, insuffisance rénale ou hépatique grave, grossesse ou allaitement.

• A utiliser avec précaution chez le sujet âgé, l'épileptique, le parkinsonien.

• Un bilan hépatique est conseillé chez les sujets alcooliques ou qui ont des antécédents de maladie hépatique.

• Les interactions médicamenteuses à prendre en compte sont celles avec les produits qui exercent un effet sédatif sur le système nerveux et qui abaissent la pression artérielle.

## ■ EFFETS INDÉSIRABLES

• Ils sont principalement neurologiques, cardio-vasculaires (hypotension), atropiniques (sécheresse de la bouche, troubles de l'accommodation, constipation et rétention d'urine) et endocriniens.

• Aménorrhée-galactorrhée : tous les neuroleptiques peuvent entraîner un arrêt ou une irrégularité des règles (allongement des cycles et règles peu abondantes). Ce trouble est associé dans deux cas sur trois à une sécrétion de lait.

• Épilepsie : ce médicament peut abaisser le seuil épileptogène. Cela signifie qu'un épileptique aura un risque plus élevé de faire une crise comitiale. Votre médecin reconsidérera le traitement anticomitial.

• Prise de poids : elle a différentes explications (stimulation de l'appétit, diminution des dépenses énergétiques en rapport avec la diminution des activités, action hormonale, augmentation de la consommation de boissons sucrées du fait de la sécheresse de la bouche...). Les conseils diététiques doivent être appliqués dès le début du traitement.

• Sédation et somnolence : cet effet est fréquemment rencontré au début du traitement et dépend de la sensibilité individuelle et de la dose. Une prise unique le soir est souvent conseillée pour réduire la fréquence de survenue de cet effet indésirable.

• Troubles hormonaux et sexuels : la diminution du désir sexuel (libido) et du plaisir a en fait plusieurs causes. Le trouble psychique peut être à lui seul responsable d'une baisse de la libido. Néanmoins, ce type de produit est fréquemment responsable de troubles de la sexualité.

• Troubles neurologiques : les principales manifestations neurologiques qui peuvent être observées sont :

– les dyskinésies aiguës ou mouvements anormaux des yeux,

de la bouche, de la langue. Ces manifestations disparaissent à l'arrêt du traitement ;
- l'akathisie et la tasikinésie (impossibilité de rester assis et mouvements de déambulation) qui se rapprochent des impatiences ;
- l'akinésie, qui est un symptôme de la maladie de Parkinson. Il s'agit d'un ralentissement des mouvements pouvant aller jusqu'à l'immobilité. Ce trouble justifie un traitement par des médicaments antiparkinsoniens d'un certain type. Les médicaments qui contiennent de la lévodopa sont contre-indiqués ;
- le tremblement, deuxième symptôme de la maladie de Parkinson, peut être très invalidant et justifie au même titre que l'akinésie un traitement correcteur ;
- l'hypertonie, troisième symptôme de la maladie de Parkinson, se manifeste sous la forme de raideur musculaire, voire de rigidité ;
- les dyskinésies tardives sont des manifestations neurologiques qui surviennent le plus souvent lors de la diminution ou de l'arrêt du traitement. Elles se caractérisent par des mouvements de mâchonnement et de piétinement.

• Certains accidents rarissimes peuvent s'observer : le syndrome malin est une urgence. Il se caractérise par l'existence d'une fièvre élevée, de troubles neurologiques et de troubles des fonctions végétatives, c'est-à-dire respiratoires et cardiaques. Cette complication justifie un transfert en réanimation. Rappelons à cette occasion qu'en cas de fièvre un avis médical doit être immédiatement demandé.

■ NOTRE AVIS

Ce produit neuroleptique est efficace dans les états délirants. Il est responsable fréquemment de manifestations neurologiques à type de syndrome parkinsonien. Il est disponible sous une forme retard (Fluanxol LP* 20 mg et 100 mg : une injection toutes les deux à quatre semaines).

## FLUANXOL LP *(flupentixol décanoate)*

Ampoules injectables à 20 mg et à 100 mg à effet prolongé (une injection toutes les deux à quatre semaines).

Neuroleptique de la famille des thioxanthènes (Liste I).

*Se reporter à FLUANXOL et à la présentation des neuroleptiques page 46.*

## FLUNITRAZÉPAM RPG *(flunitrazépam)*

Produit générique du Rohypnol*.

Comprimés dosés à 1 mg.

Hypnotique appartenant à la classe des benzodiazépines.

*Se reporter à ROHYPNOL et à la présentation des hypnotiques page 70.*

## HALCION *(triazolam)*

Comprimés (lilas) à 0,125 mg.

Hypnotique de la famille des benzodiazépines (Liste I).

*Se reporter à la présentation des hypnotiques page 70.*

### ■ INDICATIONS

Limitées aux troubles sévères du sommeil (insomnies occasionnelles ou transitoires).

### ■ CONTRE-INDICATIONS

- Allergie à ce produit.
- Insuffisance respiratoire sévère.
- La myasthénie, qui est une maladie musculaire, risque d'être aggravée par les benzodiazépines.
- L'apnée du sommeil se caractérise par des pauses respiratoires pendant le sommeil. Ce trouble peut être aggravé par les hypnotiques.
- Insuffisance hépatique sévère.
- Certains médicaments peuvent augmenter les concentrations des benzodiazépines dans le sang. Il s'agit de l'Avlocardyl* (propranolol), des contraceptifs oraux, du Tagamet* (cimétidine), de l'Espéral* et du TTDB3B4* (disulfiram).
- L'Halcion* (triazolam) interagit avec certains antibiotiques : l'érythromycine, la josamycine et la troléandomycine. Le risque d'utilisation de ces médicaments avec l'Halcion* est l'apparition de troubles de la vigilance et du comportement (l'utilisateur ne sait plus ce qu'il fait).
- L'alcool favorise l'apparition de troubles du comportement lors de l'utilisation conjointe de benzodiazépines.

### ■ PRÉCAUTIONS D'UTILISATION

- Le médicament doit être pris au moment du coucher afin d'éviter le risque de chute. Si vous devez vous lever au cours de la nuit, prenez certaines précautions. Levez-vous doucement et faites attention aux troubles de l'équilibre possibles.
- Il convient de s'abstenir de conduire, surtout au début du traite-

ment. Cette mesure de prudence s'applique pour tous les patients qui prennent des médicaments psychotropes (médicaments de l'activité psychique). Il faut savoir qu'un produit pris le soir continue à agir le lendemain, même si le produit a la particularité d'avoir une action très courte. Il faut savoir aussi que ces médicaments ont des effets différents selon les individus. Ne vous fiez pas à ce que pourrait vous dire un « bon ami » qui prend le même traitement (« C'est fantastique, tu verras, on prend le produit le soir et le lendemain, on est frais et dispos »). La prolongation de l'effet est le plus souvent imperceptible, mais elle existe particulièrement au niveau des réflexes. N'oubliez pas qu'un retard de réflexe d'un dixième de seconde peut avoir des conséquences graves. Vous devez aussi être prudent si vous utilisez des instruments dangereux (couteau électrique, tronçonneuse...).

- L'alcool est un puissant potentialisateur. Il augmente les propriétés sédatives (calmantes) de l'hypnotique ou au contraire favorise une insomnie. L'hypnotique pris avec de l'alcool peut aussi favoriser l'ivresse et être responsable de troubles du comportement. L'abstinence est le meilleur conseil que l'on puisse donner.
- L'association de plusieurs tranquillisants et/ou hypnotiques ne se conçoit qu'exceptionnellement. Il faut savoir que les risques propres à chaque produit, dont la dépendance, s'additionnent. De même, tous les produits qui entraînent un ralentissement du fonctionnement du système nerveux devront être utilisés avec précaution s'ils sont associés à des hypnotiques. Il peut y avoir un effet d'addition de la sédation avec risque d'altération de la vigilance rendant dangereuses la conduite automobile et l'utilisation de machines. Le risque d'addition est le même chez l'insuffisant respiratoire.
- La grossesse implique certaines mesures de prudence. La règle n° 1 est de s'abstenir de prendre des médicaments (quels qu'ils soient) sans avis autorisé. Les benzodiazépines n'ont jamais été considérées comme responsables de malformations, mais l'absence de recul et certaines observations isolées justifient d'éviter la consommation de ces produits pendant les trois premiers mois de la grossesse. C'est à votre médecin que revient la décision de prescription en cas de nécessité. Il évaluera les avantages par rapport aux inconvénients.

Avant l'accouchement, les hypnotiques de type benzodiazépines peuvent entraîner des troubles respiratoires, un abaissement de la température (hypothermie) et un relâchement du tonus musculaire du nouveau-né. C'est au médecin que revient le choix du produit et de sa posologie, si le traitement hypnotique s'avère indispensable. Pendant la période d'allaitement, il est conseillé de ne pas recourir à cette classe de produit.

• En règle générale, la durée de prescription des hypnotiques doit être réduite à son minimum et l'arrêt devra toujours être progressif, afin de limiter le risque d'accident de sevrage et une recrudescence de l'insomnie et de l'anxiété. Très exceptionnellement, un traitement hypnotique au long cours peut être envisagé, en cas, par exemple, de maladie douloureuse prolongée.

## ■ EFFETS INDÉSIRABLES

• La dépendance n'existe que lorsque la prescription est prolongée et que les doses sont importantes. Les risques de sevrage (manifestations physiques et psychiques survenant à l'arrêt du traitement) sont absents lorsque l'interruption du traitement est progressive.

• Les troubles de la mémoire, s'ils existent, sont transitoires et réversibles.

• Des troubles du comportement ont été décrits avec ce produit*. Des réactions dites paradoxales peuvent survenir avec de tels produits : agitation, libération d'agressivité, actes automatiques amnésiques. L'enfant et le sujet âgé sont particulièrement exposés à de telles manifestations. Le sujet peut être amené à avoir des comportements inadaptés dont il ne conservera aucun souvenir. Il est fréquent aussi de constater une amnésie qui précède l'endormissement. Le sujet oublie les actes qui ont lieu juste avant le sommeil : par exemple, une conversation, la lecture d'un ouvrage, le visionnage d'un film...

Il a été détourné de son utilisation et utilisé à des fins délictueuses, voire criminelles.

## ■ NOTRE AVIS

Ce médicament a fait l'objet de mesures réglementaires afin de contrôler et de limiter sa prescription : déremboursement, limitation de la prescription à deux semaines, retrait des dosages plus élevés. Les informations diffusées par la presse ont contribué à restreindre considérablement sa consommation. Des détournements d'utilisation, en particulier dans des contextes délictuels, voire criminels (viols), ont amené les pouvoirs publics à contrôler et à limiter la prescription. Les nouvelles molécules hypnotiques commercialisées ces dix dernières années ont aussi facilité sa disparition progressive. Il est classique de préciser à son patient que la durée du traitement hypnotique ne doit pas excéder un mois. En pratique, de très nombreux patients prennent des traitements hypnotiques pendant plusieurs mois, voire plusieurs années. Les risques d'une utilisation prolongée concernent surtout le problème de tolérance anciennement dénommée accoutumance (l'organisme s'habitue au produit, l'effet tend à s'estomper et le risque est l'augmentation des doses). Le risque de tolérance (ou d'accoutumance) varie selon les produits ; il est maximum pour les barbituriques et limité pour les produits de dernière génération.

Dans notre pratique, nous nous abstenons de prescrire cet hypnotique.

## HALDOL *(halopéridol)*

Comprimés (blancs) à 1 mg.

Comprimés (roses) à 5 mg.

Comprimés (blancs) à 20 mg (réservé aux établissements hospitaliers et privés).

Soluté buvable à 2 mg/ml (1 goutte = 0,1 mg).

Soluté buvable à 20 mg/ml (1 goutte = 1 mg) (réservé aux établissements hospitaliers et privés).

Ampoules injectables à 5 mg.

Neuroleptique de la famille des butyrophènones (Liste I).

*Se reporter à la présentation des neuroleptiques page 46.*

### ■ INDICATIONS

Les différentes formes de psychose et états d'agitation.

En médecine, il est utilisé dans les vomissements dits incoercibles.

### ■ CONTRE-INDICATIONS

• Comme beaucoup de médicaments, il est contre-indiqué en cas d'antécédents d'allergie à ce même produit.

• Certains examens sont nécessaires avant sa prescription.

• Le médecin prescripteur se renseignera sur les antécédents ophtalmologiques. La plupart des neuroleptiques ne doivent pas être utilisés en cas de glaucome à angle fermé (hypertension intraoculaire), particulièrement en raison de médicaments correcteurs des mouvements neurologiques anormaux. C'est le cas de l'Haldol* qui n'entraîne pas de troubles oculaires mais est responsable fréquemment de troubles neurologiques justifiant la prescription le plus souvent transitoire de correcteurs antiparkinsoniens.

• Examen neurologique : certaines maladies neurologiques doivent être recherchées. La maladie de Parkinson est une contre-indication à un traitement par l'Haldol*.
• En cas de trouble prostatique, certains examens cliniques et complémentaires devront être effectués. Le risque d'utilisation des correcteurs antiparkinsoniens dans ce cas est d'entraîner des troubles urinaires : miction difficile, voire rétention d'urine.
• La grossesse est une contre-indication relative. C'est au médecin prescripteur d'évaluer les bénéfices attendus par rapport aux risques encourus. L'allaitement n'est pas une contre-indication absolue mais il est conseillé d'y renoncer en cas de prise de ce neuroleptique.

## ■ PRÉCAUTIONS D'UTILISATION

• L'apparition d'une fièvre doit faire consulter le médecin pour avis.
• Les neuroleptiques interagissent avec d'autres médicaments :
– les tranquillisants, hypnotiques, antalgiques dérivés de la morphine, les antiallergiques (antihistaminiques H1) prescrits en association à des neuroleptiques vont favoriser le risque de sédation et de somnolence. Ce risque doit être pris en compte principalement chez les conducteurs de véhicule, les personnes qui travaillent sur des machines...
– la lévodopa, prescrite pour traiter la maladie de Parkinson, ne doit pas être utilisée avec les médicaments neuroleptiques. Elle s'oppose à leur action. Si cette association est indispensable, un neuroleptique ayant peu d'effets neurologiques pourra être prescrit ;
– l'Haldol* ne doit pas être associé à la guanéthidine (Isméline*) car il s'oppose à son effet antihypertenseur ;
– en cas de prescription conjointe de sels de lithium, un contrôle plus fréquent des concentrations plasmatiques et intraglobulaires de lithium sera effectué.

## ■ EFFETS INDÉSIRABLES

• Ils ne sont pas constants. Certains peuvent être spectaculaires, c'est le cas par exemple des mouvements anormaux qui peuvent apparaître dans les heures ou les jours qui suivent le début du traitement. Ces manifestations ne sont pas graves.
• Aménorrhée-galactorrhée : tous les neuroleptiques peuvent entraîner un arrêt ou une irrégularité des règles (allongement des cycles et règles peu abondantes). Ce trouble est associé dans deux cas sur trois à une sécrétion de lait.
• Constipation : cet effet est fréquent avec les neuroleptiques

de type phénothiaziniques et surtout lors de la prescription de médicaments correcteurs antiparkinsoniens. La constipation doit être particulièrement surveillée chez le sujet âgé du fait du risque d'occlusion intestinale.

• Épilepsie : les neuroleptiques peuvent abaisser le seuil épileptogène. Cela signifie qu'un épileptique aura un risque plus élevé de faire une crise comitiale. Votre médecin reconsidérera le traitement anticomitial.

• L'hypotension orthostatique peut s'observer avec cette thérapeutique. La prescription de médicaments appelés « analeptiques cardio-vasculaires » permet de minimiser ce risque. De même, il est conseillé de se lever doucement, en restant assis quelques instants entre la position couchée et la position debout.

• Prise de poids : les produits le plus souvent incriminés sont les neuroleptiques qui appartiennent aux familles des phénothiazines et des benzamides. Elle a différentes explications (stimulation de l'appétit, diminution des dépenses énergétiques en rapport avec la diminution des activités, action hormonale, augmentation de la consommation de boissons sucrées du fait de la sécheresse de la bouche...). Les conseils diététiques doivent être appliqués dès le début du traitement.

• Sécheresse de la bouche : elle survient préférentiellement avec les neuroleptiques de la famille des phénothiazines et avec les médicaments correcteurs des troubles neurologiques. Elle peut être responsable d'inflammations de la langue, des gencives et surtout de caries.

• Sédation et somnolence : cet effet est fréquemment rencontré au début du traitement et dépend de la nature du produit et de sa dose. Une prise unique le soir est souvent conseillée pour réduire la fréquence de survenue de cet effet indésirable.

• Les troubles cardiaques sont rarissimes (des troubles de la repolarisation constatés à l'ECG et des troubles du rythme cardiaque ont été signalés).

• Troubles hormonaux et sexuels : la diminution du désir sexuel (libido) et du plaisir a en fait plusieurs causes. Le trouble psychique peut être à lui seul responsable d'une baisse de la libido. Les neuroleptiques sont aussi en cause.

• Troubles neurologiques :

– les dyskinésies aiguës sont des mouvements anormaux des yeux, de la bouche, de la langue. Ces manifestations disparaissent à l'arrêt du traitement ;

– l'akathisie et la tasikinésie (impossibilité de rester assis et

mouvements de déambulation) qui se rapprochent des impatiences ;
– l'akinésie est un symptôme de la maladie de Parkinson. Il s'agit d'un ralentissement des mouvements pouvant aller jusqu'à l'immobilité. Ce trouble justifie un traitement par des médicaments antiparkinsoniens d'un certain type. Les médicaments qui contiennent de la lévodopa sont contre-indiqués ;
– le tremblement, le deuxième symptôme de la maladie de Parkinson, peut être très invalidant et justifie au même titre que l'akinésie un traitement correcteur ;
– l'hypertonie, le troisième symptôme de la maladie de Parkinson, se manifeste sous la forme de raideur musculaire, voire de rigidité. Toutes ces manifestations peuvent survenir avec tous les neuroleptiques. Elles pourront justifier un arrêt, une réduction des doses, un changement de médicament et la prescription de médicaments correcteurs.
– les dyskinésies tardives sont des manifestations neurologiques qui surviennent le plus souvent lors de la diminution ou de l'arrêt du traitement. Elles se caractérisent par des mouvements de mâchonnement et de piétinement.
• Troubles urinaires : des difficultés mictionnelles peuvent se rencontrer avec les médicaments correcteurs antiparkinsoniens. Ils sont le plus souvent en rapport avec des troubles prostatiques.
• Troubles de la vision : les troubles visuels sont exceptionnels avec ces produits mais peuvent apparaître avec les médicaments correcteurs antiparkinsoniens.
• Certains accidents rarissimes ne doivent pas être confondus avec les effets indésirables :
– le syndrome malin est une urgence. Il se caractérise par l'existence d'une fièvre élevée, de troubles neurologiques et de troubles des fonctions végétatives, c'est-à-dire respiratoires et cardiaques. Cette complication justifie un transfert en réanimation. La meilleure prévention de cet accident très rare est l'interruption du traitement en cas de fièvre ;
– troubles hématologiques : une baisse du nombre des globules blancs peut s'observer exceptionnellement avec ces traitements neuroleptiques. En cas de fièvre, d'angine, un contrôle de la numération/formule sanguine (NFS) sera demandé par votre médecin et le traitement interrompu ;
– allergie : d'exceptionnelles manifestations allergiques peuvent se rencontrer lors de la prise de neuroleptiques. Ces manifestations justifient l'arrêt du traitement.

■ NOTRE AVIS

Médicament de référence, ce produit exerce un effet thérapeutique très puissant dans les états délirants, avec ou sans hallucinations, et dans les états d'agitation. Il est chef de file de la classe des butyrophénones, dont la commercialisation remonte à quarante ans. Bien que présentant, en particulier à doses élevées, des effets neurologiques gênants, nous continuons de privilégier ce neuroleptique déjà ancien en raison de sa puissance et de sa régularité d'action. Dans les traitements prescrits au long cours, la question de son remplacement se pose fréquemment en raison de la possible survenue de mouvements anormaux invalidants (dyskinésie tardive). Des molécules de nouvelle génération peuvent offrir une alternative à ce traitement en raison d'une meilleure tolérance neurologique. Lorsqu'il a été décidé de maintenir ce traitement pendant plusieurs années, la plus faible dose active devra toujours être recherchée.

## HALDOL DÉCANOAS *(halopéridol décanoate)*

Ampoules injectables à 50 mg à effet prolongé (une injection toutes les quatre semaines).

Neuroleptique de la famille des butyrophénones (Liste I).

*Se reporter à la présentation des neuroleptiques page 46.*

Ce produit retard présente les mêmes contre-indications, précautions d'utilisation et effets indésirable que l'Haldol*. Son indication, en revanche, est réservée au traitement des psychoses chroniques.

■ NOTRE AVIS

Dans la mesure où l'Haldol* est souvent utilisé en première intention, ce produit constitue un traitement de relais idéal qui réduit le risque d'une mauvaise observance thérapeutique. Notre avis sur son efficacité est le même que pour l'Haldol*.

## HALDOL FAIBLE *(halopéridol)*

Soluté buvable à 0,5 mg/ml (40 gouttes = 1 mg).

Neuroleptique de la famille des butyrophénones (Liste I).

*Se reporter à HALDOL en ce qui concerne les contre-indications, les précautions d'utilisation et les effets indésirables et à la présentation des neuroleptiques page 46.*

■ INDICATIONS

Utilisé principalement dans les troubles anxieux et chez le sujet âgé en cas de troubles du comportement.

■ NOTRE AVIS

Cette présentation très faiblement dosée (d'où son nom) d'un neuroleptique majeur ne l'empêche pas de conserver certains effets indésirables, en particulier les effets neurologiques au long cours. Si son indication transitoire garde un intérêt en cas de troubles du comportement chez le sujet âgé, nous ne le prescrivons jamais dans les troubles anxieux. Le rapport bénéfice/risque nous paraît dans ce cas extrêmement faible.

## HAVLANE *(loprazolam)*

Comprimés sécables (jaune clair) à 1 mg.

Hypnotique de la famille des benzodiazépines (Liste I).

*Se reporter à la présentation des hypnotiques page 70.*

■ INDICATIONS

Limitées aux troubles sévères du sommeil.

■ CONTRE-INDICATIONS

• Allergie à ce produit.
• Insuffisance respiratoire sévère.
• La myasthénie, qui est une maladie musculaire, risque d'être aggravée par les benzodiazépines.
L'apnée du sommeil se caractérise par des pauses respiratoires pendant le sommeil. Ce trouble peut être aggravé par les hypnotiques.
• Insuffisance hépatique sévère.
• Comme pour beaucoup de médicaments, l'âge est un facteur qui doit faire ajuster la posologie. Chez un sujet âgé, les doses seront beaucoup moins importantes. Des précautions similaires doivent être prises en cas de maladies hépatique et rénale.
• La grossesse et l'allaitement constituent des contre-indications relatives.
• Certains médicaments peuvent augmenter les concentrations des benzodiazépines dans le sang. Il s'agit de l'Avlocardyl* (propranolol), des contraceptifs oraux, du Tagamet* (cimétidine) et de l'Espéral* et TTDB3B4* (disulfiram).

• L'alcool favorise l'apparition de troubles du comportement lors de l'utilisation conjointe de benzodiazépines.

## ■ PRÉCAUTIONS D'UTILISATION

• Le médicament doit être pris au moment du coucher afin d'éviter le risque de chute. Si vous devez vous lever au cours de la nuit, prenez certaines précautions. Levez-vous doucement et faites attention aux troubles de l'équilibre possibles.
• Il convient de s'abstenir de conduire (surtout au début du traitement). Cette mesure de prudence s'applique pour tous les patients qui prennent des médicaments psychotropes (médicaments de l'activité psychique). Il faut savoir qu'un produit pris le soir continue à agir le lendemain, même si le produit a la particularité d'avoir une action très courte. Il faut savoir aussi que ces médicaments ont des effets différents selon les individus. Ne vous fiez pas à ce que pourrait vous dire un « bon ami » qui prend le même traitement (« C'est fantastique, tu verras, on prend le produit le soir et le lendemain, on est frais et dispos »). La prolongation de l'effet est le plus souvent imperceptible, mais elle existe particulièrement au niveau des réflexes. N'oubliez pas qu'un retard de réflexe d'un dixième de seconde peut avoir des conséquences graves. Vous devez aussi être prudent si vous utilisez des instruments dangereux (couteau électrique, tronçonneuse...).
• L'alcool est un puissant potentialisateur. Il augmente les propriétés sédatives (calmantes) de l'hypnotique ou au contraire favorise une insomnie. L'hypnotique pris avec de l'alcool peut aussi favoriser l'ivresse et être responsable de troubles du comportement. L'abstinence est le meilleur conseil que l'on puisse donner.
• L'association de plusieurs tranquillisants et/ou hypnotiques ne se conçoit qu'exceptionnellement. Il faut savoir que les risques propres à chaque produit, dont la dépendance, s'additionnent. De même, tous les produits qui entraînent un ralentissement du fonctionnement du système nerveux devront être utilisés avec précaution s'ils sont associés à des hypnotiques. Il peut y avoir un effet d'addition de la sédation avec risque d'altération de la vigilance rendant dangereuses la conduite automobile et l'utilisation de machines. Le risque d'addition est le même chez l'insuffisant respiratoire.
• La grossesse implique certaines mesures de prudence. La règle n° 1 est de s'abstenir de prendre des médicaments (quels qu'ils soient) sans avis autorisé. Les benzodiazépines n'ont jamais été

considérées comme responsables de malformations, mais l'absence de recul et certaines observations isolées justifient d'éviter la consommation de ces produits pendant les trois premiers mois de la grossesse. C'est à votre médecin que revient la décision de prescription en cas de nécessité. Il évaluera les avantages par rapport aux inconvénients.

Avant l'accouchement, les hypnotiques de type benzodiazépines peuvent entraîner des troubles respiratoires, un abaissement de la température (hypothermie) et un relâchement du tonus musculaire du nouveau-né. C'est au médecin que revient le choix du produit et de sa posologie, si le traitement hypnotique s'avère indispensable.

Pendant la période d'allaitement, il est conseillé de ne pas recourir à cette classe de produit.

• En règle générale, la durée de prescription des hypnotiques doit être réduite à son minimum et l'arrêt devra toujours être progressif, afin de limiter le risque d'accident de sevrage et une recrudescence de l'insomnie et de l'anxiété. Très exceptionnellement, un traitement hypnotique au long cours peut être envisagé, en cas, par exemple, de maladie douloureuse prolongée.

## ■ EFFETS INDÉSIRABLES

• La dépendance n'existe que lorsque la prescription est prolongée et les doses importantes. Les risques de sevrage (manifestations physiques et psychiques survenant à l'arrêt du traitement) sont absents lorsque l'interruption du traitement est progressive.

• Les troubles de la mémoire, s'ils existent, sont transitoires et réversibles.

• Des troubles du comportement ont été décrits avec ces produits. Des réactions dites paradoxales peuvent survenir : agitation, libération d'agressivité, actes automatiques amnésiques. L'enfant et le sujet âgé sont particulièrement exposés à de telles manifestations. Le sujet peut être amené à avoir des comportements inadaptés, dont il ne conservera aucun souvenir. Il est fréquent aussi de constater une amnésie qui précède l'endormissement. Le sujet oublie les actes qui ont lieu juste avant le sommeil : par exemple, une conversation, la lecture d'un ouvrage, le visionnage d'un film...

## ■ NOTRE AVIS

Il est classique de préciser à son patient que la durée du traitement hypnotique ne doit pas excéder un mois. En pratique, de très nombreux patients prennent des traitements hypnotiques pendant plusieurs mois, voire plusieurs années. Les risques d'une utilisation prolongée concernent surtout le problème de tolérance anciennement dénommée accoutumance (l'organisme s'habitue au produit, l'effet tend à s'estomper et le risque est l'augmentation des doses). Le risque de tolérance (ou d'accoutumance) varie selon les produits ; il est maximum pour les barbituriques et limité pour les produits de dernière génération. La décision d'arrêt d'un traitement répond à certaines règles et ne peut s'envisager que si l'utilisateur est suffisamment motivé et que les troubles du sommeil ont disparu.

Dans notre pratique, nous essayons de limiter dans le temps l'usage de tous les hypnotiques, partant du principe qu'ils perdent leur efficacité au fil du temps. Dans le cas où certains sujets semblent incapables de supporter psychologiquement un sevrage, nous parvenons régulièrement à réduire les posologies prescrites au fil des consultations. Un certain nombre de conseils facilitent cette réduction des doses. L'insomniaque chronique mieux traité découvre progressivement que sa qualité de vie durant la journée dépend plus de la réduction des doses d'hypnotiques que de l'idée très subjective qu'il a de son sommeil.

## HUMORYL *(toloxatone)*

Gélules (rose et blanc) à 200 mg.

Antidépresseur IMAO rapidement réversible (Liste I).

*Se reporter à la présentation des antidépresseurs page 32.*

### ■ INDICATIONS

États dépressifs caractérisés (niveau I d'indication).

### ■ CONTRE-INDICATIONS

• Il ne doit pas être associé aux IMAO (Marsilid*).

• Il ne doit pas être indiqué en cas d'antécédent d'allergie à ce produit, chez la femme enceinte ou qui allaite, et en cas de traitement par sumatriptan (médicament antimigraineux).

### ■ PRÉCAUTIONS D'UTILISATION

• Il existe un certain nombre de produits susceptibles d'interagir avec l'Humoryl*.

• Remarque : Bien qu'appartenant à la classe des IMAO, il fait partie des IMAO dits réversibles qui ne nécessitent pas de régime particulier. De la même manière, il existe un risque plus faible d'interaction avec les médicaments courants. Par mesure de précaution, il est important de prévenir les médecins des autres traitements qui ont été prescrits.

■ EFFETS INDÉSIRABLES

Il est bien toléré dans l'ensemble et ses effets indésirables sont rares et le plus souvent transitoires : troubles digestifs, vertiges, maux de tête et exceptionnellement des hépatites.

■ NOTRE AVIS

Les IMAO d'ancienne génération (dont ne persiste en France que le Marsilid*) sont des antidépresseurs extrêmement puissants mais difficiles à manier.

L'arrivée des IMAO de seconde génération, dits sélectifs et réversibles, a laissé espérer un temps que nous garderions l'efficacité en perdant les inconvénients. Une longue expérience personnelle nous oblige à admettre la faible efficacité antidépressive de cette catégorie. Nous pensons en revanche que l'Humoryl* présente une activité stimulante intéressante chez certains patients.

## IMOVANE *(zopiclone)*

Disponible aussi sous forme de produit générique (Zopiclone RPG*, Biogaran, Bayer, EG, GNR, Merck* et Noctirex).

Comprimés pelliculés sécables (blancs) à 7,5 mg.

Hypnotique de nouvelle génération (Liste 1).

*Se reporter à la présentation des hypnotiques page 70.*

■ INDICATIONS

Limitées aux troubles sévères du sommeil (insomnies occasionnelles ou transitoires mais également chroniques).

■ CONTRE-INDICATIONS

- Allergie à ce produit.
- Insuffisance respiratoire sévère.
- La myasthénie, qui est une maladie musculaire, risque d'être aggravée par les benzodiazépines.
- L'apnée du sommeil se caractérise par des pauses respiratoires pendant le sommeil. Ce trouble peut être aggravé par les hypnotiques.
- Insuffisance hépatique sévère.
- Comme pour beaucoup de médicaments, l'âge est un facteur qui doit faire ajuster la posologie. Chez un sujet âgé, les doses

seront beaucoup moins importantes. Des précautions similaires doivent être prises en cas de maladies hépatique et rénale.

• La grossesse et l'allaitement constituent des contre-indications relatives.

• Certains médicaments peuvent augmenter les concentrations des benzodiazépines dans le sang. Il s'agit de l'Avlocardyl* (propranolol), des contraceptifs oraux, du Tagamet* (cimétidine), de l'Espéral* et du TTDB3B4* (disulfiram).

## ■ PRÉCAUTIONS D'UTILISATION

L'utilisation de ces médicaments justifie certaines précautions (dont beaucoup sont communes aux autres médicaments du cerveau) :

• Le médicament doit être pris au moment du coucher afin d'éviter le risque de chute. Si vous devez vous lever au cours de la nuit, prenez certaines précautions. Levez-vous doucement et faites attention aux troubles de l'équilibre possibles.

• Il convient de s'abstenir de conduire (surtout au début du traitement). Cette mesure de prudence s'applique pour tous les patients qui prennent des médicaments psychotropes (médicaments de l'activité psychique). Il faut savoir qu'un produit pris le soir continue à agir le lendemain, même si le produit a la particularité d'avoir une action très courte. Il faut savoir aussi que ces médicaments ont des effets différents selon les individus. Ne vous fiez pas à ce que pourrait vous dire un « bon ami » qui prend le même traitement (« C'est fantastique, tu verras, on prend le produit le soir et le lendemain, on est frais et dispos »). La prolongation de l'effet est le plus souvent imperceptible, mais elle existe particulièrement au niveau des réflexes. N'oubliez pas qu'un retard de réflexe d'un dixième de seconde peut avoir des conséquences graves. Vous devez aussi être prudent si vous utilisez des instruments dangereux (couteau électrique, tronçonneuse...).

• L'alcool est un puissant potentialisateur. Il augmente les propriétés sédatives (calmantes) de l'hypnotique ou au contraire favorise une insomnie. L'hypnotique pris avec de l'alcool peut aussi favoriser l'ivresse et être responsable de troubles du comportement. L'abstinence est le meilleur conseil que l'on puisse donner.

• L'association de plusieurs tranquillisants et/ou hypnotiques ne se conçoit qu'exceptionnellement. Il faut savoir que les risques propres à chaque produit, dont la dépendance, s'additionnent. De même, tous les produits qui entraînent un ralentissement du fonctionnement du système nerveux devront être utilisés avec précaution s'ils sont associés à des hypnotiques. Il peut y avoir un effet d'addition de la sédation avec risque d'altération de la vigilance rendant dangereuses la conduite automobile et l'utilisation de machines. Le risque d'addition est le même chez l'insuffisant respiratoire.

• La grossesse implique certaines mesures de prudence. La règle n° 1 est de s'abstenir de prendre des médicaments (quels qu'ils soient) sans avis autorisé. Les benzodiazépines n'ont jamais été considérées comme responsables de malformations, mais l'absence de recul et certaines observations isolées justifient d'éviter la consommation de ces produits pendant les trois premiers mois de la grossesse. C'est à votre médecin que revient la décision de prescription en cas de nécessité. Il évaluera les avantages par rapport aux inconvénients.

Avant l'accouchement, les hypnotiques de type benzodiazépines peuvent entraîner des troubles respiratoires, un abaissement de la température (hypothermie) et un relâchement du tonus musculaire du nouveau-né. C'est au médecin que revient le choix du produit et de sa posologie, si le traitement hypnotique s'avère indispensable.

Pendant la période d'allaitement, il est conseillé de ne pas recourir à cette classe de produit.

• En règle générale, la durée de prescription des hypnotiques doit être réduite à son minimum et l'arrêt devra toujours être progressif, afin de limiter le risque d'accident de sevrage et une recrudescence de l'insomnie et de l'anxiété. Très exceptionnellement, un traitement hypnotique au long cours peut être envisagé, en cas, par exemple, de maladie douloureuse prolongée.

## ■ EFFETS INDÉSIRABLES

• La dépendance n'existe que lorsque la prescription est prolongée et que les doses sont importantes. Les risques de sevrage (manifestations physiques et psychiques survenant à l'arrêt du traitement) sont absents lorsque l'interruption du traitement est progressive.

• Les troubles de la mémoire, s'ils existent, sont transitoires et réversibles.

• Des troubles du comportement ont été décrits avec les hypnotiques d'action rapide, particulièrement en cas d'association à de l'alcool. Des réactions dites paradoxales peuvent aussi survenir : agitation, libération d'agressivité, actes automatiques amnésiques. L'enfant et le sujet âgé sont particulièrement exposés à de telles manifestations. Le sujet peut être amené à avoir des comportements inadaptés dont il ne conservera aucun souvenir. Il est fréquent aussi de constater une amnésie précédant l'endormissement : le sujet oublie les actes qui ont lieu juste avant le sommeil : par exemple, une conversation, la lecture d'un ouvrage, le visionnage d'un film...

■ NOTRE AVIS

Il est classique de préciser à son patient que la durée du traitement hypnotique ne doit pas excéder un mois. En pratique, de très nombreux patients prennent des traitements hypnotiques pendant plusieurs mois, voire plusieurs années. Les risques d'une utilisation prolongée concernent surtout le problème de tolérance, anciennement dénommée accoutumance (l'organisme s'habitue au produit, l'effet tend à s'estomper et le risque est l'augmentation des doses). Le risque de tolérance (ou d'accoutumance) varie selon les produits ; il est maximum pour les barbituriques et limité pour les produits de dernière génération.

La décision d'arrêt d'un traitement répond à certaines règles et ne peut s'envisager que si l'utilisateur est suffisamment motivé et que les troubles du sommeil ont disparu.

Dans notre pratique, nous essayons de limiter dans le temps l'usage de tous les hypnotiques, partant du principe qu'ils perdent leur efficacité au fil du temps. Dans le cas où certains sujets semblent incapables de supporter psychologiquement un sevrage, nous parvenons régulièrement à réduire les posologies prescrites au fil des consultations. Un certain nombre de conseils facilitent cette réduction des doses. L'insomniaque chronique mieux traité découvre progressivement que sa qualité de vie durant la journée dépend plus de la réduction des doses d'hypnotiques que de l'idée très subjective qu'il a de son sommeil.

L'Imovane* est l'un des produits hypnotiques qui présente le meilleur rapport bénéfice/risque. Sa dépendance est faible et le sevrage se fait sans difficulté, à la différence d'autres produits. Son indication reste limitée dans le temps, dans la mesure où il existe une perte d'efficacité. Il est inutile de prendre indéfiniment ce médicament, il n'agit plus au bout de quelques semaines. En revanche, si vous l'arrêtez brutalement, il y a des risques que vous présentiez des troubles du sommeil pendant quelques jours. Mais cela en vaut la peine. Votre mémoire et votre sommeil s'en porteront mieux.

# IXEL *(milnacipran)*

Gélules à 50 mg (rose et rouille) et 25 mg (roses).

Antidépresseur de nouvelle génération, non imipraminique.

*Se reporter à la présentation des antidépresseurs page 32.*

## ■ INDICATIONS

Épisodes dépressifs majeurs, c'est-à-dire caractérisés.

## ■ CONTRE-INDICATIONS

- Allergie au milnacipran.
- IMAO non sélectifs, IMAO sélectifs B et sumatriptan.
- Contre-indications relatives : autres IMAO, produits vasoconstricteurs à base d'adrénaline et de noradrénaline, clonidine, digoxine, hypertrophie prostatique, grossesse ou allaitement.

## ■ PRÉCAUTIONS D'UTILISATION

- Ne prenez pas d'autres médicaments sans avis médical et signalez à votre médecin les médicaments que vous prenez pour d'autres troubles. Les tranquillisants, les neuroleptiques, les médicaments antiallergiques augmentent le risque de somnolence des antidépresseurs. Les médicaments antihypertenseurs peuvent avoir leur action bloquée et les produits contenant de l'adrénaline et de la noradrénaline peuvent provoquer une hypertension.
- Si vous prenez ce produit, il peut interagir avec des médicaments utilisés lors d'une anesthésie locale.

## ■ EFFETS INDÉSIRABLES

Les plus fréquents sont les troubles digestifs, les vertiges, les bouffées de chaleur et les crises sudorales, les troubles sexuels, les troubles urinaires, l'anxiété. Une prudence est de mise en cas d'épilepsie (bien que cette précaution ne figure pas dans le résumé des caractéristiques du produit). Ces effets indésirables sont bénins et transitoires.

## ■ NOTRE AVIS

L'Ixel* est une molécule ancienne, les premiers essais cliniques ayant commencé il y a vingt-cinq ans. Son double mécanisme d'action, vis-à-vis de la noradrénaline et de la sérotonine, le rend, selon nous, assez proche des anciens imipraminiques. Commercialisé récemment, il constitue selon nous un antidépresseur classique, plutôt bien toléré, à l'exception de problèmes de rétention urinaire. Utilisé à posologie suffisante, l'Ixel* est efficace dans les dépressions caractérisées.

# LARGACTIL *(chlorpromazine)*

Comprimés sécables (orangés) à 25 mg.
Comprimés sécables (orangés) à 100 mg.
Soluté buvable (1 goutte = 1 mg).
Ampoules injectables à 25 mg.
Neuroleptique de la famille des phénothiazines (Liste I).

*Se reporter à la présentation des neuroleptiques page 46.*

## ■ INDICATIONS

Les indications psychiatriques officielles de ce neuroleptique sont les états d'excitation, les états délirants quelle que soit leur cause.

Ils sont prescrits (hors indication) à faibles doses comme hypnotiques et anxiolytiques. Les neuroleptiques sont aussi utilisés en médecine dans le traitement des vomissements, de certains états douloureux, et des maladies neurologiques. Les anesthésistes les utilisent pour leurs prémédications.

## ■ CONTRE-INDICATIONS

- Glaucome par fermeture d'angle, troubles prostatiques, insuffisance rénale ou hépatique grave.
- A utiliser avec précaution chez le sujet âgé, l'épileptique, le parkinsonien.
- Un bilan hépatique est conseillé chez les sujets alcooliques ou qui ont des antécédents de maladie hépatique.
- Les interactions médicamenteuses à prendre en compte sont celles avec les produits qui exercent un effet sédatif sur le système nerveux et qui abaissent la pression artérielle.

## ■ EFFETS INDÉSIRABLES

- Ils sont principalement neurologiques, cardio-vasculaires (hypotension), atropiniques (sécheresse de la bouche, troubles de l'accommodation, constipation et rétention d'urine) et endocriniens.
- Aménorrhée-galactorrhée : tous les neuroleptiques peuvent entraîner un arrêt ou une irrégularité des règles (allongement des cycles et règles peu abondantes). Ce trouble est associé dans deux cas sur trois à une sécrétion de lait.
- Épilepsie : il peut abaisser le seuil épileptogène. Cela signifie qu'un épileptique aura un risque plus élevé de faire une crise comitiale. Votre médecin reconsidérera le traitement anticomitial.
- Prise de poids : elle a différentes explications (stimulation de l'appétit, diminution des dépenses énergétiques en rapport avec la diminution des activités, action hormonale, augmentation de la consommation de boissons sucrées du fait de la sécheresse de

la bouche...). Les conseils diététiques doivent être appliqués dès le début du traitement.

• Sédation et somnolence : cet effet est fréquemment rencontré au début du traitement et dépend de la sensibilité individuelle et de la dose. Une prise unique le soir est souvent conseillée pour réduire la fréquence de survenue de cet effet indésirable.

• Troubles hormonaux et sexuels : la diminution du désir sexuel (libido) et du plaisir a en fait plusieurs causes. Le trouble psychique peut être à lui seul responsable d'une baisse de la libido. Néanmoins, ce type de produit est fréquemment responsable de troubles de la sexualité.

• Troubles neurologiques : les principales manifestations neurologiques qui peuvent être observées sont :

- les dyskinésies aiguës ou mouvements anormaux des yeux, de la bouche, de la langue. Ces manifestations disparaissent à l'arrêt du traitement ;
- l'akathisie et la tasikinésie (impossibilité de rester assis et mouvements de déambulation) qui se rapprochent des impatiences ;
- l'akinésie, qui est un symptôme de la maladie de Parkinson. Il s'agit d'un ralentissement des mouvements pouvant aller jusqu'à l'immobilité. Ce trouble justifie un traitement par des médicaments antiparkinsoniens d'un certain type. Les médicaments qui contiennent de la lévodopa sont contre-indiqués ;
- le tremblement, deuxième symptôme de la maladie de Parkinson, peut être très invalidant et justifie au même titre que l'akinésie un traitement correcteur ;
- l'hypertonie, troisième symptôme de la maladie de Parkinson, se manifeste sous la forme de raideur musculaire, voire de rigidité ;
- les dyskinésies tardives sont des manifestations neurologiques qui surviennent le plus souvent lors de la diminution ou de l'arrêt du traitement. Elles se caractérisent par des mouvements de mâchonnement et de piétinement.

• Certains accidents rarissimes peuvent s'observer :

- le syndrome malin est une urgence. Il se caractérise par l'existence d'une fièvre élevée, de troubles neurologiques et de troubles des fonctions végétatives, c'est-à-dire respiratoires et cardiaques. Cette complication justifie un transfert en réanimation. Rappelons à cette occasion, qu'en cas de fièvre un avis médical doit être immédiatement demandé ;
- allergie : d'exceptionnelles manifestations allergiques peuvent se rencontrer lors de la prise de neuroleptiques. Ces mani-

festations justifient l'arrêt du traitement. Elles peuvent aussi concerner les personnes qui sont exposées au produit au cours de leur activité professionnelle, que ce soit au cours de sa fabrication ou au cours de sa distribution (personnel infirmier).
Remarque : Le Maalox* diminue l'absorption du Largactil*. Un délai d'au moins deux heures doit séparer la prise de ces deux médicaments.

■ NOTRE AVIS

Produit de référence, le Largactil* a été découvert en 1952 et ses propriétés psychiatriques ont été mises en évidence par Jean Delay et Pierre Deniker. Ce produit a révolutionné la prise en charge des malades mentaux et a contribué à ouvrir la porte des asiles. Il reste toujours utilisé, près de cinquante ans après sa découverte.

## LAROXYL *(amitriptyline)*

Comprimés pelliculés (vieux rose) à 25 mg.
Comprimés pelliculés (brique clair) à 50 mg.
Soluté buvable (1 goutte = 1 mg).
Ampoules injectables à 50 mg.
Antidépresseur tricyclique imipraminique (Liste I).

*Se reporter à la présentation des antidépresseurs page 32.*

■ INDICATIONS

Toutes les formes de dépression, y compris les épisodes dépressifs sévères avec hospitalisation (niveau II d'indication).
Il est également indiqué dans d'autres maladies : prescrit officiellement dans l'énurésie (en dehors de toute organicité) et très couramment (mais hors indication officielle) dans les douleurs chroniques et dans les migraines.

■ CONTRE-INDICATIONS

• Avant la prescription de ce type de médicaments, un bilan sera demandé afin d'évaluer l'état général et de déterminer s'il existe des risques d'utilisation.
• Le Laroxyl* a des contre-indications communes à l'ensemble des imipraminiques : le risque de glaucome à angle fermé, l'hypertrophie prostatique (risque de rétention urinaire), les antécédents d'allergie à l'antidépresseur choisi, les troubles cardiaques graves (en particulier infarctus du myocarde récent). D'autres maladies justifient une surveillance médicale étroite.
• Un traitement IMAO non sélectif (Marsilid* par exemple) doit

faire renoncer au Laroxyl*. Il devra être arrêté quinze jours avant le début d'un traitement par Laroxyl*. Le sultopride (Barnetil*) ne doit pas être associé au Laroxyl* en raison des risques de troubles du rythme cardiaque.

## ■ PRÉCAUTIONS D'UTILISATION

• Des dosages sanguins peuvent être demandés par votre médecin. Leur intérêt est limité car les fourchettes thérapeutiques des concentrations plasmatiques d'antidépresseurs sont très larges. Ces dosages peuvent se justifier en cas d'échec à un traitement afin de mettre en évidence un catabolisme excessif, c'est-à-dire une destruction trop importante des médicaments par le foie.

• Un contrôle régulier de la pression artérielle est nécessaire. Une surveillance ophtalmologique, sanguine, hépatique et cardiologique peut se justifier en cas d'affection d'un de ces organes.

• Ne prenez pas d'autres médicaments sans avis médical et signalez à votre médecin les médicaments que vous prenez pour d'autres troubles. Les tranquillisants, les neuroleptiques, les médicaments antiallergiques augmentent le risque de somnolence des antidépresseurs. Les médicaments antihypertenseurs favorisent le risque de chute de la tension artérielle.

• Prévenez votre dentiste si vous prenez du Laroxyl*, qui contre-indique l'utilisation de certains médicaments anesthésiants.

## ■ EFFETS INDÉSIRABLES

Les effets indésirables ne sont pas constants, sont facilement contrôlables pour la plupart et doivent être signalés au médecin qui prendra les dispositions nécessaires pour les réduire.

• Prise de poids : il convient de faire attention à son régime alimentaire. Quelquefois, en accord avec le patient, devant une prise de poids trop importante, un changement d'antidépresseur peut être décidé. En fait, il faut distinguer cet effet, propre à certaines molécules, de la prise de poids liée à la modification de l'appétit du fait de la guérison de l'état dépressif ou encore d'une prise de poids possible liée à la dépression.

• Le Laroxyl* peut avoir un effet sur la vigilance. Le plus souvent, il s'agit d'un problème de posologie et de sensibilité individuelle particulière et cela conduit à changer de doses, voire d'antidépresseur. Les médicaments associés (tranquillisants et somnifères) peuvent accentuer la somnolence.

• La bouche sèche est un effet indésirable fréquent. Mâcher un chewing-gum, sucer une pastille au citron sans sucre sont des moyens de correction efficaces.

• De même, la constipation est fréquente (en se souvenant cependant que c'est aussi un symptôme de la dépression). Cet inconvénient est généralement facile à corriger par l'exercice (marche) et l'hydratation. En cas de nécessité, un laxatif doux vous sera prescrit par votre médecin.
• L'hypotension artérielle, surtout dans les changements de position, est un symptôme fréquent avec le Laroxyl*. Elle est généralement transitoire et facile à contrôler. Elle implique de se lever doucement, en plusieurs étapes, et peut nécessiter un traitement correcteur.
• Les bouffées de chaleur et les crises sudorales s'observent avec ce type de produit. Elles atteignent rarement une intensité très gênante, ce qui est heureux car il n'y a pas de traitement correcteur.
• Les troubles sexuels (baisse de la libido, frigidité, retard à l'éjaculation, voire impuissance) peuvent être des symptômes de l'état dépressif, mais peuvent être aussi des conséquences du Laroxyl*.
• Les troubles visuels avec difficultés d'accommodation (vision troublée) s'observent avec les imipraminiques, dont le Laroxyl*, et dépendent beaucoup de la sensibilité individuelle. Ces troubles s'atténuent après plusieurs jours de traitement. Il est inutile de faire corriger ses verres car ces manifestations cesseront dès l'arrêt du traitement. Certains patients se plaignent d'une sensation de sécheresse oculaire. Cela peut justifier un traitement correcteur par larmes artificielles.
Les imipraminiques augmentent la tension oculaire et ne peuvent être prescrit chez les personnes qui présentent un glaucome à angle fermé ; cette dernière précision ne peut être apportée que par un spécialiste ophtalmologiste pratiquant un examen par gonioscopie.
• Les troubles urinaires (retard à la miction, nécessité d'effort, rarement rétention d'urine) s'observent plutôt chez l'homme âgé porteur d'une lésion prostatique.
• Les tremblements et les difficultés d'élocution peuvent constituer une gêne véritable. Ils imposent alors de revoir la posologie, voire de changer d'antidépresseur.
• Troubles cardiaques : le Laroxyl* exerce une influence sur la conduction électrique du cœur. Cela peut poser problème chez les sujets qui ont des antécédents cardiaques. Dans ce cas, votre médecin effectuera un électrocardiogramme ou demandera un avis à un cardiologue.

■ NOTRE AVIS

Nous réservons le plus souvent ce type de produit à des patients hospitalisés en raison de la toxicité cardio-vasculaire qui implique une surveillance clinique étroite. C'est l'un des produits antidépresseurs les plus sédatifs, qui trouve son indication privilégiée chez les déprimés anxieux et agités. A plus faible dose, il peut être utilisé le soir en raison de ses propriétés sédatives qui favorisent le sommeil.

Il convient d'être particulièrement prudent chez les sujets présentant une tendance aux hypotensions orthostatiques et chez tous les sujets âgés, les levers nocturnes par exemple pour aller aux toilettes pouvant provoquer un risque de chute et de fractures.

## LEPONEX *(clozapine)*

Neuroleptique de la famille des dibenzo-oxazepines.

Il n'est pas délivré dans les officines.

*Se reporter à la présentation des neuroleptiques page 46.*

■ INDICATIONS

Ce médicament est réservé aux schizophrénies résistantes.

■ CONTRE-INDICATIONS

• Antécédents d'allergie au Leponex*.

• Doit être utilisé avec prudence en cas d'épilepsie.

■ PRÉCAUTIONS D'UTILISATION

• Il nécessite une surveillance très régulière de la formule sanguine en raison du risque d'agranulocytose.

• Il ne doit pas être associé aux médicaments pouvant entraîner une baisse du nombre des globules blancs et doit être utilisé avec prudence avec les médicaments antihypertenseurs en raison du risque d'hypotension artérielle.

■ EFFETS INDÉSIRABLES

• Fatigue, somnolence, vertiges, céphalées.

• Des cas de syndrome malin ont été décrits. Les agranulocytoses (baisse brutale des globules blancs) constituent l'incident le plus redouté, qui implique une surveillance hématologique étroite.

■ NOTRE AVIS

Ce produit n'est pas commercialisé dans les officines. Il ne peut être obtenu que dans les hôpitaux dans des indications bien précises : formes graves et résistantes des schizophrénies. Il fait partie en fait d'une nouvelle classe de produits, dénommés antipsychotiques atypiques, et est dénué d'effet neurologique.

La pratique de ce produit est limitée en raison des conditions restrictives d'utilisation. Ne l'utilisant qu'en milieu hospitalier, nous avons observé des améliorations spectaculaires chez des patients qui avaient résisté à différentes classes de médicaments. L'un de ses effets indésirables doit être mentionné : la prise de poids.

## LEXOMIL *(bromazépam)*

Commercialisé aussi sous le nom d'Anxyrex*, Bromazépam* et Quietiline.

Bâtonnets quadrisécables (blancs) à 6 mg.

Tranquillisant de la famille des benzodiazépines (Liste I).

*Se reporter à la présentation des tranquillisants page 56.*

■ INDICATIONS

Le Lexomil* est prescrit en cas de troubles anxieux (principalement crises aiguës d'angoisse, anxiété généralisée). Il n'est pas indiqué dans les manifestations du stress du quotidien.

■ CONTRE-INDICATIONS

Il existe des contre-indications à l'ensemble des benzodiazépines :

• Antécédents d'allergie. Une règle générale doit être appliquée : un produit (quel qu'il soit) qui a entraîné une réaction allergique ne doit jamais être réutilisé. Par extension, les produits qui appartiennent à la même famille chimique devront être évités.

• Antécédents de réaction paradoxale à ces produits : certains patients qui ont reçu des benzodiazépines se plaignent d'avoir été énervés ou au contraire complètement endormis. Même si l'effet est purement psychologique, il est préférable de ne pas utiliser de tels produits chez ces patients.

• Alcoolisme : cet état n'est pas à proprement parler une contre-indication dans la mesure où de nombreux alcooliques sont traités par ces médicaments. L'alcool en prise chronique modifie les fonctions hépatiques et peut être responsable d'une diminution de l'effet tranquillisant. Lorsqu'il est pris de manière ponctuelle, il peut avoir l'effet inverse, c'est-à-dire une augmentation de l'effet des benzodiazépines.

• Certaines maladies neurologiques peuvent être aggravées (démence, accident cérébral...).

• La myasthénie, qui se caractérise par une fatigabilité anormale des muscles, est aggravée par les benzodiazépines.

• Grossesse et allaitement : bien que le risque de malformation soit faible, il est préférable, si l'état le permet, de s'abstenir de consommer des tranquillisants pendant la grossesse. De même, l'absorption de benzodiazépines est contre-indiquée pendant l'allaitement.

• Insuffisance respiratoire sévère.

• Syndrome d'apnée du sommeil : ces produits peuvent aggraver le nombre et la durée des pauses respiratoires pendant le sommeil.

• Insuffisance hépatique sévère : en cas de maladie grave du foie, ces produits peuvent favoriser la survenue de souffrances cérébrales ou encéphalopathies.

• Bien que cette contre-indication ne soit pas mentionnée en France dans les ouvrages de référence, les troubles oculaires de type glaucome à angle fermé constituent une contre-indication.

• Dans certains cas, la contre-indication n'est pas absolue, mais la prescription justifie une surveillance étroite :

– état de fatigue : la fatigue, lorsqu'elle n'est pas liée à un état anxieux, peut être majorée par l'effet sédatif de ces médicaments ;

– maladie de foie : le foie joue un rôle d'épurateur ; s'il fonctionne mal, il y a un risque accru de surdosage de médicament et donc de toxicité ;

– les mêmes précautions doivent être prises en cas de mauvais fonctionnement rénal. Les reins permettant l'élimination des médicaments, en cas d'insuffisance de fonctionnement rénal, les benzodiazépines s'accumuleront dans l'organisme ;

– chez le sujet âgé, des précautions d'emploi sont nécessaires car le rein et le foie ont un fonctionnement ralenti et le système nerveux est devenu plus sensible.

## ■ PRÉCAUTIONS D'UTILISATION

Différents produits peuvent interagir avec les benzodiazépines. N'oubliez pas de préciser à votre médecin les médicaments que vous prenez.

• Les analgésiques dérivés morphiniques (médicaments de la douleur) augmentent les effets sédatifs des benzodiazépines. Les conséquences peuvent être très graves chez un insuffisant respiratoire.

• Les barbituriques, les hypnotiques, les neuroleptiques sédatifs, les antidépresseurs tricycliques, les antiallergiques, en un mot tous les produits qui diminuent l'activité du système nerveux ont les mêmes effets et peuvent favoriser des troubles respiratoires et un état de somnolence.

• Certains médicaments, par leur action stimulante, peuvent s'opposer aux effets tranquillisants des benzodiazépines (amphétamines, caféine, théophylline...).

• Les benzodiazépines : il est inutile dans la majorité des cas de prendre plusieurs benzodiazépines. L'effet thérapeutique ne sera pas meilleur et le risque de survenue d'effets indésirables sera augmenté.

• D'autres médicaments peuvent interagir avec les benzodiazépines en diminuant leur dégradation dans l'organisme. La conséquence sera une augmentation de leur concentration. C'est le cas par exemple de la cimétidine (Tagamet*), médicament antiulcéreux qui peut entraîner un état de somnolence lorsqu'il est prescrit en association avec des benzodiazépines. Le disulfiram (Espéral*, TTDB3B4*), les pilules contraceptives, le propranolol (Avlocardyl*) et l'isoniazide (Rimifon*) interagissent sur le foie en réduisant la dégradation des benzodiazépines et peuvent être responsables d'une augmentation de leur concentration.

• Le cisapride (Prepulsid*) augmente la vitesse d'absorption des benzodiazépines.

• A l'inverse, d'autres substances diminuent l'efficacité des benzodiazépines ; c'est le cas des barbituriques, de la rifampicine (antibiotique commercialisé en France sous les noms de Rifadine* et Rimactan*), du tabac (en consommation importante et prolongée) et de l'alcool (consommation prolongée).

## ■ EFFETS INDÉSIRABLES

La relative bonne tolérance de ce produit et son efficacité dans les troubles anxieux expliquent sans doute l'usage abusif qui en est fait par automédication. Les effets indésirables sont étroitement liés à la dose et à la sensibilité individuelle du sujet.

Les deux effets indésirables le plus souvent mis en cause sont la dépendance et les troubles de la mémoire.

• La dépendance : cette question est un sujet de débat, qui nécessite une réponse claire.

La dépendance aux benzodiazépines, lorsqu'elle existe, doit être distinguée de la dépendance à l'alcool, aux barbituriques ou aux drogues. C'est-à-dire que, dans la majorité des cas, il n'y a pas malaise à l'arrêt du traitement par des benzodiazépines si cet arrêt a été concerté avec le médecin, décidé au bon moment et organisé sous forme d'une diminution très progressive des doses initialement utilisées. Après des traitements très longs, utilisant des posologies élevées, la phase de sevrage est plus délicate. Mais bien sûr, à l'arrêt des benzodiazépines, peuvent réapparaître les angoisses pour lesquelles elles ont été prescrites. Le risque de dépendance physique demeure relativement faible aux doses thérapeutiques sur une période de moins de trois à quatre mois.

- En cas de maladie épileptique, la réduction du traitement peut favoriser l'apparition de crises. Votre médecin tiendra compte de cet élément lors de la décision d'une diminution du traitement.
- Les troubles de la mémoire : avec les tranquillisants, plus encore avec les hypnotiques, on peut observer des amnésies de courte durée (au moment où la benzodiazépine atteint sa plus haute concentration dans le sang).
- Autres effets indésirables : ils sont peu nombreux et déterminés généralement par une posologie excessive ou une mauvaise tolérance du patient. Il s'agit de ralentissement, de tendance à la somnolence, d'impression d'ébriété ; quelquefois, des effets paradoxaux peuvent s'observer avec stimulation et majoration de l'anxiété, irritabilité, agressivité, troubles du comportement. Les effets indésirables somatiques sont tout aussi rares (réactions allergiques cutanées ou conjonctivales, miction pendant le sommeil, troubles sexuels de type baisse du désir).

### ■ NOTRE AVIS

Le Lexomil* est l'une des benzodiazépines les plus prescrites. Sa présentation quadrisécable rend facile son utilisation en permettant fréquemment trois à quatre prises par jour. Nous n'avons pas d'avis particulier sur cette benzodiazépine.

Certains correspondants dermatologues nous ont signalé l'existence d'acné, probablement liée à la présence de brome dans la molécule. Nous conseillons aux patients chez qui surviendait une acné après la prescription de bromazépam de consulter un dermatologue.

La prescription doit être limitée dans le temps et faire l'objet de réévaluations. Cependant, l'angoisse pathologique est un phénomène durable qui évolue le plus souvent de façon rémittente et qui oblige donc, dans l'état actuel de nos connaissances, à des périodes de traitement qui durent souvent plus d'un mois. Des approches non médicamenteuses (psychothérapie, thérapie comportementale, relaxation, psychanalyse...) sont vivement recommandées dans le traitement de l'anxiété chronique.

La durée du traitement se discute avec son médecin. Il faut savoir diminuer très progressivement les doses avant d'arrêter.

On ne peut remettre en cause les bénéfices majeurs apportés dans les véritables pathologies anxieuses. En revanche, le rapport bénéfice/risque est beaucoup plus discutable dans les états anxieux mineurs peu invalidants et dans les stress du quotidien.

Pour la majorité des patients pour lesquels ce type de traitement est indiqué, les bénéfices des benzodiazépines dépassent largement les risques.

Une attention toute particulière doit être portée aux sujets âgés qui, en raison de pathologies multiples, reçoivent différentes médications. Du fait aussi d'un vieillissement du fonctionnement du rein et du foie, ce médicament pourra avoir des effets excessifs, en particulier sédatifs, en raison de posologies trop élevées. Comme pour toutes les benzodiazépines, il convient de rechercher la dose minimale efficace.

Il nous revient aussi de souligner que certains troubles psychologiques du sujet âgé ne relèvent pas obligatoirement de la psychiatrie mais paraissent déterminés par les conditions existentielles. Les conséquences d'un état de solitude peuvent être confondues avec un trouble dépressif ou anxieux et ne relèvent pas obligatoirement de médicaments psychotropes.

Une sixième caractéristique clinique a été apportée cette année à la définition des benzodiazépines. Elle reflète une réalité, jusque-là sous-évaluée. L'amnésie (ou les troubles de la mémoire) vient donc s'ajouter aux cinq autres propriétés classiques des benzodiazépines : action anticonvulsivante, myorelaxante, anxiolytique, sédative et hypnotique.

Un effet désinhibiteur est parfois observé chez des sujets prédisposés. Il peut favoriser des passages à l'acte.

## LOXAPAC *(loxapine)*

Comprimés pelliculés (blancs) à 25 mg.
Comprimés pelliculés (bleus) à 50 mg.
Soluté buvable (1 goutte = 1 mg).
Ampoules injectables à 50 mg.
Neuroleptique de la famille des dibenzo-oxazépines (Liste I).

*Se reporter à la présentation des neuroleptiques page 46.*

### ■ INDICATIONS

Les indications psychiatriques de ces neuroleptiques sont les états d'agitation, les états délirants quelle que soit leur cause.

### ■ CONTRE-INDICATIONS

• De manière absolue en cas de coma ou d'états graves causés par l'alcool, les barbituriques, et en cas d'allergie à ce produit.

• De manière relative en cas de glaucome par fermeture d'angle, de troubles prostatiques, d'insuffisance rénale ou hépatique grave, chez la femme enceinte ou qui allaite.

• A utiliser avec précaution chez le sujet âgé, l'épileptique, le parkinsonien.

• Un bilan hépatique est conseillé chez les sujets alcooliques ou qui ont des antécédents de maladie hépatique.

• Les interactions médicamenteuses à prendre en compte sont celles avec les produits qui exercent un effet sédatif sur le système nerveux et qui abaissent la pression artérielle.

### ■ EFFETS INDÉSIRABLES

• Ils sont principalement neurologiques, cardio-vasculaires (hypotension), atropiniques (sécheresse de la bouche, troubles de l'accommodation, constipation et rétention d'urine) et endocriniens.

• Aménorrhée-galactorrhée : tous les neuroleptiques peuvent entraîner un arrêt ou une irrégularité des règles (allongement des cycles et règles peu abondantes). Ce trouble est associé dans deux cas sur trois à une sécrétion de lait.

• Épilepsie : ce médicament peut abaisser le seuil épileptogène. Cela signifie qu'un épileptique aura un risque plus élevé de faire une crise comitiale. Votre médecin reconsidérera le traitement anticomitial.

• Prise de poids : elle a différentes explications (stimulation de l'appétit, diminution des dépenses énergétiques en rapport avec la diminution des activités, action hormonale, augmentation de la consommation de boissons sucrées du fait de la sécheresse de la bouche...). Les conseils diététiques doivent être appliqués dès le début du traitement.

• Sédation et somnolence : cet effet est fréquemment rencontré au début du traitement et dépend de la sensibilité individuelle et de la dose. Une prise unique le soir est souvent conseillée pour réduire la fréquence de survenue de cet effet indésirable.

• Troubles hormonaux et sexuels : la diminution du désir sexuel (libido) et du plaisir a en fait plusieurs causes. Le trouble psychique peut être à lui seul responsable d'une baisse de la libido. Néanmoins, ce type de produit est fréquemment responsable de troubles de la sexualité.

• Troubles neurologiques : les principales manifestations neurologiques qui peuvent être observées sont :

– les dyskinésies aiguës ou mouvements anormaux des yeux, de la bouche, de la langue. Ces manifestations disparaissent à l'arrêt du traitement ;

– l'akathisie et la tasikinésie (impossibilité de rester assis et mouvements de déambulation) qui se rapprochent des impatiences ;

– l'akinésie, qui est un symptôme de la maladie de Parkinson. Il s'agit d'un ralentissement des mouvements pouvant aller jusqu'à l'immobilité. Ce trouble justifie un traitement par des médicaments antiparkinsoniens d'un certain type. Les médicaments qui contiennent de la lévodopa sont contre-indiqués ;

– le tremblement, deuxième symptôme de la maladie de Parkinson, peut être très invalidant et justifie au même titre que l'akinésie un traitement correcteur ;

– l'hypertonie, troisième symptôme de la maladie de Parkinson, se manifeste sous la forme de raideur musculaire, voire de rigidité ;

– les dyskinésies tardives sont des manifestations neurologiques qui surviennent le plus souvent lors de la diminution ou de l'arrêt du traitement. Elles se caractérisent par des mouvements de mâchonnement et de piétinement.

• Certains accidents rarissimes peuvent s'observer : le syndrome malin est une urgence. Il se caractérise par l'existence d'une fièvre élevée, de troubles neurologiques et de troubles des fonctions végétatives, c'est-à-dire respiratoires et cardiaques. Cette complication justifie un transfert en réanimation. Rappelons à cette occasion qu'en cas de fièvre un avis médical doit être immédiatement demandé.

■ NOTRE AVIS

Ce médicament est souvent prescrit dans des contextes d'urgence (état d'agitation et délirant).

## LUDIOMIL *(maprotiline)*

Comprimés pelliculés sécables (beige rosé) à 25 mg.
Comprimés pelliculés sécables (ocre) à 75 mg.
Soluté buvable (1 goutte = 1 mg).
Ampoules injectables à 25 mg.
Antidépresseur tricyclique imipraminique (Liste I).

*Se reporter à la présentation des antidépresseurs page 32.*

### ■ INDICATIONS

Toutes les formes de dépression, y compris les épisodes dépressifs sévères avec hospitalisation (niveau II d'indication).

### ■ CONTRE-INDICATIONS

Avant la prescription de ce type de médicaments, un bilan sera demandé afin d'évaluer l'état général et de déterminer s'il existe des risques d'utilisation.

• Le Ludiomil* a des contre-indications communes à l'ensemble des imipraminiques : le risque de glaucome à angle fermé, l'hypertrophie prostatique (risque de rétention urinaire), les antécédents d'allergie à l'antidépresseur choisi, les troubles cardiaques graves (en particulier infarctus du myocarde récent).

• D'autres maladies justifient une surveillance médicale étroite. Un traitement IMAO non sélectif (Marsilid* par exemple) doit faire renoncer au Ludiomil*. Il devra être arrêté quinze jours avant le début d'un traitement par Ludiomil*. Le sultopride (Barnetil*) ne doit pas être associé au Ludiomil* en raison des risques de troubles du rythme cardiaque.

### ■ PRÉCAUTIONS D'UTILISATION

• Des dosages sanguins peuvent être demandés par votre médecin. Leur intérêt est limité car les fourchettes thérapeutiques des concentrations plasmatiques d'antidépresseurs sont très larges. Ces dosages peuvent se justifier en cas d'échec à un traitement afin de mettre en évidence un catabolisme excessif, c'est-à-dire une destruction trop importante des médicaments par le foie.

• Un contrôle régulier de la pression artérielle est nécessaire. Une surveillance ophtalmologique, sanguine, hépatique et cardiologique peut se justifier en cas d'affection d'un de ces organes.

• Prévenez votre dentiste si vous prenez du Ludiomil*, car il contre-indique l'utilisation de certains médicaments anesthésiants.

## EFFETS INDÉSIRABLES

Ils ne sont pas constants, sont facilement contrôlables pour la plupart et doivent être signalés au médecin qui prendra les dispositions nécessaires pour les réduire.

• Prise de poids : il convient de faire attention à son régime alimentaire. Quelquefois, en accord avec le patient, devant une prise de poids trop importante, un changement d'antidépresseur peut être décidé. En fait, il faut distinguer cet effet, propre à certaines molécules, de la prise de poids liée à la modification de l'appétit du fait de la guérison de l'état dépressif ou encore d'une prise de poids possible liée à la dépression.

• Le Ludiomil* peut avoir un effet sur la vigilance. Le plus souvent, il s'agit d'un problème de posologie et de sensibilité individuelle particulière et cela conduit à changer de doses, voire d'antidépresseur. Les médicaments associés (tranquillisants et somnifères) peuvent accentuer la somnolence.

• La bouche sèche est un effet indésirable fréquent. Mâcher un chewing-gum ou sucer une pastille au citron sans sucre sont des moyens de correction efficaces.

• De même, la constipation est fréquente (en se souvenant cependant que c'est aussi un symptôme de la dépression). Cet inconvénient est généralement facile à corriger par l'exercice (marche) et l'hydratation. En cas de nécessité, un laxatif doux vous sera prescrit par votre médecin.

• L'hypotension artérielle, surtout dans les changements de position, est un symptôme fréquent avec le Ludiomil*. Elle est généralement transitoire et facile à contrôler. Elle implique de se lever doucement, en plusieurs étapes, et peut nécessiter un traitement correcteur.

• Les bouffées de chaleur et les crises sudorales s'observent avec ce type de produit. Elles atteignent rarement une intensité très gênante, ce qui est heureux car il n'y a pas de traitement correcteur.

• Les troubles sexuels (baisse de la libido, frigidité, retard à l'éjaculation, voire impuissance) peuvent être des symptômes de l'état dépressif, mais aussi des conséquences du Ludiomil*.

• Les troubles visuels avec difficultés d'accommodation (vision

troublée) s'observent avec les imipraminiques, dont le Ludiomil*, et dépendent beaucoup de la sensibilité individuelle. Ces troubles s'atténuent après plusieurs jours de traitement. Il est inutile de faire corriger ses verres car ces manifestations cesseront dès l'arrêt du traitement. Certains patients se plaignent d'une sensation de sécheresse oculaire. Cela peut justifier un traitement correcteur par larmes artificielles.
Les imipraminiques augmentent la tension oculaire et ne peuvent être prescrits chez les personnes qui présentent un glaucome à angle fermé ; cette dernière précision ne peut être apportée que par un spécialiste ophtalmologiste pratiquant un examen par gonioscopie.

- Les troubles urinaires (retard à la miction, nécessité d'effort, rarement rétention d'urine) s'observent plutôt chez l'homme âgé porteur d'une lésion prostatique.
- Les tremblements et les difficultés d'élocution peuvent constituer une gêne véritable et témoigner d'un surdosage. Ils imposent un réajustement de la posologie, voire de changer d'antidépresseur.
- Troubles cardiaques : le Ludiomil* exerce une influence sur la conduction électrique du cœur. Cela peut poser problème chez les sujets ayant des antécédents cardiaques. Dans ce cas, votre médecin effectuera un électrocardiogramme ou demandera un avis à un cardiologue.

■ NOTRE AVIS

Cet antidépresseur de référence a fait la preuve de son efficacité dans les formes graves de dépression. Il s'apparente aux autres imipraminiques tels l'Anafranil*, le Laroxyl*, le Tofranil*. Il présente les mêmes contre-indications et abaisse significativement le seuil épileptogène. Cela signifie qu'en cas d'épilepsie un réajustement du traitement anticomitial devra être envisagé. Il apparaît même plus prudent de recourir à un autre antidépresseur.

## LYSANXIA *(prazépam)*

Comprimés sécables (bleus) à 10 mg.
Comprimés sécables oblongs (roses) à 40 mg.
Soluté buvable (20 gouttes = 10 mg).
Tranquillisant de la famille des benzodiazépines (Liste I).

*Se reporter à la présentation des tranquillisants page 56.*

## ■ INDICATIONS

Le Lysanxia* est prescrit en cas de troubles anxieux (principalement crises aiguës d'angoisse, anxiété généralisée). Il n'est pas indiqué dans les manifestations du stress du quotidien.

## ■ CONTRE-INDICATIONS

Il existe des contre-indications à l'ensemble des benzodiazépines :

- Antécédents d'allergie. Une règle générale doit être appliquée : un produit (quel qu'il soit) qui a entraîné une réaction allergique ne doit jamais être réutilisé. Par extension, les produits qui appartiennent à la même famille chimique devront être évités.
- Antécédents de réaction paradoxale à ces produits : certains patients qui ont reçu des benzodiazépines se plaignent d'avoir été énervés ou au contraire complètement endormis. Même si l'effet est purement psychologique, il est préférable de ne pas utiliser de tels produits chez ces patients.
- Alcoolisme : cet état n'est pas à proprement parler une contre-indication, dans la mesure où de nombreux alcooliques sont traités par ces médicaments. L'alcool en prise chronique modifie les fonctions hépatiques et peut être responsable d'une diminution de l'effet tranquillisant. Lorsqu'il est pris de manière ponctuelle, il peut avoir l'effet inverse, c'est-à-dire une augmentation de l'effet des benzodiazépines.
- Certaines maladies neurologiques peuvent être aggravées (démence, accident cérébral...).
- La myasthénie, qui se caractérise par une fatigabilité anormale des muscles, est aggravée par les benzodiazépines.
- Grossesse et allaitement : bien que le risque de malformation soit faible, il est préférable, si l'état le permet, de s'abstenir de consommer des tranquillisants pendant la grossesse. De même, l'absorption de benzodiazépines est contre-indiquée pendant l'allaitement.
- Insuffisance respiratoire sévère.
- Syndrome d'apnée du sommeil : ces produits peuvent aggraver le nombre et la durée des pauses respiratoires pendant le sommeil.
- Insuffisance hépatique sévère : en cas de maladie grave du foie, ces produits peuvent favoriser la survenue de souffrances cérébrales ou encéphalopathies.
- Bien que cette contre-indication ne soit pas mentionnée en

France dans les ouvrages de référence, les troubles oculaires de type glaucome à angle fermé constituent une contre-indication.

• Dans certains cas, la contre-indication n'est pas absolue, mais la prescription justifie une surveillance étroite :

– état de fatigue : la fatigue, lorsqu'elle n'est pas liée à un état anxieux, peut être majorée par l'effet sédatif de ces médicaments ;

– maladie de foie : le foie joue un rôle d'épurateur ; s'il fonctionne mal, il y a un risque accru de surdosage de médicament et donc de toxicité ;

– les mêmes précautions doivent être prises en cas de mauvais fonctionnement rénal. Les reins permettant l'élimination des médicaments, en cas d'insuffisance de fonctionnement rénal, les benzodiazépines s'accumuleront dans l'organisme ;

– chez le sujet âgé, des précautions d'emploi sont nécessaires car le rein et le foie ont un fonctionnement ralenti et le système nerveux est devenu plus sensible.

• Certains sujets présentent un risque plus élevé de dépendance. Votre médecin, lors de sa prescription, évaluera ce risque.

## ■ PRÉCAUTIONS D'UTILISATION

Différents produits peuvent interagir avec les benzodiazépines. N'oubliez pas de préciser à votre médecin les médicaments que vous prenez.

• Les analgésiques dérivés morphiniques (médicaments de la douleur) augmentent les effets sédatifs des benzodiazépines. Les conséquences peuvent être très graves chez un insuffisant respiratoire.

• Les barbituriques, les hypnotiques, les neuroleptiques sédatifs, les antidépresseurs tricycliques, les antiallergiques, en un mot tous les produits qui diminuent l'activité du système nerveux ont les mêmes effets et peuvent favoriser des troubles respiratoires et un état de somnolence.

• Certains médicaments, par leur action stimulante, peuvent s'opposer aux effets tranquillisants des benzodiazépines (amphétamines, caféine, théophylline...).

• Les benzodiazépines : il est inutile, dans la majorité des cas, de prendre plusieurs benzodiazépines. L'effet thérapeutique ne sera pas meilleur et le risque de survenue d'effets indésirables sera augmenté.

• D'autres médicaments peuvent interagir avec les benzodiazépines en diminuant leur dégradation dans l'organisme. La conséquence sera une augmentation de leur concentration. C'est le cas par exemple de la cimétidine (Tagamet*), médicament antiulcéreux qui peut entraîner un état de somnolence lorsqu'il est prescrit en association avec des benzodiazépines. Le disulfiram (Espéral*, TTDB3B4*), les pilules contraceptives, le propranolol (Avlocardyl*) et l'isoniazide (Rimifon*) interagissent sur le foie en réduisant la dégradation des benzodiazépines et peuvent être responsables d'une augmentation de leur concentration.

• Le cisapride (Prepulsid*) augmente la vitesse d'absorption des benzodiazépines.

• A l'inverse, d'autres substances diminuent l'efficacité des benzodiazépines ; c'est le cas des barbituriques, de la rifampicine (antibiotique commercialisé en France sous les noms de Rifadine* et Rimactan*), du tabac (en consommation importante et prolongée) et de l'alcool (consommation prolongée).

■ EFFETS INDÉSIRABLES

La relative bonne tolérance de ces produits et leur efficacité dans les troubles anxieux expliquent sans doute l'usage abusif qui en est fait par automédication. Les effets indésirables sont étroitement liés à la dose et à la sensibilité individuelle du sujet. Les deux effets indésirables le plus souvent mis en cause sont la dépendance et les troubles de la mémoire.

• La dépendance : cette question est un sujet de débat qui nécessite une réponse claire.

La dépendance aux benzodiazépines, lorsqu'elle existe, doit être distinguée de la dépendance à l'alcool, aux barbituriques ou aux drogues. C'est-à-dire que, dans la majorité des cas, il n'y a pas malaise à l'arrêt du traitement par des benzodiazépines si cet arrêt a été concerté avec le médecin, décidé au bon moment et organisé sous forme d'une diminution très progressive des doses initialement utilisées.

Après des traitements très longs, utilisant des posologies élevées, la phase de sevrage est plus délicate. Mais bien sûr, à l'arrêt des benzodiazépines peuvent réapparaître les angoisses pour lesquelles elles ont été prescrites.

Le risque de dépendance physique demeure relativement faible aux doses thérapeutiques sur une période de moins de trois à quatre mois.

• En cas de maladie épileptique, la réduction du traitement peut favoriser l'apparition de crises. Votre médecin tiendra compte de cet élément lors de la décision d'une diminution du traitement.

• Les troubles de la mémoire : avec les tranquillisants, plus encore avec les hypnotiques, on peut observer des amnésies de courte durée (au moment où la benzodiazépine atteint sa plus haute concentration dans le sang). Cet effet engendre beaucoup d'inquiétude.

En réalité, on n'a jamais démontré un effet nocif durable des tranquillisants sur la mémoire, pas plus important en tout cas que l'effet de l'angoisse sur ladite mémoire.

• Autres effets indésirables : ils sont peu nombreux et déterminés généralement par une posologie excessive ou une mauvaise tolérance du patient. Il s'agit de ralentissement, de tendance à la somnolence, d'impression d'ébriété ; quelquefois, des effets paradoxaux peuvent s'observer avec stimulation et majoration de l'anxiété, irritabilité, agressivité, troubles du comportement. Les effets indésirables somatiques sont tout aussi rares (réactions allergiques cutanées ou conjonctivales, miction pendant le sommeil, troubles sexuels de type baisse du désir).

## ■ NOTRE AVIS

Ce tranquillisant est présenté sous deux formes : 10 mg et 40 mg. La forme à 40 mg a été déremboursée afin de limiter les abus d'utilisation. Il ne présente pas de particularité qui permette de le distinguer des autres benzodiazépines. La forme en soluté facilite le sevrage.

Il est plus rapidement actif en plaçant le comprimé sous la langue.

La prescription doit être limitée dans le temps et faire l'objet de réévaluations. Cependant, l'angoisse pathologique est un phénomène durable qui évolue le plus souvent de façon rémittente et qui oblige donc, dans l'état actuel de nos connaissances, à des périodes de traitement qui durent souvent plus d'un mois. Des approches non médicamenteuses (psychothérapie, thérapie comportementale, relaxation, psychanalyse...) sont vivement recommandées dans le traitement de l'anxiété chronique. La durée du traitement se discute avec son médecin. Il faut savoir diminuer très progressivement les doses avant d'arrêter.

On ne peut remettre en cause les bénéfices majeurs apportés dans les véritables pathologies anxieuses. En revanche, le rapport bénéfice/risque est beaucoup plus discutable dans les états anxieux mineurs peu invalidants et dans les stress du quotidien.

Pour la majorité des patients pour lesquels ce type de traitement est indiqué, les bénéfices des benzodiazépines dépassent largement les risques.

Une attention toute particulière doit être portée aux sujets âgés qui, en raison de pathologies multiples, reçoivent différentes médications. Du fait aussi d'un vieillissement du fonctionnement du rein et du foie, ce médicament pourra avoir des effets excessifs, en particulier sédatifs en raison de posologies trop élevées. Comme pour toutes les benzodiazépines, il convient de rechercher la dose minimale efficace.

Il nous revient aussi de souligner que certains troubles psychologiques du sujet âgé ne relèvent pas obligatoirement de la psychiatrie mais apparaissent déterminés par ses conditions existentielles. Les conséquences d'un état de solitude peuvent être confondues avec un trouble dépressif ou anxieux et ne relèvent pas obligatoirement de médicaments psychotropes.

Une sixième caractéristique clinique a été apportée cette année à la définition des benzodiazépines. Elle reflète une réalité jusque-là sous-évaluée. L'amnésie (ou les troubles de la mémoire) vient donc s'ajouter aux cinq autres propriétés classiques des benzodiazépines : action anticonvulsivante, myorelaxante, anxiolytique, sédative et hypnotique. Un effet désinhibiteur est parfois observé chez des sujets prédisposés. Il peut favoriser des passages à l'acte.

## MAJEPTIL *(thiopropérazine)*

Comprimés pelliculés sécables (jaunes) à 10 mg.

Neuroleptique de la famille des phénothiazines (Liste I).

*Se reporter à la présentation des neuroleptiques page 46.*

### ■ INDICATIONS

Ce neuroleptique est utilisé dans toutes les formes de psychoses.

### ■ CONTRE-INDICATIONS

• Ce médicament est contre-indiqué en cas de glaucome par fermeture d'angle, de troubles prostatiques, d'insuffisance rénale ou hépatique grave et d'antécédents d'agranulocytose (chute des globules blancs), d'allergie à ce produit, d'hypersensibilité ou intolérance au gluten.

• Il doit être utilisé avec précaution chez le sujet âgé, l'épileptique et le parkinsonien.

• Un bilan hépatique est conseillé chez les sujets alcooliques ou qui ont des antécédents de maladie hépatique.

## ■ PRÉCAUTIONS D'UTILISATION

• L'apparition d'une fièvre doit faire consulter le médecin pour avis.

• Les interactions médicamenteuses à prendre en compte sont celles avec les produits qui exercent un effet sédatif sur le système nerveux et qui abaissent la pression artérielle.

• Les neuroleptiques interagissent avec d'autres médicaments :
– les tranquillisants, hypnotiques, antalgiques dérivés de la morphine, les antiallergiques (antihistaminiques H1) prescrits en association avec des neuroleptiques vont favoriser le risque de sédation et de somnolence. Ce risque doit être pris en compte principalement chez les conducteurs de véhicule, les personnes qui travaillent sur des machines...
– la lévopoda, prescrite pour traiter la maladie de Parkinson, ne doit pas être utilisée avec les neuroleptiques car elle s'oppose à leur action. Si cette association est indispensable, un neuroleptique ayant peu d'effets neurologiques pourra être prescrit.

• Ce neuroleptique de la classe des phénothiazines ne doit pas être associé à la guanétidine (Isméline*) car il s'oppose à son effet antihypertenseur. De même, lorsqu'il est associé à des médicaments aux propriétés atropiniques, il existe un plus grand risque de survenue d'effets indésirables (sécheresse de la bouche, constipation, rétention d'urine, troubles visuels...).

## ■ EFFETS INDÉSIRABLES

Ils sont principalement neurologiques, cardiovasculaires (hypotension), atropiniques (sécheresse de la bouche, troubles de l'accommodation, constipation et rétention d'urine) et endocriniens.

• Aménorrhée-galactorrhée : tous les neuroleptiques peuvent entraîner un arrêt ou une irrégularité des règles (allongement des cycles et règles peu abondantes). Ce trouble est associé dans deux cas sur trois à une sécrétion de lait.

• Épilepsie : ce médicament peut abaisser le seuil épileptogène, ce qui signifie qu'un épileptique aura un risque plus élevé de faire une crise comitiale. Votre médecin reconsidérera le traitement anticomitial.

• Prise de poids : elle a différentes explications (stimulation de l'appétit, diminution des dépenses énergétiques en rapport avec la diminution des activités, action hormonale, augmentation de la consommation de boissons sucrées du fait de la sécheresse de la bouche...). Les conseils diététiques doivent être appliqués dès le début du traitement.

• Sédation et somnolence : cet effet est fréquemment rencontré au début du traitement et dépend de la sensibilité individuelle et de la dose. Une prise unique le soir est souvent conseillée pour réduire la fréquence de survenue de cet effet indésirable.

• Troubles hormonaux et sexuels : la diminution du désir sexuel (libido) et du plaisir a en fait plusieurs causes. Le troube psychique peut être à lui seul responsable d'une baisse de la libido. Néanmoins, ce type de médicament est fréquemment responsable de troubles de la sexualité.

• Troubles neurologiques : les principales manifestations neurologiques qui peuvent être observées sont :

– les dyskinésies aiguës, ou mouvements anormaux des yeux, de la bouche, de la langue. Elles disparaissent à l'arrêt du traitement ;

– l'akathisie et la tasikinésie (impossibilité de rester assis et mouvements de déambulation) se rapprochent des impatiences ;

– l'akinésie est un symptôme de la maladie de Parkinson. Il s'agit d'un ralentissement des mouvements pouvant aller jusqu'à l'immobilité. Ce trouble justifie un traitement par des médicaments antiparkinsoniens d'un certain type. Les médicaments qui contiennent de la lévodopa sont contre-indiqués ;

– le tremblement, le deuxième symptôme de la maladie de Parkinson, peut être très invalidant et justifie au même titre que l'akinésie un traitement correcteur ;

– l'hypertonie, le troisième symptôme de la maladie de Parkinson, se manifeste sous la forme de raideur musculaire, voire de rigidité.

– les dyskinésies tardives sont des manifestations neurologiques qui surviennent le plus souvent lors de la diminution ou de l'arrêt du traitement. Elles se caractérisent par des mouvements de mâchonnement et de piétinement.

• Certains accidents rarissimes peuvent s'observer :

– le syndrome malin est une urgence. Il se caractérise par l'existence d'une fièvre élevée, de troubles neurologiques et de troubles des fonctions végétatives, c'est-à-dire respiratoires et cardiaques. Cette complication justifie un transfert en réanimation. En cas de fièvre, un avis médical doit être immédiatement demandé ;

– troubles hématologiques : une baisse du nombre des globules blancs peut s'observer exceptionnellement avec ces traitements neuroleptiques. En cas de fièvre, d'angine, un contrôle de la numération formule sanguine (NFS) sera demandé par le médecin et le traitement interrompu ;

– hépatites : ce neuroleptique a été incriminé comme responsable d'une maladie de foie (ictère par obstruction). Cet accident est lui aussi exceptionnel ;

– allergie : d'exceptionnelles manifestations allergiques peuvent se rencontrer lors de la prise de neuroleptiques. Elles justifient l'arrêt du traitement et constituent une contre-indication à l'utilisation d'un autre produit appartenant à la même classe.

■ NOTRE AVIS

Ce neuroleptique fait partie d'une espèce en voie d'extinction. Il est fort possible que lors de la parution de cet ouvrage, il soit retiré du marché. Son efficacité, bien qu'indiscutable, ne permet pas de le positionner par rapport à des produits plus récents, tout aussi efficaces et mieux tolérés. Notre avis, en tant que prescripteurs, ne peut être mentionné dans la mesure où nous n'avons qu'exceptionnellement prescrit (le plus souvent dans des cas de poursuite de traitement) ce médicament dont la commercialisation remonte à 1959.

## MARSILID *(iproniazide)*

Comprimés quadrisécables (jaunes) à 50 mg.

Antidépresseur inhibiteur de la monoamine-oxydase (IMAO) (Liste I).

*Se reporter à la présentation des antidépresseurs page 32.*

Le Marsilid* est le seul IMAO d'ancienne génération à être vendu en France. Commercialisé depuis 1960, il est le chef de file d'une classe de médicaments antidépresseurs en voie d'extinction. Il nécessite des précautions d'utilisation très strictes. Les notices qui accompagnent ce produit sont insuffisantes pour l'utilisateur.

Ce traitement est peu utilisé en France, mais est largement prescrit aux États-Unis et en Grande-Bretagne.

■ INDICATIONS

Les indications des IMAO sont les dépressions résistant aux autres antidépresseurs et lorsque votre médecin pense que votre trouble est à priori sensible à ce type de traitement. Il a obtenu le niveau II d'indication : dépressions sévères justifiant une hospitalisation.

■ CONTRE-INDICATIONS

• Avant le traitement, un bilan de la fonction hépatique est pratiqué afin d'éliminer l'une des contre-indications majeures : les affections hépatiques.

• Les autres contre-indications sont l'hypertension artérielle, l'alcoolisme, les antécédents vasculaires cérébraux, la grossesse, le phéochromocytome. Les patients « indociles » seront incapables de suivre les règles de prescription.

- En cas d'urgence, une anesthésie reste possible mais le médecin anesthésiste devra être informé de votre traitement (d'où la nécessité de porter une carte mentionnant la nature du traitement).
- En cas d'intervention dentaire, les mêmes règles de prudence doivent être appliquées. Il est conseillé, avant l'instauration d'un tel traitement, de se soumettre à un examen dentaire. (Les produits anesthésiques locaux sans vasoconstricteurs sympathomimétiques peuvent être utilisés.)

## ■ SURVEILLANCE DU TRAITEMENT

- Un contrôle régulier de la pression artérielle est justifié.
- Certains examens complémentaires seront demandés afin d'évaluer le bon fonctionnement des organes qui pourrait être altéré par les IMAO. Un bilan hépatique et ophtalmologique est conseillé.

## ■ PRÉCAUTIONS A PRENDRE

Ces conseils doivent être le plus souvent donnés par écrit et certains doivent être mentionnés sur l'ordonnance.

- Prévenez votre entourage proche que vous suivez un traitement IMAO et portez sur vous une carte spécifiant la nature de votre traitement. Cette carte doit être insérée dans votre portefeuille avec votre carte de groupe sanguin et votre carte d'identité. En cas d'accident, de perte de connaissance, la nature de votre traitement sera connue immédiatement.
- Prévenez vos médecins afin qu'ils puissent compléter votre dossier médical. Si vous devez consulter un médecin, un chirurgien ou un dentiste, vous devez toujours l'informer de la nature de votre traitement et lui montrer la liste des médicaments contre-indiqués (voir page 227).
- Ne prenez jamais un médicament sans avis médical. Certains produits apparemment anodins contiennent des substances strictement contre-indiquées. C'est le cas par exemple de gouttes nasales prescrites en cas de rhume ou de médicaments contre la toux délivrés sans ordonnance. De même, vous ne pouvez vous fier à un dictionnaire médical ou pharmaceutique, car les informations peuvent être insuffisantes, erronées ou périmées.
- Respectez le régime alimentaire prescrit. Celui-ci comporte certaines contre-indications alimentaires. En cas de doute vis-à-vis d'un produit, vous devez vous abstenir de le consommer.

Cela s'applique aussi pour les produits fermentés, faisandés, périmés qui ne font pas partie de la liste des aliments à exclure.
• Ne jugez ce traitement inefficace qu'après un certain délai. En moyenne, un traitement IMAO ne commence à faire effet qu'après deux, voire trois semaines. Compte tenu des doses progressives, ce délai d'action peut aller jusqu'à deux mois.
• Ces médicaments continuent à agir de deux à trois semaines après leur arrêt.

## ■ EFFETS INDÉSIRABLES

Ces médicaments peuvent entraîner certains effets indésirables. Ils doivent être connus et différenciés de certains accidents survenant lorsque les règles d'utilisation n'ont pas été suivies :
• Étourdissements, sensations vertigineuses survenant le plus souvent lors du passage de la position couchée à la position debout. Il est important de se lever en deux temps, c'est-à-dire de rester assis une minute ou deux avant de se lever. Ce geste simple permet de limiter les variations de la pression artérielle responsables des sensations d'étourdissement.
• Constipation : pour lutter contre la constipation, vous pouvez augmenter la consommation de liquides et d'aliments riches en fibres et utiliser des laxatifs lubrifiants. Signalez-le à votre médecin.
• Troubles sexuels de type retard ou absence d'éjaculation, frigidité... : il est inutile de prendre certains produits qualifiés de « stimulants », d'autant que certains d'entre eux sont contre-indiqués. De tels troubles peuvent disparaître spontanément ou après la réduction des doses.
• Sécheresse de la bouche : elle peut être atténuée par certaines substances cholérétiques (Sulfarlem S 25*) ou par des chewing-gums. Cet effet indésirable est très fréquent et peut survenir avec d'autres médicaments. Il peut favoriser l'apparition de caries et d'inflammation de la gencive. Un bain de bouche d'eau salée avant le coucher est une mesure simple qui permet d'atténuer l'acidité de la salive, responsable en grande partie de la plaque dentaire.
• Une insomnie peut se manifester au début du traitement ou en cas de prise trop tardive de l'IMAO. Le recours à des hypnotiques peut s'envisager de manière transitoire sans que cela nuise à la mémoire.
• Hépatite : quelques cas de toxicité hépatique ont été signalés. C'est pour cette raison qu'un contrôle sanguin est effectué une à deux fois par an (dosage des gamma GT et des transaminases SGOT, SGPT). Certains signes d'appel devront faire consulter,

telle l'apparition d'une éruption cutanée, de nausées, d'une fièvre inexpliquée ou de manifestations inhabituelles.

• Polynévrite : une vitaminothérapie B6 est conseillée en association. Elle permet de prévenir l'apparition de polynévrite, c'est-à-dire d'inflammation du nerf. Il existe presque toujours des facteurs favorisants, comme l'existence d'un diabète, d'une hypertension artérielle ou d'une intoxication alcoolo-tabagique. De telles atteintes surviennent principalement au niveau oculaire (névrite optique rétrobulbaire) et les signes d'alerte sont une mauvaise appréciation des couleurs, l'apparition d'une tache colorée (scotome) et une diminution de l'acuité visuelle. Ces troubles sont réversibles après arrêt de l'IMAO.

• Crise hypertensive : une élévation brutale de la pression artérielle peut survenir, particulièrement dans le cas où vous n'auriez pas respecté les consignes concernant le régime alimentaire (tableau 2) et les associations médicamenteuses. Les signes cliniques d'alerte sont l'apparition d'un mal de tête très violent situé en arrière du crâne et au niveau des tempes. Ce mal de crâne inhabituel s'accompagne d'une rougeur de la face avec sensation de chaleur, d'une accélération du rythme cardiaque, d'une intolérance à la lumière, d'une transpiration et de nausées, voire de vomissements. Dans ce cas, vous devez immédiatement prévenir votre médecin et consulter en urgence, soit à son cabinet, soit au service d'urgence de l'hôpital le plus proche. En aucun cas vous ne devez vous allonger, car vous risqueriez d'augmenter la pression artérielle dans la boîte crânienne.

• En cas de problème, vous devez prendre contact immédiatement avec le médecin prescripteur ou votre médecin généraliste. Vous devrez toujours savoir qui appeler et connaître le numéro de téléphone du centre antipoison de votre région.

• Ne pas oublier que ce médicament continue à agir après son arrêt et qu'il est nécessaire d'attendre de quinze jours à trois semaines après arrêt de l'IMAO pour être certain qu'il n'y a plus de contre-indication alimentaire ou médicamenteuse.

Les IMAO sont des médicaments antidépresseurs très puissants et dont les effets indésirables sont minimes si les règles d'utilisation sont respectées. L'utilisateur d'IMAO doit être parfaitement bien informé sur son traitement.

***Liste des substances médicamenteuses à ne pas consommer en cas de prise d'IMAO (et pendant les quinze jours qui suivent l'arrêt éventuel du traitement)***

Les IMAO bloquent la dégradation de plusieurs types de médicaments. Ils augmentent les concentrations et les effets principaux mais aussi secondaires de ces traitements. A titre d'exemple, un produit nasal utilisé pour décongestionner le nez peut se transformer en un produit d'action générale capable d'induire une élévation brutale de la pression artérielle. La liste qui suit vous est donnée à titre indicatif. Vous devez, répétons-le, toujours informer votre médecin que vous prenez un IMAO et ne jamais vous automédiquer.

■ SONT CONTRE-INDIQUÉS

- toutes les substances qui agissent sur la pression artérielle dans un sens ou dans l'autre ;
- l'opium et ses alcaloïdes, les analgésiques centraux de synthèse ;
- les amphétamines et plus particulièrement les anorexigènes ;
- les barbituriques ;
- les autres médicaments antidépresseurs (excepté certains produits qui exercent une action spécifique sur la noradrénaline) ;
- les anesthésiques locaux et généraux ;
- les médicaments contre le rhume, les décongestionnants nasaux et médicaments sinusiens, les aérosols destinés à traiter l'asthme ;
- les médicaments contre les manifestations allergiques, contre le rhume des foins et les antihistaminiques ;
- une précaution particulière doit être prise par les diabétiques en raison du risque de survenue d'hypoglycémie, réduction de la dose d'insuline et d'hypoglycémiants.

De même, il existe un risque d'interférence avec les corticoïdes, les anticoagulants, les antiparkinsoniens et les diurétiques thiazidiques.

***Liste des aliments à ne pas consommer en cas de prise d'IMAO (ou d'un arrêt inférieur à quinze jours)***

Les IMAO bloquent la dégradation de certaines substances contenues dans notre organisme. Ils provoquent l'accumulation d'une substance particulière, la tyramine, qui se trouve dans certains aliments. Cette accumulation, lorsqu'elle se produit, est à l'origine de crises hypertensives. Ce mécanisme explique la nécessité d'un régime qui comprend l'exclusion des aliments énumérés dans la liste ci dessous :

- tous les fromages, et plus particulièrement les fromages fermentés ainsi que les plats contenant du fromage cuit ou cru. Par exemple, la fondue savoyarde est strictement contre-indiquée. Les petits suisses et les fromages blancs peuvent être consommés en quantités limitées. Plus un fromage est vieux, plus il est riche en tyramine, et plus il est dangereux ;

• les gros haricots ;
• tous les aliments vieillis, faisandés ;
• le foie et les abats ;
• les fruits et les légumes gâtés (bananes, ananas, avocats trop mûrs) ;
• les extraits de viande et de levure ;
• l'alcool, le vin rouge, les liqueurs, les vins cuits, le cognac, la bière...

D'autres aliments ont été abusivement contre-indiqués. Ils peuvent être consommés à la condition qu'ils soient frais, en quantité raisonnable et qu'ils ne soient pas tous pris au cours d'un même repas : il s'agit du chocolat, des anchois, du caviar, du café, du Coca-Cola et du Pepsi-Cola, des figues séchées, des raisins secs, des dattes, de la choucroute, des champignons, des betteraves, de la rhubarbe, du curry, du lait caillé, de la sauce Worcester, de la sauce de soja, de la réglisse, des escargots et des yaourts.

**Modèle de carte à placer dans son portefeuille et à insérer entre la carte d'identité et la carte de groupe sanguin**

ATTENTION, JE PRENDS UN TRAITEMENT IMAO
DE TYPE MARSILID*.
CE TRAITEMENT CONTRE-INDIQUE L'UTILISATION
DE CERTAINS MÉDICAMENTS.
VOUS DEVEZ CONTACTER D'URGENCE MON MÉDECIN :
DR X (ADRESSE, TÉL.)
ET MA FAMILLE (TÉL.).

■ NOTRE AVIS

Ces médicaments ont connu leur heure de gloire dans les années 60 et 70. Aujourd'hui, le Marsilid* est le seul survivant d'une classe thérapeutique qui s'est avérée particulièrement efficace dans les formes rebelles et lorsqu'il existait un ralentissement des fonctions psychiques. L'apparition de nouvelles molécules et la dangerosité potentielle de cette classe médicamenteuse ont contribué à les faire progressivement disparaître de la circulation. Il est difficile de chiffrer le nombre d'utilisateurs d'IMAO d'ancienne génération, mais il est infinitésimal comparé à celui des consommateurs d'antidépresseurs imipraminiques et de nouvelle génération. Dans notre pratique, nous avons encore quelques patients qui bénéficient de cette thérapeutique, pour lesquels tous les autres antidépresseurs se sont avérés inefficaces. A partir du moment où ces patients sont bien éduqués, les risques d'utilisation sont considérablement abaissés. Subsiste bien sûr l'impondérable, c'est-à-dire l'accident qui doit justifier une mesure thérapeutique immédiate qui peut être contre-indiquée avec le traitement IMAO. La nécessité du port d'une carte signalant la prise d'un tel traitement (au même titre d'ailleurs que quelqu'un qui serait traité par des anticoagulants) permet de limiter les accidents thérapeutiques.

En conclusion, certains patients relèvent toujours de cette mesure thérapeutique et redoutent le retrait de ce traitement, dont l'efficacité est indiscutable.

## MELLERIL *(thioridazine)*

Comprimés enrobés (verts) à 10 mg.
Comprimés enrobés (verts) à 50 mg.
Comprimés enrobés (verts) à 100 mg.
Soluté buvable à 4 % (30 gouttes = 40 mg).
Suspension (sirop) à 2 pour mille (1 c à c = 10 mg).
Neuroleptique de la classe des phénothiazines (Liste I).

*Se reporter à la présentation des neuroleptiques page 46.*

### ■ INDICATIONS

Les indications psychiatriques officielles de ce neuroleptique sont les délires chroniques.

Il est aussi prescrit comme anxiolytique et hypnotique.

### ■ CONTRE-INDICATIONS

- Glaucome par fermeture d'angle, troubles prostatiques, insuffisance rénale ou hépatique grave.
- A utiliser avec précaution chez le sujet âgé, l'épileptique, le parkinsonien.
- Un bilan hépatique est conseillé chez les sujets alcooliques ou qui ont des antécédents de maladie hépatique.
- Les interactions médicamenteuses à prendre en compte sont celles avec les produits qui exercent un effet sédatif sur le système nerveux et qui abaissent la pression artérielle.

### ■ PRÉCAUTIONS D'UTILISATION

Les neuroleptiques, comme tous les autres médicaments psychotropes, justifient des précautions d'utilisation, dont le respect limite la fréquence des effets indésirables.

• L'apparition d'une fièvre doit faire consulter le médecin pour avis.

• Les neuroleptiques interagissent avec d'autres médicaments :

– les tranquillisants, hypnotiques, antalgiques dérivés de la morphine, antiallergiques (antihistaminiques H1) prescrits en association à des neuroleptiques vont favoriser le risque de sédation et de somnolence. Ce risque doit être pris en compte principalement chez les conducteurs de véhicule, les personnes qui travaillent sur des machines...

– la lévodopa prescrite pour traiter la maladie de Parkinson ne doit pas être utilisée avec les médicaments neuroleptiques car elle s'oppose à leur action. Si cette association est indispensable, un neuroleptique ayant peu d'effets neurologiques pourra être prescrit ;

– des cas d'intoxications ont été rapportés avec les sels de lithium ;

– ces neuroleptiques appartenant à la classe des phénothiazines ne doivent pas être associés à la guanéthidine (Isméline*) car ils s'opposent à son effet antihypertenseur. De même, lorsque ces produits sont associés à des médicaments qui ont des propriétés atropiniques, il existe un plus grand risque de survenue d'effets indésirables (sécheresse de la bouche, constipation, rétention d'urine, troubles visuels...).

## ■ EFFETS INDÉSIRABLES

• Ils sont principalement neurologiques, cardio-vasculaires (hypotension), atropiniques (sécheresse de la bouche, troubles de l'accommodation, constipation et rétention d'urine) et endocriniens.

• Aménorrhée-galactorrhée : tous les neuroleptiques peuvent entraîner un arrêt ou une irrégularité des règles (allongement des cycles et règles peu abondantes). Ce trouble est associé dans deux cas sur trois à une sécrétion de lait.

• Épilepsie : ce médicament peut abaisser le seuil épileptogène. Cela signifie qu'un épileptique aura un risque plus élevé de faire une crise comitiale. Votre médecin reconsidérera le traitement anticomitial.

• Prise de poids : elle a différentes explications (stimulation de l'appétit, diminution des dépenses énergétiques en rapport avec la diminution des activités, action hormonale, augmentation de la consommation de boissons sucrées du fait de la sécheresse de la bouche...). Les conseils diététiques doivent être appliqués dès le début du traitement.

• Sédation et somnolence : cet effet est fréquemment rencontré au début du traitement et dépend de la sensibilité individuelle et de la dose. Une prise unique le soir est souvent conseillée pour réduire la fréquence de survenue de cet effet indésirable.

• Troubles hormonaux et sexuels : la diminution du désir sexuel (libido) et du plaisir a en fait plusieurs causes. Le trouble psychique peut être à lui seul responsable d'une baisse de la libido. Néanmoins, ce type de produit est fréquemment responsable de troubles de la sexualité.
• Troubles neurologiques : les principales manifestations neurologiques qui peuvent être observées sont :
– les dyskinésies aiguës ou mouvements anormaux des yeux, de la bouche, de la langue. Ces manifestations disparaissent à l'arrêt du traitement ;
– l'akathisie et la tasikinésie (impossibilité de rester assis et mouvements de déambulation) qui se rapprochent des impatiences ;
– l'akinésie, qui est un symptôme de la maladie de Parkinson. Il s'agit d'un ralentissement des mouvements pouvant aller jusqu'à l'immobilité. Ce trouble justifie un traitement par des médicaments antiparkinsoniens d'un certain type. Les médicaments qui contiennent de la lévodopa sont contre-indiqués ;
– le tremblement, deuxième symptôme de la maladie de Parkinson, peut être très invalidant et justifie au même titre que l'akinésie un traitement correcteur ;
– l'hypertonie, troisième symptôme de la maladie de Parkinson, se manifeste sous la forme de raideur musculaire, voire de rigidité ;
– les dyskinésies tardives sont des manifestations neurologiques qui surviennent le plus souvent lors de la diminution ou de l'arrêt du traitement. Elles se caractérisent par des mouvements de mâchonnement et de piétinement.
• Certains accidents rarissimes peuvent s'observer :
– le syndrome malin est une urgence. Il se caractérise par l'existence d'une fièvre élevée, de troubles neurologiques et de troubles des fonctions végétatives, c'est-à-dire respiratoires et cardiaques. Cette complication justifie un transfert en réanimation. Rappelons à cette occasion qu'en cas de fièvre un avis médical doit être immédiatement demandé ;
– troubles hématologiques : une baisse du nombre des globules blancs peut s'observer exceptionnellement avec les traitements neuroleptiques. En cas de fièvre, d'angine, un contrôle de la numération/formule sanguine (NFS) sera demandé par votre médecin et le traitement interrompu ;
– hépatites : ces neuroleptiques ont été incriminés comme responsables d'une maladie du foie (ictère par obstruction). Ces accidents sont eux aussi exceptionnels ;
– allergie : d'exceptionnelles manifestations allergiques peuvent se rencontrer lors de la prise de neuroleptiques. Ces mani-

festations justifient l'arrêt du traitement et constituent une contre-indication à l'utilisation d'un autre produit appartenant à la même classe.

■ NOTRE AVIS

Ce produit relativement ancien (sa première commercialisation remonte à 1959) est utilisé surtout comme sédatif. Sa tolérance est équivalente à celle de la majorité des phénothiazines. Il a eu la réputation de provoquer moins de dyskinésies tardives. Cela reste à vérifier.

## MÉPROBAMATE RICHARD *(méprobamate)*

Comprimés sécables (blancs) à 200 mg.

Tranquillisant non benzodiazépinique (Liste I).

*Se reporter à ÉQUANIL et à la présentation des tranquillisants page 56.*

## MÉPRONIZINE *(méprobamate, acéprométazine)*

Comprimés enrobés sécables (jaunes) à 400 mg de méprobamate et 10 mg d'acéprométazine.

Hypnotique associant un tranquillisant (méprobamate) et un antihistaminique (acéprométazine) (Liste I).

*Se reporter à la présentation des hypnotiques page 70.*

■ INDICATIONS

Formes d'insomnie sévères.

■ CONTRE-INDICATIONS

• Insuffisance respiratoire grave, porphyrie, glaucome à angle fermé, troubles prostatiques et antécédents d'allergie à l'un des deux composés.

• A utiliser avec prudence en cas de myasthénie, de maladie de Parkinson et d'épilepsie, avec les médicaments antihypertenseurs en raison du risque d'hypotension.

Remarque : Ce produit entraîne une dépendance et une tolérance.

■ PRÉCAUTIONS D'UTILISATION

• Le médicament doit être pris au moment du coucher afin d'éviter le risque de chute. Si vous devez vous lever au cours de la nuit, prenez certaines précautions. Levez-vous doucement et faites attention aux troubles de l'équilibre possibles.

• Il convient de s'abstenir de conduire (surtout au début du traitement). Cette mesure de prudence s'applique pour tous les patients qui prennent des médicaments psychotropes (médicaments de l'activité psychique). Il faut savoir qu'un produit pris le soir continue à agir le lendemain, même si le produit a la particularité d'avoir une action très courte. En outre, ces médicaments ont des effets différents selon les individus. Ne vous fiez pas à ce que pourrait vous dire un « bon ami » qui prend le même traitement (« C'est fantastique, tu verras, on prend le produit le soir et le lendemain, on est frais et dispos »). La prolongation de l'effet est le plus souvent imperceptible, mais elle existe particulièrement au niveau des réflexes. N'oubliez pas qu'un retard de réflexe d'un dixième de seconde peut avoir des conséquences graves. Vous devez aussi être prudent si vous utilisez des instruments dangereux (couteau électrique, tronçonneuse...).

• L'alcool est un puissant potentialisateur. Il augmente les propriétés sédatives (calmantes) de l'hypnotique ou au contraire favorise une insomnie. L'hypnotique pris avec de l'alcool peut aussi favoriser l'ivresse et être responsable de troubles du comportement. L'abstinence est le meilleur conseil que l'on puisse donner.

• L'association de plusieurs tranquillisants et/ou hypnotiques ne se conçoit qu'exceptionnellement. Il faut savoir que les risques propres à chaque produit, dont la dépendance, s'additionnent. De même, tous les produits qui entraînent un ralentissement du fonctionnement du système nerveux devront être utilisés avec précaution s'ils sont associés à des hypnotiques. Il peut y avoir un effet d'addition de la sédation avec risque d'altération de la vigilance rendant dangereuses la conduite automobile et l'utilisation de machines. Le risque d'addition est le même chez l'insuffisant respiratoire.

• La grossesse implique certaines mesures de prudence. La règle n° 1 est de s'abstenir de prendre des médicaments (quels qu'ils soient) sans avis autorisé. Les benzodiazépines n'ont jamais été considérées comme responsables de malformations, mais l'absence de recul et certaines observations isolées justifient d'éviter la consommation de ces produits pendant les trois premiers mois de la grossesse. C'est à votre médecin que revient la décision de prescription en cas de nécessité. Il évaluera les avantages par rapport aux inconvénients.

Avant l'accouchement, les hypnotiques de type benzodiazépines peuvent entraîner des troubles respiratoires, un abaissement de la température (hypothermie) et un relâchement du tonus musculaire du nouveau-né. C'est au médecin que revient le choix du produit et de sa posologie, si le traitement hypnotique s'avère indispensable.

Pendant la période d'allaitement, il est conseillé de ne pas recourir à cette classe de produit.

• En règle générale, la durée de prescription des hypnotiques doit être réduite à son minimum et l'arrêt devra toujours être progressif, afin de limiter le risque d'accident de sevrage et une recrudescence de l'insomnie et de l'anxiété. Très exceptionnellement, un traitement hypnotique au long cours peut être envisagé, en cas, par exemple, de maladie douloureuse prolongée.

■ EFFETS INDÉSIRABLES

Différents effets indésirables ont été relevés, qui sont liés aux différents composants de la molécule.

• La molécule de méprobamate peut provoquer des troubles digestifs, des céphalées, des vertiges, des troubles de l'accommodation, des réactions allergiques.

• La molécule d'acéprométazine peut entraîner des manifestations de type neuroleptiques, en particulier neurologiques et des effets anticholinergiques : sécheresse de la bouche, troubles visuels, constipation, rétention d'urine, confusion (en particulier chez le sujet âgé).

■ NOTRE AVIS

Ce produit d'ancienne génération a été détrôné par les hypnotiques tels la zopiclone et le zolpidem. Il n'est pas sans inconvénient, indépendamment de ses risques de dépendance. Rares sont nos patients qui en bénéficient (en général après échec de différents produits).

## MIANSERINE MERCK *(miansérine)*

Générique de l'Athymil*.
Comprimés enrobés (blancs) à 10 mg.
Comprimés pelliculés (blancs) à 30 mg.
Comprimés pelliculés sécables (blancs) à 60 mg.
Antidépresseur non imipraminique (Liste I).

*Se reporter à ATHYMIL et à la présentation des antidépresseurs page 32.*

## MOCLAMINE *(moclobémide)*

Comprimés pelliculés sécables à 150 mg (jaune pâle).
Antidépresseur IMAO de nouvelle génération.

*Se reporter à la présentation des antidépresseurs page 32.*

## ■ INDICATIONS

Épisodes dépressifs majeurs, y compris les épisodes d'intensité sévère chez des patients hospitalisés.

## ■ CONTRE-INDICATIONS

- Allergie à ce produit, allaitement, prescription de sumatriptan, péthidine et dextrométhorphane.
- A utiliser avec prudence avec les antidépresseurs sérotoninergiques et chez la femme enceinte.

## ■ PRÉCAUTIONS D'UTILISATION

Il existe un certain nombre de produits susceptibles d'interagir avec ce médicament.
Remarque : Bien qu'appartenant à la classe des IMAO, il fait partie des IMAO dits réversibles, qui ne nécessitent pas de régime particulier. De la même manière, il existe un risque plus faible d'interaction avec les médicaments courants. Par mesure de précaution, vous devez toujours informer vos médecins des différents médicaments que vous prenez.

## ■ EFFETS INDÉSIRABLES

Il est bien toléré dans l'ensemble et ses effets indésirables sont rares et le plus souvent transitoires : troubles digestifs, vertiges, maux de tête et exceptionnellement des hépatites.

## ■ NOTRE AVIS

Les IMAO d'ancienne génération (dont ne persiste en France que le Marsilid*) sont des antidépresseurs extrêmement puissants mais difficiles à manier. L'arrivée des IMAO de seconde génération, dits sélectifs et réversibles, a laissé espérer un temps que nous garderions l'efficacité en perdant les inconvénients. Une longue expérience personnelle nous oblige à admettre la faible efficacité antidépressive de cette catégorie. Nous pensons en revanche que la Moclamine* présente une activité stimulante intéressante chez certains patients.
Un paradoxe doit être souligné : ce produit, qui fait partie de la liste des huit médicaments antidépresseurs qui ont obtenu le niveau II d'indication (épisode dépressif sévère chez des patients hospitalisés), fait l'objet de critiques de la part de l'Agence du médicament. Il est en effet l'un des trois antidépresseurs pour lesquels des études complémentaires sont justifiées afin de démontrer son efficacité.

## MODÉCATE *(fluphénazine décanoate)*

Ampoules injectables à 25 mg (à effet prolongé) permettant une injection toutes les trois à quatre semaines.

Flacon multidose à 125 mg (à effet prolongé) permettant une injection toutes les trois à quatre semaines.

Neuroleptique de la famille des phénothiazines (Liste I).

*Se reporter à MODITEN et à la présentation des neuroleptiques page 46.*

## MODIODAL *(modafinil)*

Comprimés blancs à 100 mg (Liste I)

La prescription de ce médicament ne peut se faire qu'en milieu hospitalier et est réservée aux spécialistes, aux centres spécialisés en neurologie et aux centres du sommeil.

### ■ INDICATIONS

Ce produit est indiqué dans les hypersomnies idiopathiques et dans la narcolepsie avec ou sans cataplexie. Il s'agit de personnes qui tombent brutalement dans un sommeil profond. Ses effets indésirables se caractérisent par des états de tension nerveuse. Des troubles digestifs, des maux de tête, des éruptions cutanées et des dyskinésies ont été signalés.

### ■ NOTRE AVIS

Ce médicament se situe aux confins de la neurologie et de la psychiatrie. Il n'est délivré que dans les centres spécialisés. Dans ces conditions, nous ne pouvons donner un avis objectif, n'étant pas amenés à le prescrire ou à renouveler des ordonnances.

## MODITEN *(fluphénazine)*

Comprimés enrobés (jaune orangé) à 25 mg.

Comprimés sécables (blancs) à 100 mg.

Soluté buvable (1 goutte = 1 mg).

Neuroleptique de la famille des phénothiazines (Liste I).

*Se reporter à la présentation des neuroleptiques page 46.*

### ■ INDICATIONS

Les différentes formes de psychoses.

## CONTRE-INDICATIONS

• Glaucome par fermeture d'angle, troubles prostatiques, insuffisance rénale ou hépatique grave.
• A utiliser avec précaution chez le sujet âgé, l'épileptique, le parkinsonien.
• Un bilan hépatique est conseillé chez les sujets alcooliques ou qui ont des antécédents de maladie hépatique.
• Les interactions médicamenteuses à prendre en compte sont celles avec les produits qui exercent un effet sédatif sur le système nerveux et qui abaissent la pression artérielle.

## PRÉCAUTIONS D'UTILISATION

Les neuroleptiques, comme tous les autres médicaments psychotropes, justifient des précautions d'emploi, dont le respect limite la fréquence des effets indésirables.
• L'apparition d'une fièvre doit faire consulter le médecin pour avis.
• Les neuroleptiques interagissent avec d'autres médicaments :
– les tranquillisants, hypnotiques, antalgiques dérivés de la morphine, antiallergiques (antihistaminiques H1) prescrits en association à des neuroleptiques vont favoriser le risque de sédation et de somnolence. Ce risque doit être pris en compte principalement chez les conducteurs de véhicule, les personnes qui travaillent sur des machines...
– la lévodopa, prescrite pour traiter la maladie de Parkinson, ne doit pas être utilisée avec les médicaments neuroleptiques car elle s'oppose à leur action. Si cette association est indispensable, un neuroleptique ayant peu d'effets neurologiques pourra être prescrit ;
– des cas d'intoxications ont été rapportés avec les sels de lithium. Ces neuroleptiques appartenant à la classe des phénothiazines ne doivent pas être associés à la guanéthidine (Isméline*) car ils s'opposent à son effet antihypertenseur. De même, lorsque ces produits sont associés à des médicaments ayant des propriétés atropiniques, il existe un plus grand risque de survenue d'effets indésirables (sécheresse de la bouche, constipation, rétention d'urine, troubles visuels...).

## EFFETS INDÉSIRABLES

• Ils sont principalement neurologiques, cardio-vasculaires (hypotension), atropiniques (sécheresse de la bouche, troubles de l'accommodation, constipation et rétention d'urine) et endocriniens.
• Aménorrhée-galactorrhée : tous les neuroleptiques peuvent

entraîner un arrêt ou une irrégularité des règles (allongement des cycles et règles peu abondantes). Ce trouble est associé dans deux cas sur trois à une sécrétion de lait.

• Épilepsie : ce médicament peut abaisser le seuil épileptogène. Cela signifie qu'un épileptique aura un risque plus élevé de faire une crise comitiale. Votre médecin reconsidérera le traitement anticomitial.

• Prise de poids : elle a différentes explications (stimulation de l'appétit, diminution des dépenses énergétiques en rapport avec la diminution des activités, action hormonale, augmentation de la consommation de boissons sucrées du fait de la sécheresse de la bouche...). Les conseils diététiques doivent être appliqués dès le début du traitement.

• Sédation et somnolence : cet effet est fréquemment rencontré au début du traitement et dépend de la sensibilité individuelle et de la dose. Une prise unique le soir est souvent conseillée pour réduire la fréquence de survenue de cet effet indésirable.

• Troubles hormonaux et sexuels : la diminution du désir sexuel (libido) et du plaisir a en fait plusieurs causes. Le trouble psychique peut être à lui seul responsable d'une baisse de la libido. Néanmoins, ce type de produit est fréquemment responsable de troubles de la sexualité.

• Troubles neurologiques : les principales manifestations neurologiques qui peuvent être observées sont :

– les dyskinésies aiguës ou mouvements anormaux des yeux, de la bouche, de la langue. Ces manifestations disparaissent à l'arrêt du traitement ;

– l'akathisie et la tasikinésie (impossibilité de rester assis et mouvements de déambulation qui se rapprochent des impatiences) ;

– l'akinésie, qui est un symptôme de la maladie de Parkinson. Il s'agit d'un ralentissement des mouvements pouvant aller jusqu'à l'immobilité. Ce trouble justifie un traitement par des médicaments antiparkinsoniens d'un certain type. Les médicaments qui contiennent de la lévodopa sont contre-indiqués ;

– le tremblement, deuxième symptôme de la maladie de Parkinson, peut être très invalidant et justifie au même titre que l'akinésie un traitement correcteur ;

– l'hypertonie, troisième symptôme de la maladie de Parkinson, se manifeste sous la forme de raideur musculaire, voire de rigidité ;

– les dyskinésies tardives sont des manifestations neurologiques qui surviennent le plus souvent lors de la diminution ou de l'arrêt du traitement. Elles se caractérisent par des mouvements de mâchonnement et de piétinement.

- Certains accidents rarissimes peuvent s'observer :
– le syndrome malin est une urgence. Il se caractérise par l'existence d'une fièvre élevée, de troubles neurologiques et de troubles des fonctions végétatives, c'est-à-dire respiratoires et cardiaques. Cette complication justifie un transfert en réanimation. Rappelons à cette occasion qu'en cas de fièvre un avis médical doit être immédiatement demandé ;
– troubles hématologiques : une baisse du nombre des globules blancs peut s'observer exceptionnellement avec les traitements neuroleptiques. En cas de fièvre, d'angine, un contrôle de la numération/formule sanguine (NFS) sera demandé par votre médecin et le traitement interrompu ;
– hépatites : ces neuroleptiques ont été incriminés comme responsables d'une maladie du foie (ictère par obstruction). Ces accidents sont eux aussi exceptionnels ;
– allergie : d'exceptionnelles manifestations allergiques peuvent se rencontrer lors de la prise de neuroleptiques. Ces manifestations justifient l'arrêt du traitement et constituent une contre-indication à l'utilisation d'un autre produit appartenant à la même classe.

■ NOTRE AVIS

Ce médicament neuroleptique, commercialisé en 1965, agit efficacement dans les états psychotiques de différentes natures. Ce produit expose à des effets indésirables majeurs, en particulier au plan neurologique, par la survenue de mouvements anormaux précoces et plus tardifs. Nous sommes amenés, dans notre pratique, à privilégier des produits de nouvelle génération, en raison de leur tolérance neurologique qui facilite une meilleure observance, c'est-à-dire un meilleur suivi thérapeutique.

## MODITEN ACTION PROLONGÉE *(fluphénazine œnanthate)*

Ampoules injectables à 25 mg et 100 mg à effet prolongé (permettant une injection toutes les deux semaines).

*Se reporter à MODITEN et à la présentation des neuroleptiques page 46.*

## MOGADON *(nitrazépam)*

Comprimés sécables (blancs) à 5 mg.
Hypnotique de la famille des benzodiazépines (Liste I).

*Se reporter à la présentation des hypnotiques page 70.*

## ■ INDICATIONS

Les indications sont limitées aux troubles sévères du sommeil (insomnies occasionnelles ou transitoires, mais également chroniques.

## ■ CONTRE-INDICATIONS

- Allergie à ce produit.
- Insuffisance respiratoire sévère.
- La myasthénie, qui est une maladie musculaire, risque d'être aggravée par les benzodiazépines.
- L'apnée du sommeil se caractérise par des pauses respiratoires pendant le sommeil. Ce trouble peut être aggravé par les hypnotiques.
- Insuffisance hépatique sévère.
- Comme pour beaucoup de médicaments, l'âge est un facteur qui doit faire ajuster la posologie. Chez un sujet âgé, les doses seront beaucoup moins importantes.
- Des précautions similaires doivent être prises en cas de maladies hépatique et rénale.
- La grossesse et l'allaitement constituent des contre-indications relatives.
- Certains médicaments peuvent augmenter les concentrations des benzodiazépines dans le sang. Il s'agit de l'Avlocardyl* (propranolol), des contraceptifs oraux, du Tagamet* (cimétidine), de l'Espéral* et du TTDB3B4* (disulfiram).
- L'alcool favorise l'apparition de troubles du comportement lors de l'utilisation conjointe de benzodiazépines.

## ■ PRÉCAUTIONS D'UTILISATION

L'utilisation de ces médicaments justifie certaines précautions (dont beaucoup sont communes aux autres médicaments du cerveau) :

- Le médicament doit être pris au moment du coucher afin d'éviter le risque de chute. Si vous devez vous lever au cours de la nuit, prenez certaines précautions. Levez-vous doucement et faites attention aux troubles de l'équilibre possibles.
- Il convient de s'abstenir de conduire (surtout au début du traitement). Cette mesure de prudence s'applique pour tous les patients qui prennent des médicaments psychotropes (médicaments de l'activité psychique). Il faut savoir qu'un produit pris le soir continue à agir le lendemain, même si le produit a la particularité d'avoir une action très courte. Il faut savoir aussi que ces médicaments ont des effets différents selon les individus. Ne vous fiez pas à ce que pourrait vous dire un « bon ami »

qui prend le même traitement (« C'est fantastique, tu verras, on prend le produit le soir et le lendemain, on est frais et dispos »). La prolongation de l'effet est le plus souvent imperceptible, mais elle existe particulièrement au niveau des réflexes. N'oubliez pas qu'un retard de réflexe d'un dixième de seconde peut avoir des conséquences graves. Vous devez aussi être prudent si vous utilisez des instruments dangereux (couteau électrique, tronçonneuse...).

• L'alcool est un puissant potentialisateur. Il augmente les propriétés sédatives (calmantes) de l'hypnotique ou au contraire favorise une insomnie. L'hypnotique pris avec de l'alcool peut aussi favoriser l'ivresse et être responsable de troubles du comportement. L'abstinence est le meilleur conseil que l'on puisse donner.

• L'association de plusieurs tranquillisants et/ou hypnotiques ne se conçoit qu'exceptionnellement. Il faut savoir que les risques propres à chaque produit, dont la dépendance, s'additionnent. De même, tous les produits qui entraînent un ralentissement du fonctionnement du système nerveux devront être utilisés avec précaution s'ils sont associés à des hypnotiques. Il peut y avoir un effet d'addition de la sédation avec risque d'altération de la vigilance rendant dangereuses la conduite automobile et l'utilisation de machines. Le risque d'addition est le même chez l'insuffisant respiratoire.

• La grossesse implique certaines mesures de prudence. La règle n° 1 est de s'abstenir de prendre des médicaments (quels qu'ils soient) sans avis autorisé. Les benzodiazépines n'ont jamais été considérées comme responsables de malformations, mais l'absence de recul et certaines observations isolées justifient d'éviter la consommation de ces produits pendant les trois premiers mois de la grossesse. C'est à votre médecin que revient la décision de prescription en cas de nécessité. Il évaluera les avantages par rapport aux inconvénients.

Avant l'accouchement, les hypnotiques de type benzodiazépines peuvent entraîner des troubles respiratoires, un abaissement de la température (hypothermie) et un relâchement du tonus musculaire du nouveau-né. C'est au médecin que revient le choix du produit et de sa posologie, si le traitement hypnotique s'avère indispensable.

Pendant la période d'allaitement, il est conseillé de ne pas recourir à cette classe de produit.

• En règle générale, la durée de prescription des hypnotiques doit être réduite à son minimum et l'arrêt devra toujours être progressif, afin de limiter le risque d'accident de sevrage et une recrudescence de l'insomnie et de l'anxiété. Très exceptionnellement, un traitement hypnotique au long cours peut être envisagé, en cas, par exemple, de maladie douloureuse prolongée.

## ■ EFFETS INDÉSIRABLES

• La dépendance n'existe que lorsque la prescription est prolongée et que les doses sont importantes. Les risques de sevrage (manifestations physiques et psychiques survenant à l'arrêt du traitement) sont absents lorsque l'interruption du traitement est progressive.

• Les troubles de la mémoire, s'ils existent, sont transitoires et réversibles.

• Des troubles du comportement ont été décrits avec les hypnotiques, et plus particulièrement avec les produits ayant une action rapide, comme par exemple l'Halcion*. Des réactions dites paradoxales peuvent aussi survenir avec de tels produits : agitation, libération d'agressivité, actes automatiques amnésiques. L'enfant et le sujet âgé sont particulièrement exposés à de telles manifestations. Le sujet peut être amené à avoir des comportements inadaptés dont il ne conservera aucun souvenir. Il est fréquent aussi de constater une amnésie qui précède l'endormissement. Le sujet oublie les actes qui ont lieu juste avant le sommeil : par exemple, une conversation, la lecture d'un ouvrage, le visionnage d'un film...

## ■ NOTRE AVIS

Il est classique de préciser à son patient que la durée du traitement hypnotique ne doit pas excéder un mois. En pratique, de très nombreux patients prennent des traitements hypnotiques pendant plusieurs mois, voire plusieurs années. Les risques d'une utilisation prolongée concernent surtout le problème de tolérance anciennement dénommée accoutumance (l'organisme s'habitue au produit, l'effet tend à s'estomper et le risque est l'augmentation des doses). Le risque de tolérance (ou d'accoutumance) varie selon les produits ; il est maximum pour les barbituriques et limité pour les produits de dernière génération.

La décision d'arrêt d'un traitement répond à certaines règles et ne peut s'envisager que si l'utilisateur est suffisamment motivé et que les troubles du sommeil ont disparu.

Dans notre pratique, nous essayons de limiter dans le temps l'usage de tous les hypnotiques, partant du principe qu'ils perdent leur efficacité au fil du temps. Dans le cas où certains sujets semblent incapables de supporter psychologiquement un sevrage, nous parvenons régulièrement à réduire les posologies prescrites au fil des consultations. Un certain nombre de conseils facilitent cette réduction des doses. L'insomniaque chronique mieux traité découvre progressivement que sa qualité de vie durant la journée dépend plus de la réduction des doses d'hypnotiques que de l'idée très subjective qu'il a de son sommeil.

## NEULEPTIL *(propériciazine)*

Gélules (crème) à 10 mg.
Comprimés pelliculés sécables (jaunes) à 25 mg.
Soluté buvable à 1 % (4 gouttes = 1 mg).
Soluté buvable à 4 % (1 goutte = 1 mg).
Neuroleptique de la famille des phénothiazines (Liste I).

*Se reporter à la présentation des neuroleptiques page 46.*

### ■ CONTRE-INDICATIONS

• Glaucome par fermeture d'angle, troubles prostatiques, insuffisance rénale ou hépatique grave.
• A utiliser avec précaution chez le sujet âgé, l'épileptique, le parkinsonien.
• Un bilan hépatique est conseillé chez les sujets alcooliques ou qui ont des antécédents de maladie hépatique.
• Les interactions médicamenteuses à prendre en compte sont celles avec les produits qui exercent un effet sédatif sur le système nerveux et qui abaissent la pression artérielle.

### ■ PRÉCAUTIONS D'UTILISATION

• L'apparition d'une fièvre doit faire consulter le médecin pour avis.
• Les neuroleptiques interagissent avec d'autres médicaments :
– les tranquillisants, hypnotiques, antalgiques dérivés de la morphine, antiallergiques (antihistaminiques H1) prescrits en association à des neuroleptiques vont favoriser le risque de sédation et de somnolence. Ce risque doit être pris en compte principalement chez les conducteurs de véhicule, les personnes qui travaillent sur des machines...
– la lévodopa, prescrite pour traiter la maladie de Parkinson, ne doit pas être utilisée avec les médicaments neuroleptiques, car elle s'oppose à leur action. Si cette association est indispen-

sable, un neuroleptique ayant peu d'effets neurologiques pourra être prescrit ;
– des cas d'intoxications ont été rapportés avec les sels de lithium ;
– ces neuroleptiques appartenant à la classe des phénothiazines ne doivent pas être associés à la guanéthidine (Isméline*) car ils s'opposent à son effet antihypertenseur. De même, lorsque ces produits sont associés à des médicaments qui ont des propriétés atropiniques, il existe un plus grand risque de survenue d'effets indésirables (sécheresse de la bouche, constipation, rétention d'urine, troubles visuels...).

## ■ EFFETS INDÉSIRABLES

• Ils sont principalement neurologiques, cardio-vasculaires (hypotension), atropiniques (sécheresse de la bouche, troubles de l'accommodation, constipation et rétention d'urine) et endocriniens.
• Aménorrhée-galactorrhée : tous les neuroleptiques peuvent entraîner un arrêt ou une irrégularité des règles (allongement des cycles et règles peu abondantes). Ce trouble est associé dans deux cas sur trois à une sécrétion de lait.
• Épilepsie : ce médicament peut abaisser le seuil épileptogène. Cela signifie qu'un épileptique aura un risque plus élevé de faire une crise comitiale. Votre médecin reconsidérera le traitement anticomitial.
• Prise de poids : elle a différentes explications (stimulation de l'appétit, diminution des dépenses énergétiques en rapport avec la diminution des activités, action hormonale, augmentation de la consommation de boissons sucrées du fait de la sécheresse de la bouche...). Les conseils diététiques doivent être appliqués dès le début du traitement.
• Sédation et somnolence : cet effet est fréquemment rencontré au début du traitement et dépend de la sensibilité individuelle et de la dose. Une prise unique le soir est souvent conseillée pour réduire la fréquence de survenue de cet effet indésirable.
• Troubles hormonaux et sexuels : la diminution du désir sexuel (libido) et du plaisir a en fait plusieurs causes. Le trouble psychique peut être à lui seul responsable d'une baisse de la libido. Néanmoins, ce type de produit est fréquemment responsable de troubles de la sexualité.
• Troubles neurologiques : les principales manifestations neurologiques qui peuvent être observées sont :
– les dyskinésies aiguës ou mouvements anormaux des yeux,

de la bouche, de la langue. Ces manifestations disparaissent à l'arrêt du traitement ;
– l'akathisie et la tasikinésie (impossibilité de rester assis et mouvements de déambulation) qui se rapprochent des impatiences ;
– l'akinésie, qui est un symptôme de la maladie de Parkinson. Il s'agit d'un ralentissement des mouvements pouvant aller jusqu'à l'immobilité. Ce trouble justifie un traitement par des médicaments antiparkinsoniens d'un certain type. Les médicaments qui contiennent de la lévodopa sont contre-indiqués ;
– le tremblement, deuxième symptôme de la maladie de Parkinson, peut être très invalidant et justifie au même titre que l'akinésie un traitement correcteur ;
– l'hypertonie, troisième symptôme de la maladie de Parkinson, se manifeste sous la forme de raideur musculaire, voire de rigidité ;
– les dyskinésies tardives sont des manifestations neurologiques qui surviennent le plus souvent lors de la diminution ou de l'arrêt du traitement. Elles se caractérisent par des mouvements de mâchonnement et de piétinement.

• Certains accidents rarissimes peuvent s'observer :
– le syndrome malin est une urgence. Il se caractérise par l'existence d'une fièvre élevée, de troubles neurologiques et de troubles des fonctions végétatives, c'est-à-dire respiratoires et cardiaques. Cette complication justifie un transfert en réanimation. Rappelons à cette occasion qu'en cas de fièvre un avis médical doit être immédiatement demandé ;
– troubles hématologiques : une baisse du nombre des globules blancs peut s'observer exceptionnellement avec les traitements neuroleptiques. En cas de fièvre, d'angine, un contrôle de la numération/formule sanguine (NFS) sera demandé par votre médecin et le traitement interrompu ;
– hépatites : ces neuroleptiques ont été incriminés comme responsables d'une maladie du foie (ictère par obstruction). Ces accidents sont eux aussi exceptionnels ;
– allergie : d'exceptionnelles manifestations allergiques peuvent se rencontrer lors de la prise de neuroleptiques. Ces manifestations justifient l'arrêt du traitement et constituent une contre-indication à l'utilisation d'un autre produit appartenant à la même classe.

■ NOTRE AVIS

Ce médicament, dont la commercialisation est déjà ancienne (1961) trouve ses principales indications dans les troubles du comportement, les manifestations d'agressivité et d'irritabilité. Cette action nous apparaît relativement spécifique. Il peut être aussi utile dans les troubles du sommeil sévères, résistant aux hypnotiques prescrits en première intention. Le patient doit être informé des effets sédatifs de ce produit en raison des risques majeurs de somnolence lorsqu'il est pris dans la journée. Il en est de même des risques de chute en raison des hypotensions qu'il est susceptible de provoquer.

## NEUROLITHIUM *(gluconate de lithium)*

Ampoules buvables à 5 ml = 4,95 mEq de lithium.

Ampoules buvables à 10 ml = 9,90 mEq de lithium.

Régulateur de l'humeur (normothymique ou thymorégulateur) (Liste II).

*Se reporter à TÉRALITHE et à la présentation des thymorégulateurs page 82.*

## NOCTAMIDE *(lormétazépam)*

Comprimés sécables (blancs) à 1 mg.

Comprimés sécables (blancs) à 2 mg.

Hypnotique de la famille des benzodiazépines (Liste I).

*Se reporter à la présentation des hypnotiques page 70.*

■ INDICATIONS

Elles sont limitées aux troubles sévères du sommeil (insomnies occasionnelles ou transitoires mais également chroniques).

■ CONTRE-INDICATIONS

- Allergie à ce produit.
- Insuffisance respiratoire sévère.
- La myasthénie, qui est une maladie musculaire, risque d'être aggravée par les benzodiazépines.
- L'apnée du sommeil se caractérise par des pauses respiratoires pendant le sommeil. Ce trouble peut être aggravé par les hypnotiques.
- Insuffisance hépatique sévère.
- Comme pour beaucoup de médicaments, l'âge est un facteur

qui doit faire ajuster la posologie. Chez un sujet âgé, les doses seront beaucoup moins importantes.

• Des précautions similaires doivent être prises en cas de maladies hépatique et rénale.

• La grossesse et l'allaitement constituent des contre-indications relatives.

• L'alcool favorise l'apparition de troubles du comportement lors de l'utilisation conjointe de benzodiazépines.

## ■ PRÉCAUTIONS D'UTILISATION

L'utilisation de ces médicaments justifie certaines précautions (dont beaucoup sont communes aux autres médicaments du cerveau) :

• Le médicament doit être pris au moment du coucher afin d'éviter le risque de chute. Si vous devez vous lever au cours de la nuit, prenez certaines précautions. Levez-vous doucement et faites attention aux troubles de l'équilibre possibles.

• Il convient de s'abstenir de conduire (surtout au début du traitement). Cette mesure de prudence s'applique pour tous les patients qui prennent des médicaments psychotropes (médicaments de l'activité psychique). Il faut savoir qu'un produit pris le soir continue à agir le lendemain, même si le produit a la particularité d'avoir une action très courte. Il faut savoir aussi que ces médicaments ont des effets différents selon les individus. Ne vous fiez pas à ce que pourrait vous dire un « bon ami » qui prend le même traitement (« C'est fantastique, tu verras, on prend le produit le soir et le lendemain, on est frais et dispos »). La prolongation de l'effet est le plus souvent imperceptible, mais elle existe particulièrement au niveau des réflexes. N'oubliez pas qu'un retard de réflexe d'un dixième de seconde peut avoir des conséquences graves. Vous devez être aussi prudent si vous utilisez des instruments dangereux (couteau électrique, tronçonneuse...).

• L'alcool est un puissant potentialisateur. Il augmente les propriétés sédatives (calmantes) de l'hypnotique ou au contraire favorise une insomnie. L'hypnotique pris avec de l'alcool peut aussi favoriser l'ivresse et être responsable de troubles du comportement. L'abstinence est le meilleur conseil que l'on puisse donner.

• L'association de plusieurs tranquillisants et/ou hypnotiques ne se conçoit qu'exceptionnellement. Il faut savoir que les risques propres à chaque produit, dont la dépendance, s'additionnent. De même, tous les produits qui entraînent un ralentissement du fonctionnement du système nerveux devront être utilisés avec précaution s'ils sont associés à des hypnotiques. Il peut y avoir un effet d'addition de la sédation avec risque d'altération de la vigilance rendant dangereuses la conduite automobile et l'utilisation de machines. Le risque d'addition est le même chez l'insuffisant respiratoire.

• La grossesse implique certaines mesures de prudence. La règle nº 1 est de s'abstenir de prendre des médicaments (quels qu'ils soient) sans avis autorisé. Les benzodiazépines n'ont jamais été considérées comme responsables de malformations, mais l'absence de recul et certaines observations isolées justifient d'éviter la consommation de ces produits pendant les trois premiers mois de la grossesse. C'est à votre médecin que revient la décision de prescription en cas de nécessité. Il évaluera les avantages par rapport aux inconvénients.

Avant l'accouchement, les hypnotiques de type benzodiazépines peuvent entraîner des troubles respiratoires, un abaissement de la température (hypothermie) et un relâchement du tonus musculaire du nouveau-né. C'est au médecin que revient le choix du produit et de sa posologie, si le traitement hypnotique s'avère indispensable.

Pendant la période d'allaitement, il est conseillé de ne pas recourir à cette classe de produit.

• En règle générale, la durée de prescription des hypnotiques doit être réduite à son minimum et l'arrêt devra toujours être progressif, afin de limiter le risque d'accident de sevrage et une recrudescence de l'insomnie et de l'anxiété. Très exceptionnellement, un traitement hypnotique au long cours peut être envisagé, en cas, par exemple, de maladie douloureuse prolongée.

## ■ EFFETS INDÉSIRABLES

• La dépendance n'existe que lorsque la prescription est prolongée et les doses importantes. Les risques de sevrage (manifestations physiques et psychiques survenant à l'arrêt du traitement) sont absents lorsque l'interruption du traitement est progressive.

• Les troubles de la mémoire, s'ils existent, sont transitoires et réversibles.

• Des troubles du comportement ont été décrits avec ces produits, et plus particulièrement avec les produits ayant une action rapide, comme par exemple l'Halcion*. Des réactions dites paradoxales peuvent aussi survenir avec de tels produits : agitation, libération d'agressivité, actes automatiques amnésiques. L'enfant et le sujet âgé sont particulièrement exposés à de telles manifestations. Le sujet peut être amené à avoir des comportements inadaptés dont il ne conservera aucun souvenir. Il est fréquent aussi de constater une amnésie qui précède l'endormissement. Le sujet oublie les actes qui ont lieu juste avant le sommeil : par exemple, une conversation, la lecture d'un ouvrage, le visionnage d'un film...

■ NOTRE AVIS

Il est classique de préciser à son patient que la durée du traitement hypnotique ne doit pas excéder un mois. En pratique, de très nombreux patients prennent des traitements hypnotiques pendant plusieurs mois, voire plusieurs années. Les risques d'une utilisation prolongée concernent surtout le problème de tolérance anciennement dénommée accoutumance (l'organisme s'habitue au produit, l'effet tend à s'estomper et le risque est l'augmentation des doses). Le risque de tolérance (ou d'accoutumance) varie selon les produits ; il est maximum pour les barbituriques et limité pour les produits de dernière génération.

La décision d'arrêt d'un traitement répond à certaines règles et ne peut s'envisager que si l'utilisateur est suffisamment motivé et que les troubles du sommeil ont disparu.

Dans notre pratique, nous essayons de limiter dans le temps l'usage de tous les hypnotiques, partant du principe qu'ils perdent leur efficacité au fil du temps. Dans le cas où certains sujets semblent incapables de supporter psychologiquement un sevrage, nous parvenons régulièrement à réduire les posologies prescrites au fil des consultations. Un certain nombre de conseils facilitent cette réduction des doses. L'insomniaque chronique mieux traité découvre progressivement que sa qualité de vie durant la journée dépend plus de la réduction des doses d'hypnotiques que de l'idée très subjective qu'il a de son sommeil.

## NOCTIREX *(zopiclone)*

Générique de l'Imovane*.

Gélules à 7,5 mg.

*Se reporter à IMOVANE.*

## NOCTRAN *(clorazépate dipotassique, acépromazine, acéprométazine)*

Comprimés sécables (3 couches : jaune, blanche, rose) à 10 mg de chlorazépate dipotassique, 0,75 mg d'acépromazine, 7,5 mg d'acéprométazine.

Hypnotique associant une benzodiazépine (clorazépate dipotassique), un neuroleptique de la famille des phénothiazines (acépromazine) et un antihistaminique (acéprométazine) (Liste I).

*Se reporter à la présentation des hypnotiques page 70.*

### ■ INDICATIONS

Elles sont limitées aux troubles sévères du sommeil (insomnies occasionnelles ou transitoires mais également chroniques).

### ■ CONTRE-INDICATIONS

• Allergie à ce produit.

• Insuffisance respiratoire sévère.

• La myasthénie, qui est une maladie musculaire, risque d'être aggravée par les benzodiazépines.

• L'apnée du sommeil se caractérise par des pauses respiratoires pendant le sommeil. Ce trouble peut être aggravé par les hypnotiques.

• Insuffisance hépatique sévère.

• Comme pour beaucoup de médicaments, l'âge est un facteur qui doit faire ajuster la posologie. Chez un sujet âgé, les doses seront beaucoup moins importantes.

• Des précautions similaires doivent être prises en cas de maladies hépatique et rénale.

• La grossesse et l'allaitement constituent des contre-indications relatives.

• Certains médicaments peuvent augmenter les concentrations des benzodiazépines dans le sang. Il s'agit de l'Avlocardyl* (propranolol), des contraceptifs oraux, du Tagamet* (cimétidine), de l'Espéral* et du TTDB3B4* (disulfiram).

• L'alcool favorise l'apparition de troubles du comportement lors de l'utilisation conjointe de benzodiazépines.

### ■ PRÉCAUTIONS D'UTILISATION

L'utilisation de ces médicaments justifie certaines précautions (dont beaucoup sont communes aux autres médicaments du cerveau) :

• Le médicament doit être pris au moment du coucher afin d'éviter le risque de chute. Si vous devez vous lever au cours de la nuit, prenez certaines précautions. Levez vous doucement et faites attention aux troubles de l'équilibre possibles.

• Abstenez-vous de conduire (surtout au début du traitement). Cette mesure de prudence s'applique pour tous les patients qui prennent des médicaments psychotropes (médicaments de l'activité psychique). Il faut savoir qu'un produit pris le soir continue à agir le lendemain, même si le produit a la particularité d'avoir une action très courte. Il faut savoir aussi que ces médicaments ont des effets différents selon les individus. Ne vous fiez pas à ce que pourrait vous dire un « bon ami » qui prend le même traitement (« C'est fantastique, tu verras, on prend le produit le soir et le lendemain, on est frais et dispos »). La prolongation de l'effet est le plus souvent imperceptible, mais elle existe particulièrement au niveau des réflexes. N'oubliez pas qu'un retard de réflexe d'un dixième de seconde peut avoir des conséquences graves. Vous devez aussi être prudent si vous utilisez des instruments dangereux (couteau électrique, tronçonneuse...).

• L'alcool est un puissant potentialisateur. Il augmente les propriétés sédatives (calmantes) de l'hypnotique ou au contraire favorise une insomnie. L'hypnotique pris avec de l'alcool peut aussi favoriser l'ivresse et être responsable de troubles du comportement. L'abstinence est le meilleur conseil que l'on puisse donner.

• L'association de plusieurs tranquillisants et/ou hypnotiques ne se conçoit qu'exceptionnellement. Il faut savoir que les risques propres à chaque produit, dont la dépendance, s'additionnent. De même, tous les produits qui entraînent un ralentissement du fonctionnement du système nerveux devront être utilisés avec précaution s'ils sont associés à des hypnotiques. Il peut y avoir un effet d'addition de la sédation avec risque d'altération de la vigilance rendant dangereuses la conduite automobile et l'utilisation de machines. Le risque d'addition est le même chez l'insuffisant respiratoire.

• La grossesse implique certaines mesures de prudence. La règle n° 1 est de s'abstenir de prendre des médicaments (quels qu'ils soient) sans avis autorisé. Les benzodiazépines n'ont jamais été considérées comme responsables de malformations, mais l'absence de recul et certaines observations isolées justifient d'éviter la consommation de ces produits pendant les trois premiers mois de la grossesse. C'est à votre médecin que revient la décision de prescription en cas de nécessité. Il évaluera les avantages par rapport aux inconvénients.

Avant l'accouchement, les hypnotiques de type benzodiazépines peuvent entraîner des troubles respiratoires, un abaissement de la température (hypothermie) et un relâchement du tonus musculaire du nouveau-né. C'est au médecin que revient le choix du produit et de sa posologie, si le traitement hypnotique s'avère indispensable. Pendant la période d'allaitement, il est conseillé de ne pas recourir à cette classe de produit.

• En règle générale, la durée de prescription des hypnotiques doit être réduite à son minimum et l'arrêt doit toujours être progressif, afin de limiter le risque d'accident de sevrage et une recrudescence de l'insomnie et de l'anxiété. Très exceptionnellement, un traitement hypnotique au long cours peut être envisagé, en cas, par exemple, de maladie douloureuse prolongée.

## ■ EFFETS INDÉSIRABLES

• La dépendance n'existe que lorsque la prescription est prolongée et que les doses sont importantes. Les risques de sevrage (manifestations physiques et psychiques survenant à l'arrêt du traitement) sont absents lorsque l'interruption du traitement est progressive.

• Les troubles de la mémoire, s'ils existent, sont transitoires et réversibles.

• Des troubles du comportement ont été décrits avec les hypnotiques et plus particulièrement avec les produits ayant une action rapide tel par exemple l'Halcion*. Des réactions dites paradoxales peuvent aussi survenir avec de tels produits : agitation, libération d'agressivité, actes automatiques amnésiques. L'enfant et le sujet âgé sont particulièrement exposés à de telles manifestations. Le sujet peut être amené à avoir des comportements inadaptés dont il ne conservera aucun souvenir. Il est fréquent aussi de constater une amnésie qui précède l'endormissement. Le sujet oublie les actes qui ont lieu juste avant le sommeil : par exemple, une conversation, la lecture d'un ouvrage, le visionnage d'un film...

## ■ NOTRE AVIS

Il est classique de préciser à son patient que la durée du traitement hypnotique ne doit pas excéder un mois. En pratique, de très nombreux patients prennent des traitements hypnotiques pendant plusieurs mois, voire plusieurs années. Les risques d'une utilisation prolongée concernent surtout le problème de tolérance anciennement dénommée accoutumance (l'organisme s'habitue au produit, l'effet tend à s'estomper et le risque est l'augmentation des doses). Le risque de tolérance (ou d'accoutumance) varie selon les produits ; il est maximum pour les barbituriques et limité pour les produits de dernière génération.

La décision d'arrêt d'un traitement répond à certaines règles et ne peut s'envisager que si l'utilisateur est suffisamment motivé et que les troubles du sommeil ont disparu.

Dans notre pratique, nous essayons de limiter dans le temps l'usage de tous les hypnotiques, partant du principe qu'ils perdent leur efficacité au fil du temps. Dans le cas où certains sujets semblent incapables de supporter psychologiquement un sevrage, nous parvenons régulièrement à réduire les posologies prescrites au fil des consultations. Un certain nombre de conseils, facilitent cette réduction des doses. L'insomniaque chronique mieux traité découvre progressivement que sa qualité de vie durant la journée dépend plus de la réduction des doses d'hypnotiques que de l'idée très subjective qu'il a de son sommeil.

## NORMISON *(témazépam)*

Capsules incolores à 10 mg.

Capsules incolores à 20 mg.

Hypnotique de la famille des benzodiazépines (Liste I).

*Se reporter à la présentation des hypnotiques page 70.*

### ■ INDICATIONS

Elles sont limitées aux troubles sévères du sommeil (insomnies occasionnelles ou transitoires mais également chroniques).

### ■ CONTRE-INDICATIONS

- Allergie à ce produit.
- Insuffisance respiratoire sévère.
- La myasthénie, qui est une maladie musculaire, risque d'être aggravée par les benzodiazépines.
- L'apnée du sommeil, caractérisée par des pauses respiratoires pendant le sommeil, peut être aggravée par les hypnotiques.
- Insuffisance hépatique sévère.
- Comme pour beaucoup de médicaments, l'âge est un facteur qui doit faire ajuster la posologie. Chez un sujet âgé, les doses seront beaucoup moins importantes.
- Des précautions similaires doivent être prises en cas de maladies hépatique et rénale.

• La grossesse et l'allaitement constituent des contre-indications relatives.
• L'alcool favorise l'apparition de troubles du comportement lors de l'utilisation conjointe de benzodiazépines.

## ■ PRÉCAUTIONS D'UTILISATION

L'utilisation de ces médicaments justifie certaines précautions (dont beaucoup sont communes aux autres médicaments du cerveau) :
• Le médicament doit être pris au moment du coucher afin d'éviter le risque de chute. Si vous devez vous lever au cours de la nuit, prenez certaines précautions. Levez vous doucement et faites attention aux troubles de l'équilibre possibles.
• Abstenez-vous de conduire (surtout au début du traitement). Cette mesure de prudence s'applique pour tous les patients qui prennent des médicaments psychotropes (médicaments de l'activité psychique). Il faut savoir qu'un produit pris le soir continue à agir le lendemain, même si le produit a la particularité d'avoir une action très courte. Il faut savoir aussi que ces médicaments ont des effets différents selon les individus. Ne vous fiez pas à ce que pourrait vous dire un « bon ami » qui prend le même traitement (« C'est fantastique, tu verras, on prend le produit le soir et le lendemain, on est frais et dispos »). La prolongation de l'effet est le plus souvent imperceptible, mais elle existe particulièrement au niveau des réflexes. N'oubliez pas qu'un retard de réflexe d'un dixième de seconde peut avoir des conséquences graves. Vous devez aussi être prudent si vous utilisez des instruments dangereux (couteau électrique, tronçonneuse...).
• L'alcool est un puissant potentialisateur. Il augmente les propriétés sédatives (calmantes) de l'hypnotique ou au contraire favorise une insomnie. L'hypnotique pris avec de l'alcool peut aussi favoriser l'ivresse et être responsable de troubles du comportement. L'abstinence est le meilleur conseil que l'on puisse donner.
• L'association de plusieurs tranquillisants et/ou hypnotiques ne se conçoit qu'exceptionnellement. Il faut savoir que les risques propres à chaque produit, dont la dépendance, s'additionnent. De même tous les produits qui entraînent un ralentissement du fonctionnement du système nerveux devront être utilisés avec précaution s'ils sont associés à des hypnotiques. Il peut y avoir un effet d'addition de la sédation avec risque d'altération de la vigilance rendant dangereuses la conduite

automobile et l'utilisation de machines. Le risque d'addition est le même chez l'insuffisant respiratoire.

• La grossesse implique certaines mesures de prudence. La règle nº 1 est de s'abstenir de prendre des médicaments (quels qu'ils soient) sans avis autorisé. Les benzodiazépines n'ont jamais été considérées comme responsables de malformations, mais l'absence de recul et certaines observations isolées justifient d'éviter la consommation de ces produits pendant les trois premiers mois de la grossesse. C'est à votre médecin que revient la décision de prescription en cas de nécessité. Il évaluera les avantages par rapport aux inconvénients.

Avant l'accouchement, les hypnotiques de type benzodiazépines peuvent entraîner des troubles respiratoires, un abaissement de la température (hypothermie) et un relâchement du tonus musculaire du nouveau-né. C'est au médecin que revient le choix du produit et de sa posologie, si le traitement hypnotique s'avère indispensable.

Pendant la période d'allaitement, il est conseillé de ne pas recourir à cette classe de produit.

• En règle générale, la durée de prescription des hypnotiques doit être réduite à son minimum et l'arrêt devra toujours être progressif, afin de limiter le risque d'accident de sevrage et une recrudescence de l'insomnie et de l'anxiété. Très exceptionnellement, un traitement hypnotique au long cours peut être envisagé, en cas, par exemple, de maladie douloureuse prolongée.

## ■ EFFETS INDÉSIRABLES

• La dépendance n'existe que lorsque la prescription est prolongée et que les doses sont importantes. Les risques de sevrage (manifestations physiques et psychiques survenant à l'arrêt du traitement) sont absents lorsque l'interruption du traitement est progressive.

• Les troubles de la mémoire, s'ils existent, sont transitoires et réversibles.

• Des troubles du comportement ont été décrits avec les hypnotiques et plus particulièrement avec les produits ayant une action encore plus rapide, comme par exemple l'Halcion*. Des réactions dites paradoxales peuvent aussi survenir : agitation, libération d'agressivité, actes automatiques amnésiques. L'enfant et le sujet âgé sont particulièrement exposés à de telles manifestations. Le sujet peut être amené à avoir des comportements inadaptés dont il ne conservera aucun souvenir. Il est fréquent aussi de constater une amnésie qui précède l'endormissement. Le sujet oublie les actes qui ont lieu avant le sommeil : par exemple, une conversation, la lecture d'un ouvrage, le visionnage d'un film...

■ NOTRE AVIS

Il est classique de préciser à son patient que la durée du traitement hypnotique ne doit pas excéder un mois. En pratique, de très nombreux patients prennent des traitements hypnotiques pendant plusieurs mois, voire plusieurs années. Les risques d'une utilisation prolongée concernent surtout le problème de tolérance anciennement dénommée accoutumance (l'organisme s'habitue au produit, l'effet tend à s'estomper et le risque est l'augmentation des doses). Le risque de tolérance (ou d'accoutumance) varie selon les produits ; il est maximum pour les barbituriques et limité pour les produits de dernière génération.

La décision d'arrêt d'un traitement répond à certaines règles et ne peut s'envisager que si l'utilisateur est suffisamment motivé et que les troubles du sommeil ont disparu.

Dans notre pratique, nous essayons de limiter dans le temps l'usage de tous les hypnotiques, partant du principe qu'ils perdent leur efficacité au fil du temps. Dans le cas où certains sujets semblent incapables de supporter psychologiquement un sevrage, nous parvenons régulièrement à réduire les posologies prescrites au fil des consultations. Un certain nombre de conseils, facilitent cette réduction des doses. L'insomniaque chronique mieux traité découvre progressivement que sa qualité de vie durant la journée dépend plus de la réduction des doses d'hypnotiques que de l'idée très subjective qu'il a de son sommeil.

## NOVAZAM *(diazépam)*

Générique du Valium.

Comprimés quadrisécables blancs à 10 mg.

Tranquillisant de la famille des benzodiazépines (Liste I).

*Se reporter à VALIUM et à la présentation des tranquillisants page 56.*

# NOZINAN *(lévomépromazine)*

Comprimés non sécables (roses) à 2 mg.
Comprimés sécables (blancs) à 25 mg.
Comprimés sécables (blancs) à 100 mg.
Soluté buvable (1 goutte = 1 mg).
Ampoules injectables à 25 mg.
Neuroleptique de la famille des phénothiazines (Liste I).

*Se reporter à la présentation des neuroleptiques page 46.*

## ■ CONTRE-INDICATIONS

• Glaucome par fermeture d'angle, troubles prostatiques, insuffisance rénale ou hépatique grave.
• A utiliser avec précaution chez le sujet âgé, l'épileptique, le parkinsonien.
• Un bilan hépatique est conseillé chez les sujets alcooliques ou qui ont des antécédents de maladie hépatique.
• Les interactions médicamenteuses à prendre en compte sont celles avec les produits qui exercent un effet sédatif sur le système nerveux et qui abaissent la pression artérielle.

## ■ PRÉCAUTIONS D'UTILISATION

• Ces médicaments entraînent fréquemment une somnolence qui peut être majorée par d'autres médicaments prescrits conjointement. Elle doit faire renoncer à la conduite automobile ou à toute activité nécessitant une attention soutenue.
• L'apparition d'une fièvre doit faire consulter le médecin.
• Les neuroleptiques interagissent avec d'autres médicaments :
– les tranquillisants, hypnotiques, antalgiques dérivés de la morphine, antiallergiques (antihistaminiques H1) prescrits en association à des neuroleptiques vont favoriser le risque de sédation et de somnolence. Ce risque doit être pris en compte principalement chez les conducteurs de véhicule, les personnes qui travaillent sur des machines...
– la lévodopa, prescrite pour traiter la maladie de Parkinson, ne doit pas être utilisée avec les neuroleptiques car elle s'oppose à leur action. Si cette association est indispensable, un neuroleptique ayant peu d'effets neurologiques pourra être prescrit ;
– ces neuroleptiques appartenant à la classe des phénothiazines ne doivent pas être associés à la guanéthidine (Isméline*) car ils s'opposent à son effet antihypertenseur ;
– de même, lorsque ces produits sont associés à des médicaments qui ont des propriétés atropiniques, il existe un plus grand risque de survenue d'effets indésirables.

## ■ EFFETS INDÉSIRABLES

• Ils sont principalement neurologiques, cardio-vasculaires (hypotension), atropiniques (sécheresse de la bouche, troubles de l'accommodation, constipation et rétention d'urine) et endocriniens.

• Aménorrhée-galactorrhée : tous les neuroleptiques peuvent entraîner un arrêt ou une irrégularité des règles (allongement des cycles et règles peu abondantes). Ce trouble est associé dans deux cas sur trois à une sécrétion de lait.

• Épilepsie : ce médicament peut abaisser le seuil épileptogène. Cela signifie qu'un épileptique aura un risque plus élevé de faire une crise comitiale. Votre médecin reconsidérera le traitement anticomitial.

• Prise de poids : elle a différentes explications (stimulation de l'appétit, diminution des dépenses énergétiques en rapport avec la diminution des activités, action hormonale, augmentation de la consommation de boissons sucrées du fait de la sécheresse de la bouche...). Les conseils diététiques doivent être appliqués dès le début du traitement.

• Sédation et somnolence : cet effet est fréquemment rencontré au début du traitement et dépend de la sensibilité individuelle et de la dose. Une prise unique le soir est souvent conseillée pour réduire la fréquence de survenue de cet effet indésirable.

• Troubles hormonaux et sexuels : la diminution du désir sexuel (libido) et du plaisir a en fait plusieurs causes. Le trouble psychique peut être à lui seul responsable d'une baisse de la libido. Néanmoins, ce type de produit est fréquemment responsable de troubles de la sexualité.

• Troubles neurologiques : les manifestations neurologiques sont rares avec ce type de produit. Les principales manifestations neurologiques qui peuvent être observées sont :

– les dyskinésies aiguës ou mouvements anormaux des yeux, de la bouche, de la langue. Ces manifestations disparaissent à l'arrêt du traitement ;

– l'akathisie et la tasikinésie (impossibilité de rester assis et mouvements de déambulation) qui se rapprochent des impatiences ;

– l'akinésie, qui est un symptôme de la maladie de Parkinson. Il s'agit d'un ralentissement des mouvements pouvant aller jusqu'à l'immobilité. Ce trouble justifie un traitement par des médicaments antiparkinsoniens d'un certain type. Les médicaments qui contiennent de la lévodopa sont contre-indiqués ;

– le tremblement, deuxième symptôme de la maladie de Parkin-

son, peut être très invalidant et justifie au même titre que l'akinésie un traitement correcteur ;
– l'hypertonie, troisième symptôme de la maladie de Parkinson, se manifeste sous la forme de raideur musculaire, voire de rigidité ;
– les dyskinésies tardives sont des manifestations neurologiques qui surviennent le plus souvent lors de la diminution ou de l'arrêt du traitement. Elles se caractérisent par des mouvements de mâchonnement et de piétinement.
• Certains accidents rarissimes peuvent s'observer :
– le syndrome malin est une urgence. Il se caractérise par l'existence d'une fièvre élevée, de troubles neurologiques et de troubles des fonctions végétatives, c'est-à-dire respiratoires et cardiaques. Cette complication justifie un transfert en réanimation. Rappelons à cette occasion qu'en cas de fièvre un avis médical doit être immédiatement demandé ;
– troubles hématologiques : une baisse du nombre des globules blancs peut s'observer exceptionnellement avec les traitements neuroleptiques. En cas de fièvre, d'angine, un contrôle de la numération/formule sanguine (NFS) sera demandé par votre médecin et le traitement interrompu ;
– hépatites : ces neuroleptiques ont été incriminés comme responsables d'une maladie du foie (ictère par obstruction). Ces accidents sont eux aussi exceptionnels ;
– allergie : d'exceptionnelles manifestations allergiques peuvent se rencontrer lors de la prise de neuroleptiques. Ces manifestations justifient l'arrêt du traitement et constituent une contre-indication à l'utilisation d'un autre produit appartenant à la même classe.

## ■ NOTRE AVIS

Le Nozinan*, dont la commercialisation remonte à 1956, est probablement le neuroleptique le plus sédatif. Ses effets indésirables sont principalement neurovégétatifs. Il occasionne fréquemment hypotensions, sécheresse de la bouche, constipation, troubles de l'accommodation. Il nous arrive de le prescrire, à très faible posologie, dans des troubles anxieux majeurs et qui peuvent accompagner certains états dépressifs. Ces prescriptions sont toujours transitoires. Chez les patients hospitalisés pour des troubles aigus et sévères, l'utilisation en est différente.

# NUCTALON *(estazolam)*

Comprimés sécables (jaunes) à 2 mg.

Hypnotique de la famille des benzodiazépines (Liste I).

*Se reporter à la présentation des hypnotiques page 70.*

## ■ INDICATIONS

Elles sont limitées aux troubles sévères du sommeil (insomnies occasionnelles ou transitoires mais également chroniques).

## ■ CONTRE-INDICATIONS

- Allergie à ce produit.
- Insuffisance respiratoire sévère.
- La myasthénie, qui est une maladie musculaire, risque d'être aggravée par les benzodiazépines.
- L'apnée du sommeil, caractérisée par des pauses respiratoires pendant le sommeil, peut être aggravée par les hypnotiques.
- Insuffisance hépatique sévère.
- Comme pour beaucoup de médicaments, l'âge est un facteur qui doit faire ajuster la posologie. Chez un sujet âgé, les doses seront beaucoup moins importantes.
- Des précautions similaires doivent être prises en cas de maladies hépatique et rénale.
- La grossesse et l'allaitement constituent des contre-indications relatives.
- Certains médicaments peuvent augmenter les concentrations des benzodiazépines dans le sang. Il s'agit de l'Avlocardyl* (propranolol), des contraceptifs oraux, du Tagamet* (cimétidine), de l'Espéral* et du TTDB3B4* (disulfiram).
- L'alcool favorise l'apparition de troubles du comportement lors de l'utilisation conjointe de benzodiazépines.

## ■ PRÉCAUTIONS D'UTILISATION

L'utilisation de ces médicaments justifie certaines précautions (dont beaucoup sont communes aux autres médicaments du cerveau) :

- Le médicament doit être pris au moment du coucher afin d'éviter le risque de chute. Si vous devez vous lever au cours de la nuit, prenez certaines précautions. Levez vous doucement et faites attention aux troubles de l'équilibre possibles.
- Abstenez-vous de conduire (surtout au début du traitement). Cette mesure de prudence s'applique pour tous les patients qui prennent des médicaments psychotropes (médicaments de l'activité psychique). Il faut savoir qu'un produit pris le soir continue à agir le lendemain, même si le produit a la particularité d'avoir

une action très courte. Il faut savoir aussi que ces médicaments ont des effets différents selon les individus. Ne vous fiez pas à ce que pourrait vous dire un « bon ami » qui prend le même traitement (« C'est fantastique, tu verras, on prend le produit le soir et le lendemain, on est frais et dispos »). La prolongation de l'effet est le plus souvent imperceptible, mais elle existe particulièrement au niveau des réflexes. N'oubliez pas qu'un retard de réflexe d'un dixième de seconde peut avoir des conséquences graves. Vous devez aussi être prudent si vous utilisez des instruments dangereux (couteau électrique, tronçonneuse...).

• L'alcool est un puissant potentialisateur. Il augmente les propriétés sédatives (calmantes) de l'hypnotique ou au contraire favorise une insomnie. L'hypnotique pris avec de l'alcool peut aussi favoriser l'ivresse et être responsable de troubles du comportement. L'abstinence est le meilleur conseil que l'on puisse donner.

• L'association de plusieurs tranquillisants et/ou hypnotiques ne se conçoit qu'exceptionnellement. Il faut savoir que les risques propres à chaque produit, dont la dépendance, s'additionnent. De même, tous les produits qui entraînent un ralentissement du fonctionnement du système nerveux doivent être utilisés avec précaution s'ils sont associés à des hypnotiques. Il peut y avoir un effet d'addition de la sédation avec risque d'altération de la vigilance rendant dangereuses la conduite automobile et l'utilisation de machines. Le risque d'addition est le même chez l'insuffisant respiratoire.

• La grossesse implique certaines mesures de prudence. La règle n° 1 est de s'abstenir de prendre des médicaments (quels qu'ils soient) sans avis autorisé. Les benzodiazépines n'ont jamais été considérées comme responsables de malformations, mais l'absence de recul et certaines observations isolées justifient d'éviter la consommation de ces produits pendant les trois premiers mois de la grossesse. C'est à votre médecin que revient la décision de prescription en cas de nécessité. Il évaluera les avantages par rapport aux inconvénients.

Avant l'accouchement, les hypnotiques de type benzodiazépines peuvent entraîner des troubles respiratoires, un abaissement de la température (hypothermie) et un relâchement du tonus musculaire du nouveau-né. C'est au médecin que revient le choix du produit et de sa posologie, si le traitement hypnotique s'avère indispensable.

Pendant la période d'allaitement, il est conseillé de ne pas recourir à cette classe de produit.

• En règle générale, la durée de prescription des hypnotiques doit être réduite à son minimum et l'arrêt devra toujours être progressif, afin de limiter le risque d'accident de sevrage et une recrudescence de l'insomnie et de l'anxiété. Très exceptionnellement, un traitement hypnotique au long cours peut être envisagé, en cas, par exemple, de maladie douloureuse prolongée.

## ■ EFFETS INDÉSIRABLES

• La dépendance n'existe que lorsque la prescription est prolongée et les doses importantes. Les risques de sevrage (manifestations physiques et psychiques survenant à l'arrêt du traitement) sont absents lorsque l'interruption du traitement est progressive.
• Les troubles de la mémoire, s'ils existent, sont transitoires et réversibles.
• Des troubles du comportement ont été décrits avec les hypnotiques, et plus particulièrement avec les produits ayant une action rapide, comme par exemple l'Halcion*. Des réactions dites paradoxales peuvent aussi survenir avec de tels produits : agitation, libération d'agressivité, actes automatiques amnésiques. L'enfant et le sujet âgé sont particulièrement exposés à de telles manifestations. Le sujet peut être amené à avoir des comportements inadaptés dont il ne conservera aucun souvenir. Il est fréquent aussi de constater une amnésie qui précède l'endormissement. Le sujet oublie les actes qui ont lieu juste avant le sommeil : par exemple, une conversation, la lecture d'un ouvrage, le visionnage d'un film...

## ■ NOTRE AVIS

Ce somnifère, qui appartient à la classe des benzodiazépines, se situe au même plan que les autres hypnotiques qui appartiennent à cette classe chimique.

Il est classique de préciser à son patient que la durée du traitement hypnotique ne doit pas excéder un mois. En pratique, de très nombreux patients prennent des traitements hypnotiques pendant plusieurs mois, voire plusieurs années. Les risques d'une utilisation prolongée concernent surtout le problème de tolérance anciennement dénommée accoutumance (l'organisme s'habitue au produit, l'effet tend à s'estomper et le risque est l'augmentation des doses). Le risque de tolérance (ou d'accoutumance) varie selon les produits ; il est maximum pour les barbituriques et limité pour les produits de dernière génération.

La décision d'arrêt d'un traitement répond à certaines règles

et ne peut s'envisager que si l'utilisateur est suffisamment motivé et que les troubles du sommeil ont disparu.
Dans notre pratique, nous essayons de limiter dans le temps l'usage de tous les hypnotiques, partant du principe qu'ils perdent leur efficacité au fil du temps. Dans le cas où certains sujets semblent incapables de supporter psychologiquement un sevrage, nous parvenons régulièrement à réduire les posologies prescrites au fil des consultations. Un certain nombre de conseils facilitent cette réduction des doses. L'insomniaque chronique mieux traité découvre progressivement que sa qualité de vie durant la journée dépend plus de la réduction des doses d'hypnotiques que de l'idée très subjective qu'il a de son sommeil.

## OLMIFON *(adrafinil)*

Comprimés pelliculés (blancs) à 300 mg.
Produit assimilé à un stimulant sans effet amphétaminique (Liste I).

### ■ INDICATIONS

Ce médicament est indiqué officiellement dans les troubles de la vigilance, de l'attention, le ralentissement idéïque du sujet âgé. Il ne peut être assimilé aux nouvelles molécules utilisées dans la maladie d'Alzheimer.
Il ne fait l'objet d'aucune contre-indication et sa tolérance est bonne dans l'ensemble. (Des cas d'agitation, d'agressivité, d'insomnie, de confusion ont été rapportés.)
Dans la mesure où il s'adresse à des sujets âgés, qui peuvent présenter des insuffisances rénales et/ou hépatiques, un ajustement à la baisse de la posologie peut être justifié.

### ■ NOTRE AVIS

Certains états chez le sujet âgé, injustement qualifiés de dépression, peuvent relever d'autres médications. Le ralentissement de la pensée, le déficit de l'attention peuvent survenir en dehors de tout contexte dépressif et ne pas témoigner d'un processus détérioratif comme la maladie d'Alzheimer. Dans ce cas, l'Olmifon* peut paraître utile.

## ORAP *(pimozide)*

Comprimés (rose pâle) à 1 mg.
Comprimés (vert pâle) à 4 mg.
Neuroleptique original, seul représentant de sa classe (Liste I).

*Se reporter à la présentation des neuroleptiques page 46.*

### ■ CONTRE-INDICATIONS

• Coma, antécédents d'allergie à ce produit, chez le parkinsonien, et traitement par la lévodopa.

### ■ PRÉCAUTIONS D'UTILISATION

• L'apparition d'une fièvre doit faire consulter le médecin pour avis.
• Les neuroleptiques interagissent avec d'autres médicaments :
– les tranquillisants, hypnotiques, antalgiques dérivés de la morphine, antiallergiques (antihistaminiques H1) prescrits en association à des neuroleptiques vont favoriser le risque de sédation et de somnolence. Ce risque doit être pris en compte principalement chez les conducteurs de véhicule, les personnes qui travaillent sur des machines...
– la lévodopa, prescrite pour traiter la maladie de Parkinson, ne doit pas être utilisée avec les médicaments neuroleptiques car elle s'oppose à leur action. Si cette association est indispensable, un neuroleptique ayant peu d'effets neurologiques pourra être prescrit.

### ■ EFFETS INDÉSIRABLES

• Ils sont principalement neurologiques et neuroendocriniens.
• Aménorrhée-galactorrhée : tous les neuroleptiques peuvent entraîner un arrêt ou une irrégularité des règles (allongement des cycles et règles peu abondantes). Ce trouble est associé dans deux cas sur trois à une sécrétion de lait.
• Épilepsie : ce médicament peut abaisser le seuil épileptogène. Cela signifie qu'un épileptique aura un risque plus élevé de faire une crise comitiale. Votre médecin reconsidérera le traitement anticomitial.
• Prise de poids : elle a différentes explications (stimulation de l'appétit, diminution des dépenses énergétiques en rapport avec la diminution des activités, action hormonale, augmentation de la consommation de boissons sucrées du fait de la sécheresse de la bouche...). Les conseils diététiques doivent être appliqués dès le début du traitement.
• Sédation et somnolence : cet effet est fréquemment rencontré au début du traitement et dépend de la sensibilité individuelle

et de la dose. Une prise unique le soir est souvent conseillée pour réduire la fréquence de survenue de cet effet indésirable.

• Troubles hormonaux et sexuels : la diminution du désir sexuel (libido) et du plaisir a en fait plusieurs causes. Le trouble psychique peut être à lui seul responsable d'une baisse de la libido. Néanmoins, ce type de produit est fréquemment responsable de troubles de la sexualité.

• Troubles neurologiques : les principales manifestations neurologiques qui peuvent être observées sont :

– les dyskinésies aiguës ou mouvements anormaux des yeux, de la bouche, de la langue. Ces manifestations disparaissent à l'arrêt du traitement ;

– l'akathisie et la tasikinésie (impossibilité de rester assis et mouvements de déambulation) qui se rapprochent des impatiences ;

– l'akinésie, qui est un symptôme de la maladie de Parkinson. Il s'agit d'un ralentissement des mouvements pouvant aller jusqu'à l'immobilité. Ce trouble justifie un traitement par des médicaments antiparkinsoniens d'un certain type. Les médicaments qui contiennent de la lévodopa sont contre-indiqués ;

– le tremblement, deuxième symptôme de la maladie de Parkinson, peut être très invalidant et justifie au même titre que l'akinésie un traitement correcteur ;

– l'hypertonie, troisième symptôme de la maladie de Parkinson, se manifeste sous la forme de raideur musculaire, voire de rigidité ;

– les dyskinésies tardives sont des manifestations neurologiques qui surviennent le plus souvent lors de la diminution ou de l'arrêt du traitement. Elles se caractérisent par des mouvements de mâchonnement et de piétinement.

• Certains accidents rarissimes peuvent s'observer :

– le syndrome malin est une urgence. Il se caractérise par l'existence d'une fièvre élevée, de troubles neurologiques et de troubles des fonctions végétatives, c'est-à-dire respiratoires et cardiaques. Cette complication justifie un transfert en réanimation. Rappelons à cette occasion qu'en cas de fièvre un avis médical doit être immédiatement demandé ;

– troubles hématologiques : une baisse du nombre des plaquettes peut s'observer exceptionnellement avec ce neuroleptique. En cas de fièvre, d'angine, un contrôle de la numération/formule sanguine (NFS) sera demandé par votre médecin et le traitement interrompu ;

– allergie : d'exceptionnelles manifestations allergiques peuvent se rencontrer lors de la prise de neuroleptiques. Ces manifestations justifient l'arrêt du traitement et constituent une contre-indication à l'utilisation d'un autre produit appartenant à la même classe.

■ NOTRE AVIS

Ce produit neuroleptique fait partie d'une classe originale mais se rapproche des butyrophénones. Il peut provoquer des troubles neurologiques et neuroendocriniens avec une fréquence non négligeable. En revanche, il est bien toléré au plan neurovégétatif.
Nous réservons son emploi aux formes chroniques de certaines psychoses, à très faibles doses dans les formes déficitaires et à plus fortes doses dans des formes productives, c'est-à-dire lorsqu'il existe une activité délirante.

## PERTOFRAN *(désipramine)*

Comprimés enrobés (orange pâle) à 25 mg.
Antidépresseur de la famille des tricycliques imipraminiques (Liste I).

*Se reporter à la présentation des antidépresseurs page 32.*

■ INDICATIONS

Troubles dépressifs. Ce médicament a obtenu le niveau II d'indication (état dépressif d'intensité sévère chez des patients hospitalisés).

■ CONTRE-INDICATIONS

• Avant la prescription de ce type de médicaments, un bilan sera demandé afin d'évaluer l'état général et de déterminer s'il existe des risques d'utilisation.
• Le Pertofran* a des contre-indications communes à l'ensemble des imipraminiques : le risque de glaucome à angle fermé, l'hypertrophie prostatique (risque de rétention urinaire), les antécédents d'allergie à l'antidépresseur choisi, les troubles cardiaques graves (en particulier infarctus du myocarde récent). D'autres maladies justifient une surveillance médicale étroite.
• Un traitement IMAO non sélectif (Marsilid* par exemple) doit faire renoncer à ce produit. Il devra être arrêté quinze jours avant le début d'un traitement par Pertofran*. Le sultopride (Barnetil*) ne doit pas être associé au Pertofran* en raison des risques de troubles du rythme cardiaque.

■ PRÉCAUTIONS D'UTILISATION

Ces précautions sont la garantie du traitement. Elles vont per-

mettre une meilleure tolérance en réduisant le risque d'effets indésirables.
La mise en route du traitement est toujours progressive afin de tester la tolérance de l'organisme. Les modalités de traitement sont précisées sur l'ordonnance. En cas de troubles, n'hésitez pas à contacter votre médecin.

• Des dosages sanguins peuvent être demandés par votre médecin. Leur intérêt est limité car les fourchettes thérapeutiques des concentrations plasmatiques d'antidépresseurs sont très larges. Ces dosages peuvent se justifier en cas d'échec à un traitement afin de mettre en évidence un catabolisme excessif, c'est-à-dire une destruction trop importante des médicaments par le foie.
• Un contrôle régulier de la pression artérielle est nécessaire. Une surveillance ophtalmologique, sanguine, hépatique et cardiologique peut se justifier en cas d'affection d'un de ces organes.
• Ne prenez pas d'autres médicaments sans avis médical et signalez à votre médecin les médicaments que vous prenez pour d'autres troubles. Les tranquillisants, les neuroleptiques, les médicaments antiallergiques augmentent le risque de somnolence des antidépresseurs. Les médicaments antihypertenseurs favorisent le risque de chute de la tension artérielle.
• Ne conduisez pas au début du traitement. N'oubliez pas que ces médicaments diminuent les réflexes et favorisent la somnolence.
• Les mêmes précautions doivent être prises pour les activités nécessitant une attention soutenue (pilotage, utilisation de machines...).
• Prévenez votre dentiste si vous prenez du Pertofran*. Il contre-indique l'utilisation de certains médicaments anesthésiants.

## ■ EFFETS INDÉSIRABLES

Ils ne sont pas constants, sont facilement contrôlables pour la plupart et doivent être signalés au médecin qui prendra les dispositions nécessaires pour les réduire.

• Prise de poids : il convient de faire attention à son régime alimentaire. Quelquefois, en accord avec le patient, devant une prise de poids trop importante, un changement d'antidépresseur peut être décidé. En fait, il faut distinguer cet effet, propre à certaines molécules, de la prise de poids liée à la modification de l'appétit du fait de la guérison de l'état dépressif ou encore d'une prise de poids possible liée à la dépression.

• Le Pertofran* peut avoir un effet sur la vigilance. Le plus souvent, il s'agit d'un problème de posologie et de sensibilité individuelle particulière, et cela conduit à changer de doses, voire d'antidépresseur. Les médicaments associés (tranquillisants et somnifères) peuvent accentuer la somnolence.
• La bouche sèche est un effet indésirable fréquent. Mâcher un chewing-gum, sucer une pastille au citron sans sucre sont des moyens de correction efficaces.
• De même, la constipation est fréquente (en se souvenant que c'est aussi un symptôme de la dépression). Cet inconvénient est généralement facile à corriger par l'exercice (marche) et l'hydratation. En cas de nécessité, un laxatif doux vous sera prescrit par votre médecin.
• L'hypotension artérielle, surtout dans les changements de position, est un symptôme possible avec le Pertofran*, qui implique de se lever doucement, en plusieurs étapes, et peut nécessiter un traitement correcteur.
• Les bouffées de chaleur et les crises sudorales s'observent avec ce type de produit. Elles atteignent rarement une intensité très gênante, ce qui est heureux car il n'y a pas de traitement correcteur.
• Les troubles sexuels (baisse de la libido, frigidité, retard à l'éjaculation, voire impuissance) peuvent être des symptômes de l'état dépressif, mais peuvent être aussi des conséquences du Pertofran*.
• Les troubles visuels avec difficultés d'accommodation (vision troublée) s'observent avec ce type de produit et dépendent beaucoup de la sensibilité individuelle. Ces troubles s'atténuent après plusieurs jours de traitement. Il est inutile de faire corriger ses verres car ces manifestations cesseront dès l'arrêt du traitement. Certains patients se plaignent d'une sensation de sécheresse oculaire. Cela peut justifier un traitement correcteur par larmes artificielles.
Les imipraminiques augmentent la tension oculaire et ne peuvent être prescrits chez les personnes qui présentent un glaucome à angle fermé ; cette dernière précision ne peut être apportée que par un spécialiste ophtalmologiste pratiquant un examen par gonioscopie.
• Les troubles urinaires (retard à la miction, nécessité d'effort, rarement rétention d'urine) s'observent plutôt chez l'homme âgé porteur d'une lésion prostatique.
• Les tremblements et les difficultés d'élocution peuvent constituer une gêne véritable. Ils imposent alors de revoir la posologie, voire de changer d'antidépresseur.

• Troubles cardiaques : ce produit peut provoquer des troubles du rythme, ce qui peut poser problème chez les sujets qui ont des antécédents cardiaques. Dans ce cas, votre médecin effectuera un électrocardiogramme ou demandera un avis à un cardiologue.

■ NOTRE AVIS

Le Pertofran* est un antidépresseur imipraminique qui se rapproche du Tofranil*. Il se présente comme l'un des antidépresseurs les plus stimulants et les mieux tolérés dans le groupe des imipraminiques. Nous le prescrivons parfois en deuxième intention, dans des formes de dépression où prédomine l'inhibition. Certains patients, définis classiquement comme psychasthènes, peuvent relever de ce type de traitement.

## PIPORTIL *(pipotiazine)*

Comprimés sécables (jaunes) à 10 mg.
Soluté buvable (1 goutte = 1 mg).
Ampoules injectables (de 2 ml à 10 mg).
Neuroleptique de la famille des phénothiazines (Liste I).

*Se reporter à la présentation des neuroleptiques page 46.*

■ INDICATIONS

Toutes les formes de psychoses.

■ CONTRE-INDICATIONS

• Glaucome par fermeture d'angle, troubles prostatiques, maladie de Parkinson, porphyrie et antécédents d'agranulocytose.
• Les interactions médicamenteuses à prendre en compte sont celles avec les produits qui exercent un effet sédatif sur le système nerveux et qui abaissent la pression artérielle.

■ PRECAUTIONS D'UTILISATION

• L'apparition d'une fièvre doit faire consulter le médecin pour avis.
• Les neuroleptiques interagissent avec d'autres médicaments :
– les tranquillisants, hypnotiques, antalgiques dérivés de la morphine, antiallergiques (antihistaminiques H1) prescrits en association à des neuroleptiques vont favoriser le risque de sédation et de somnolence. Ce risque doit être pris en compte principalement chez les conducteurs de véhicule, les personnes qui travaillent sur des machines...
– la lévodopa, prescrite pour traiter la maladie de Parkinson, ne doit pas être utilisée avec les médicaments neuroleptiques

car elle s'oppose à leur action. Si cette association est indispensable, un neuroleptique ayant peu d'effets neurologiques pourra être prescrit ;

– ces neuroleptiques appartenant à la classe des phénothiazines ne doivent pas être associés à la guanéthidine (Isméline*) car ils s'opposent à son effet antihypertenseur. De même, lorsque ces produits sont associés à des médicaments qui ont des propriétés atropiniques, il existe un plus grand risque de survenue d'effets indésirables (sécheresse de la bouche, constipation, rétention d'urine, troubles visuels...).

## ■ EFFETS INDÉSIRABLES

• Ils sont principalement neurologiques, cardio-vasculaires (hypotension), atropiniques (sécheresse de la bouche, troubles de l'accommodation, constipation et rétention d'urine) et endocriniens.

• Aménorrhée-galactorrhée : tous les neuroleptiques peuvent entraîner un arrêt ou une irrégularité des règles (allongement des cycles et règles peu abondantes). Ce trouble est associé dans deux cas sur trois à une sécrétion de lait.

• Épilepsie : ce médicament peut abaisser le seuil épileptogène. Cela signifie qu'un épileptique aura un risque plus élevé de faire une crise comitiale. Votre médecin reconsidérera le traitement anticomitial.

• Prise de poids : elle a différentes explications (stimulation de l'appétit, diminution des dépenses énergétiques en rapport avec la diminution des activités, action hormonale, augmentation de la consommation de boissons sucrées du fait de la sécheresse de la bouche...). Les conseils diététiques doivent être appliqués dès le début du traitement.

• Sédation et somnolence : cet effet est fréquemment rencontré au début du traitement et dépend de la sensibilité individuelle et de la dose. Une prise unique le soir est souvent conseillée pour réduire la fréquence de survenue de cet effet indésirable.

• Troubles hormonaux et sexuels : la diminution du désir sexuel (libido) et du plaisir a en fait plusieurs causes. Le trouble psychique peut être à lui seul responsable d'une baisse de la libido. Néanmoins, ce type de produit est fréquemment responsable de troubles de la sexualité.

• Troubles neurologiques : les principales manifestations neurologiques qui peuvent être observées sont :

– les dyskinésies aiguës ou mouvements anormaux des yeux, de la bouche, de la langue. Ces manifestations disparaissent à l'arrêt du traitement ;

– l'akathisie et la tasikinésie (impossibilité de rester assis et mouvements de déambulation) qui se rapprochent des impatiences ;
– l'akinésie, qui est un symptôme de la maladie de Parkinson. Il s'agit d'un ralentissement des mouvements pouvant aller jusqu'à l'immobilité. Ce trouble justifie un traitement par des médicaments antiparkinsoniens d'un certain type. Les médicaments qui contiennent de la lévodopa sont contre-indiqués ;
– le tremblement, deuxième symptôme de la maladie de Parkinson, peut être très invalidant et justifie au même titre que l'akinésie un traitement correcteur ;
– l'hypertonie, troisième symptôme de la maladie de Parkinson, se manifeste sous la forme de raideur musculaire, voire de rigidité ;
– les dyskinésies tardives sont des manifestations neurologiques qui surviennent le plus souvent lors de la diminution ou de l'arrêt du traitement. Elles se caractérisent par des mouvements de mâchonnement et de piétinement.

• Certains accidents rarissimes peuvent s'observer :
– le syndrome malin est une urgence. Il se caractérise par l'existence d'une fièvre élevée, de troubles neurologiques et de troubles des fonctions végétatives, c'est-à-dire respiratoires et cardiaques. Cette complication justifie un transfert en réanimation. Rappelons à cette occasion qu'en cas de fièvre un avis médical doit être immédiatement demandé ;
– troubles hématologiques : une baisse du nombre des globules blancs peut s'observer exceptionnellement avec les traitements neuroleptiques. En cas de fièvre, d'angine, un contrôle de la numération/formule sanguine (NFS) sera demandé par votre médecin et le traitement interrompu ;
– hépatites : ces neuroleptiques ont été incriminés comme responsables d'une maladie du foie (ictère par obstruction). Ces accidents sont eux aussi exceptionnels ;
– allergie : d'exceptionnelles manifestations allergiques peuvent se rencontrer lors de la prise de neuroleptiques. Ces manifestations justifient l'arrêt du traitement et constituent une contre-indication à l'utilisation d'un autre produit appartenant à la même classe.

## ■ NOTRE AVIS

Ce produit a l'avantage d'être présenté sous forme retard, ce qui permet de l'administrer une fois par mois. Indiqué préférentiellement chez des malades psychotiques qui risquent d'interrompre leur traitement, il est utilisé à faible dose dans les formes déficitaires et à plus fortes doses dans les formes dites productives où il existe une activité délirante.

## PIPORTIL L4 *(pipotiazine palmitate)*

Ampoules injectables à effet prolongé à 25 mg et à 100 mg (permettant une injection toutes les quatre semaines).
Neuroleptique de la famille des phénothiazines (Liste I).
*Se reporter à PIPORTIL et à la présentation des neuroleptiques page 46.*

## PRAZINIL *(carpipramine)*

Comprimés pelliculés sécables (blancs) à 50 mg.
Neuroleptique atypique (Liste I).

### ■ INDICATIONS

Ce médicament, seul représentant de sa classe, n'est ni un neuroleptique à proprement parler, ni un antidépresseur. Il est indiqué dans les états d'inhibition névrotique et dans les états déficitaires au cours des psychoses.

### ■ CONTRE-INDICATIONS

• Il ne doit pas être associé aux IMAO et ne doit pas être prescrit en cas d'affections rénales et hépatiques graves.
• Il est aussi contre-indiqué en cas d'antécédents d'allergie à ce produit et de troubles de la conduction et du rythme cardiaque.
• Il doit être utilisé avec prudence en cas d'épilepsie ainsi qu'avec les médicaments antihypertenseurs en raison du risque d'hypotension.
• Sa tolérance est bonne dans l'ensemble. Il peut exposer à des baisses de la tension artérielle, à des difficultés d'endormissement. Des aménorrhées et des galactorrhées (perte de lait) ont été décrites.
• En l'absence de données d'information, la grossesse et l'allaitement constituent des contre-indications.

### ■ NOTRE AVIS

Le Prazinil* est un médicament atypique qui n'a jamais bien su trouver sa place parmi les psychotropes. Ni anxiolytique, ni antidépresseur, ni neuroleptique, nous l'utilisons parfois pour son action désinhibitrice chez des patients gênés par une inhibition de la pensée et de l'action. Il est le plus souvent bien toléré. La question se pose de sa durée de prescription. Nous nous efforçons de ne jamais le prescrire pour des durées de trois à six mois.

## PROTHIADEN *(dosulépine)*

Gélules (rouge et marron) à 25 mg.

Comprimés enrobés (rouges) à 75 mg.

Antidépresseur de la famille des imipraminiques (Liste I).

*Se reporter à la présentation des antidépresseurs page 32.*

### ■ INDICATIONS

Episodes dépressifs.

### ■ CONTRE-INDICATIONS

Ce médicament est contre-indiqué en cas d'allergie à ce produit, de risque de glaucome à angle fermé, de risque de rétention d'urine, d'infarctus du myocarde récent, de traitement IMAO non sélectif.

### ■ PRÉCAUTIONS D'UTILISATION

• Prévenez votre dentiste si vous prenez cet antidépresseur. Il peut contre-indiquer l'utilisation de certains anesthésiques.

### ■ EFFETS INDÉSIRABLES

Comme tous les médicaments, le Prothiaden* peut avoir des effets indésirables. Ils ne sont pas constants, sont facilement contrôlables pour la plupart et doivent être signalés au médecin qui prendra les dispositions nécessaires pour les traiter.

• Il peut faire grossir : il convient de faire attention à son régime alimentaire. Quelquefois, en accord avec le patient, devant une prise de poids trop importante, un changement d'antidépresseur peut être décidé. En fait, il faut distinguer cet effet, propre à certaines molécules, de la prise de poids liée à la modification de l'appétit du fait de la guérison de l'état dépressif ou encore d'une prise de poids possible liée à la dépression.

• Il a un effet sur la vigilance. Le plus souvent, il s'agit d'une sensibilité individuelle particulière et cela conduit à changer de doses, voire d'antidépresseur. Les médicaments associés (tranquillisants et somnifères) peuvent être responsables d'une accentuation de la somnolence.

• La bouche sèche est un effet indésirable fréquemment

observé. Mâcher un chewing-gum, sucer une pastille au citron sans sucre sont des moyens de correction efficaces.

• De même, la constipation est fréquente (en se souvenant que c'est aussi un symptôme de la dépression). Cet inconvénient est généralement facile à corriger par l'exercice (marche) et l'hydratation. En cas de nécessité, un laxatif doux vous sera prescrit par votre médecin.

• L'hypotension artérielle, surtout dans les changements de position, est un symptôme fréquent. Elle est généralement transitoire et facile à contrôler. Elle implique de se lever doucement, en plusieurs étapes, et peut nécessiter un traitement correcteur.

• Les bouffées de chaleur et les crises sudorales s'observent avec ce type d'antidépresseur. Elles atteignent rarement une intensité très gênante, ce qui est heureux car il n'y a pas de traitement correcteur.

• Les troubles sexuels (baisse de la libido, frigidité, retard à l'éjaculation, voire impuissance) peuvent être des symptômes de l'état dépressif, mais peuvent être aussi des conséquences du traitement. Dans ce cas, il pourra être justifié de changer d'antidépresseur.

• Les troubles visuels avec difficultés d'accommodation (vision troublée) dépendent beaucoup de la sensibilité individuelle. Ces troubles s'atténuent après plusieurs jours de traitement. Il est inutile de faire corriger ses verres car ces manifestations cesseront dès l'arrêt du traitement. Certains patients se plaignent d'une sensation de sécheresse oculaire. Cela peut justifier un traitement correcteur par larmes artificielles.

Ces antidépresseurs augmentent la tension oculaire et ne peuvent être prescrits chez les personnes qui présentent un glaucome à angle fermé ; cette dernière précision ne peut être apportée que par un spécialiste ophtalmologiste pratiquant un examen par gonioscopie.

• Les troubles urinaires (retard à la miction, nécessité d'effort, rarement rétention d'urine) s'observent plutôt chez l'homme âgé porteur d'une lésion prostatique. Cela concerne essentiellement les antidépresseurs tricycliques.

• Les tremblements et les difficultés d'élocution peuvent constituer une gêne véritable. Ils imposent alors de revoir la posologie, voire de changer d'antidépresseur.

• Les troubles cardiaques : ces médicaments ont une influence sur la conduction électrique du cœur. Cela peut poser problème chez les sujets ayant des antécédents cardiaques. Dans ce cas, votre médecin effectuera un électrocardiogramme ou demandera un avis à un cardiologue.

■ NOTRE AVIS

Le Prothiaden* est un produit antidépresseur qui se caractérise principalement par ses propriétés sédatives. Il fait partie de la classe des imipraminiques et comporte donc un certain nombre de contre-indications et d'effets indésirables qui limitent son utilisation.

Nous l'utilisons parfois chez des patients déprimés, anxieux et insomniaques, en monothérapie. Utilisé à doses progressives, cet antidépresseur est mieux toléré que la plupart des imipraminiques.

## PROZAC *(fluoxétine)*

Gélules (blanc cassé et vert) à 20 mg.
Solution buvable 5 ml = 20 mg (pipette doseuse).
Antidépresseur sérotoninergique (Liste I).

*Se reporter à la présentation des antidépresseurs page 32.*

■ INDICATIONS

Il est indiqué officiellement dans les troubles dépressifs majeurs, c'est-à-dire caractérisés, dans les troubles obsessionnels compulsifs (TOC), anciennement appelés névrose obsessionnelle.

■ CONTRE-INDICATIONS

- Traitement IMAO non sélectif, allaitement.
- A utiliser avec précaution en cas d'association avec les IMAO de type A, le sumatriptan.

■ PRÉCAUTIONS D'UTILISATON

- Le Prozac* n'a pas de contre-indications cardiaques mais il doit être utilisé avec précaution en cas de traitement anticoagulant.
- Il doit être pris au milieu du repas afin d'éviter les troubles digestifs. L'alcool est contre-indiqué. Il peut favoriser la somnolence, voire la confusion.
- Ne prenez pas d'autres médicaments sans avis médical et signalez à votre médecin les médicaments que vous prenez pour d'autres troubles. Les tranquillisants, les neuroleptiques, les médicaments antiallergiques augmentent le risque de somnolence des antidépresseurs. Il existe un certains nombre de médicaments susceptibles

d'interagir avec le Prozac* : les IMAO, les anticoagulants, le Tégrétol*, le lithium, le sumatriptan (médicament de la migraine), la phénytoïne, les antidépresseurs imipraminiques.

## ■ EFFETS INDÉSIRABLES

• A la différence des autres antidépresseurs, le Prozac* n'est pas responsable de prise de poids. Aux États-Unis, il a obtenu une indication officielle dans le traitement des boulimies. Une telle utilisation en France n'est pas autorisée. Néanmoins, ce produit pourra être préférentiellement utilisé chez des patients déprimés qui ont tendance à être hypersomniaques et à avoir des comportements boulimiques.

• Le Prozac* entraîne rarement des troubles de la vigilance. Les médicaments associés (tranquillisants et somnifères) peuvent être responsables d'une accentuation de la somnolence.

• De même, la constipation est rarissime. Il n'en est pas de même des diarrhées : il existe fréquemment, au début du traitement, des troubles digestifs (nausées) qui disparaissent après quelques jours. Il est conseillé de prendre le produit au milieu du repas afin d'éviter la survenue de tels troubles.

• Les bouffées de chaleur et les crises sudorales s'observent avec les antidépresseurs tricycliques et les médicaments qui agissent sur la sérotonine. Elles atteignent rarement une intensité très gênante, ce qui est heureux car il n'y a pas de traitement correcteur.

• Les troubles sexuels (baisse de la libido, frigidité, retard à l'éjaculation, voire impuissance) peuvent être des symptômes de l'état dépressif, mais peuvent être aussi des conséquences de certains traitements antidépresseurs. Dans ce cas, il pourra être justifié de changer de composé antidépresseur.

• Les tremblements et les difficultés d'élocution peuvent constituer une gêne véritable. Ils imposent alors de revoir la posologie.

## ■ NOTRE AVIS

Ce médicament, l'un des produits les plus utilisés dans le monde, mérite son succès. Accusé à tort de différents maux, il reste un antidépresseur de première intention, facile à prescrire car bien toléré et dont l'efficacité est incontestable. De nombreuses femmes qui ont peur de grossir acceptent ce traitement dénué de cet effet indésirable.

La question qui se pose concernant ce produit est celle relative à de possibles propriétés psychiques, indépendantes de ses effets antidépresseurs. Certains patients relèvent avec lui un sentiment de distanciation, voire d'indifférence, qui leur donne la sensation que les stress de la vie sont amortis. Des études restent à faire afin de déterminer la réalité de ces phénomènes.

## QUIETILINE *(bromazépam)*

Générique du Lexomil*.
Comprimés quadrisécables à 6 mg.
Tranquillisant de la famille des benzodiazépines (Liste I).

*Se reporter à LEXOMIL et à la présentation des tranquillisants page 56.*

## QUITAXON *(doxépine)*

Comprimés pelliculés sécables (jaunes) à 10 mg.
Comprimés pelliculés sécables (jaunes) à 50 mg.
Soluté buvable (1 goutte = 0,5 mg).
Ampoules injectables à 25 mg.

*Se reporter à la présentation des antidépresseurs page 32.*

### ■ INDICATIONS

Les états dépressifs (niveau I d'indication).

### ■ CONTRE-INDICATIONS

• Avant la prescription, un bilan sera demandé afin d'évaluer l'état général et de déterminer s'il existe des risques d'utilisation.
• Les contre-indications des antidépresseurs imipraminiques sont le risque de glaucome à angle fermé, l'hypertrophie prostatique (risque de rétention urinaire), les antécédents d'allergie à l'antidépresseur choisi, les troubles cardiaques graves (en particulier infarctus du myocarde récent). D'autres maladies justifient une surveillance médicale étroite.
• Un traitement IMAO non sélectif (Marsilid* par exemple) doit faire renoncer au Quitaxon*. Il devra être arrêté quinze jours avant le début d'un traitement par Quitaxon*. Le sultopride (Barnetil*) ne doit pas être associé au Quitaxon* en raison des risques de troubles du rythme cardiaque.
• L'alcool est contre-indiqué : il peut favoriser la somnolence, voire la confusion. La majorité des antidépresseurs augmentent les effets de l'alcool et le risque d'ivresse.

## ■ PRÉCAUTIONS D'UTILISATION

• Ne prenez pas d'autres médicaments sans avis médical et signalez à votre médecin les médicaments que vous prenez pour d'autres troubles. Les tranquillisants, les neuroleptiques, les médicaments antiallergiques augmentent le risque de somnolence des antidépresseurs. Les médicaments antihypertenseurs favorisent le risque de chute de la tension artérielle.

• Prévenez votre dentiste si vous prenez cet antidépresseur. Le Quitaxon* peut contre-indiquer l'utilisation de certains anesthésiques.

## ■ EFFETS INDÉSIRABLES

Ils ne sont pas constants, sont facilement contrôlables pour la plupart et doivent être signalés au médecin qui prendra les dispositions nécessaires pour les traiter.

• Prise de poids : il convient de faire attention à son régime alimentaire. Quelquefois, en accord avec le patient, devant une prise de poids trop importante, un changement d'antidépresseur peut être décidé. En fait, il faut distinguer cet effet, propre à certaines molécules, de la prise de poids liée à la modification de l'appétit du fait de la guérison de l'état dépressif ou encore d'une prise de poids possible liée à la dépression.

• Effets sur la vigilance : le plus souvent, il s'agit d'une sensibilité individuelle particulière, et cela conduit à changer de doses, voire d'antidépresseur. Les médicaments associés (tranquillisants et somnifères) peuvent être responsables d'une accentuation de la somnolence.

• La bouche sèche est un effet indésirable fréquent, observé surtout avec les antidépresseurs dits tricycliques. Mâcher un chewing-gum, sucer une pastille au citron sans sucre sont des moyens de correction efficaces.

• De même, la constipation est fréquente (en se souvenant que c'est aussi un symptôme de la dépression). Cet inconvénient est généralement facile à corriger par l'exercice (marche) et l'hydratation. En cas de nécessité, un laxatif doux vous sera prescrit par votre médecin.

• L'hypotension artérielle, surtout dans les changements de position, est un symptôme fréquent pour la majorité des antidépresseurs. Elle est généralement transitoire et facile à contrôler. Elle implique de se lever doucement, en plusieurs étapes, et peut nécessiter un traitement correcteur.

• Les bouffées de chaleur et les crises sudorales s'observent avec les antidépresseurs tricycliques et les médicaments qui agissent sur la sérotonine. Elles atteignent rarement une intensité très gênante, ce qui est heureux car il n'y a pas de traitement correcteur.

- Les troubles sexuels (baisse de la libido, frigidité, retard à l'éjaculation, voire impuissance) peuvent être des symptômes de l'état dépressif, mais aussi des conséquences de certains traitements antidépresseurs. Dans ce cas, il pourra être justifié de changer de composé antidépresseur.
- Les troubles visuels avec difficultés d'accommodation (vision troublée) s'observent avec certains antidépresseurs (imipraminiques) et dépendent beaucoup de la sensibilité individuelle. Ces troubles s'atténuent après plusieurs jours de traitement. Il est inutile de faire corriger ses verres car ces manifestations cesseront dès l'arrêt du traitement. Certains patients se plaignent d'une sensation de sécheresse oculaire. Cela peut justifier un traitement correcteur par larmes artificielles.

Ces antidépresseurs augmentent la tension oculaire et ne peuvent être prescrits chez les personnes qui présentent un glaucome à angle fermé ; cette dernière précision ne peut être apportée que par un spécialiste ophtalmologiste pratiquant un examen par gonioscopie.

- Les troubles urinaires (retard à la miction, nécessité d'effort, rarement rétention d'urine) s'observent plutôt chez l'homme âgé porteur d'une lésion prostatique. Cela concerne essentiellement les antidépresseurs tricycliques.
- Les tremblements et les difficultés d'élocution peuvent constituer une gêne véritable. Ils imposent alors de revoir la posologie, voire de changer d'antidépresseur.
- Les troubles cardiaques : certains antidépresseurs (les tricycliques) ont une influence sur la conduction électrique du cœur. Cela peut poser problème chez les sujets qui ont des antécédents cardiaques. Dans ce cas, votre médecin effectuera un électrocardiogramme ou demandera un avis à un cardiologue.

### ■ NOTRE AVIS

Le rapport bénéfice/risque est inférieur à celui des autres imipraminiques et très inférieur aux produits de nouvelle génération. Ses propriétés tranquillisantes doivent être néanmoins mentionnées. A tort ou à raison, nous n'utilisons plus ce produit depuis au moins une dizaine d'années.

## RISPERDAL *(rispéridone)*

Comprimés dosés à 1 mg, 2 mg, 4 mg.
Médicament de la classe des antipsychotiques.

*Se reporter à la présentation des neuroleptiques page 46.*

### ■ INDICATIONS

Indiqué dans les psychoses, plus particulièrement de type schizophrénique.

### ■ CONTRE-INDICATIONS

- Hypersensibilité à ce type de produit.
- Traitement par la lévodopa.
- Allaitement.

### ■ EFFETS INDÉSIRABLES

Ils sont proportionnels à la posologie. Nous renvoyons le lecteur à la présentation des neuroleptiques page 46 pour plus de précisions.

### ■ NOTRE AVIS

Ce produit, pour lequel nous n'avons que peu de recul, se comporte plus comme un neuroleptique qu'un antipsychotique dit atypique. En fonction des doses, il est susceptible de provoquer des syndromes extrapyramidaux, des prises de poids, une hypotension, des troubles neuroendocriniens, en fait tous les effets indésirables des neuroleptiques, y compris des syndromes malins.

Il s'agit en fait d'un neuroleptique, qui a à peu près le profil thérapeutique de l'Haldol* avec un risque plus faible d'effets indésirables neurologiques. Il nous apparaît présenter un meilleur rapport bénéfice/risque que l'Haldol*, produit neuroleptique de référence.

## RITALINE *(méthylphénidate)*

Comprimés dosés à 10 mg.
Stupéfiant dont la prescription est limitée à 28 jours sur ordonnance spéciale.

Médicament réservé aux troubles déficitaires de l'attention avec hyperkinésie chez l'enfant.
Il n'est délivré que dans les hôpitaux.
Ce n'est pas un produit de pratique courante.

# RIVOTRIL *(clonazépam)*

Comprimés quadrisécables (blancs) à 2 mg.
Solution buvable à 2,5 mg/ml (10 gouttes = 1 mg).
Solution injectable.

*Se reporter à la présentation des tranquillisants page 56.*

## ■ INDICATIONS

Ce produit, qui fait partie de la classe des benzodiazépines, est indiqué dans toutes les formes d'épilepsies rebelles. Il est aussi utilisé (hors indications officielles) dans certains états douloureux et dans des insomnies.

## ■ CONTRE-INDICATIONS

Ce sont celles des benzodiazépines.

- Antécédents d'allergie. Une règle générale doit être appliquée : un produit (quel qu'il soit) qui a entraîné une réaction allergique ne doit jamais être réutilisé. Par extension, les produits qui appartiennent à la même famille chimique devront être évités.
- Antécédents de réaction paradoxale à ces produits. Certains patients qui ont reçu des benzodiazépines se plaignent d'avoir été énervés ou au contraire complètement endormis. Même si l'effet est purement psychologique, il est préférable de ne pas utiliser de tels produits chez ces patients.
- Professions imposant une vigilance intacte (pilote d'avion, chauffeur, utilisation de machines exposant à des dangers...).
- Alcoolisme : cet état n'est pas à proprement parler une contre-indication, dans la mesure où de nombreux alcooliques sont traités par ces médicaments. L'alcool en prise chronique modifie les fonctions hépatiques et peut être responsable d'une diminution de l'effet tranquillisant. Lorsqu'il est pris de manière ponctuelle, il peut avoir l'effet inverse, c'est-à-dire une augmentation de l'effet des benzodiazépines.
- Certaines maladies neurologiques peuvent être aggravées (démence, accident cérébral...).
- La myasthénie, qui se caractérise par une fatigabilité anormale des muscles, est aggravée par les benzodiazépines.
- Grossesse et allaitement : bien que le risque de malformation soit faible, il est préférable, si l'état le permet, de s'abstenir de consommer des tranquillisants pendant la grossesse. De même, l'absorption de benzodiazépines est contre-indiquée pendant l'allaitement.
- Insuffisance respiratoire sévère.
- Syndrome d'apnée du sommeil : ces produits peuvent aggra-

ver le nombre et la durée des pauses respiratoires pendant le sommeil.

• Insuffisance hépatique sévère : en cas de maladie grave du foie, ces produits peuvent favoriser la survenue de souffrances cérébrales ou encéphalopathies.

• Bien que cette contre-indication ne soit pas mentionnée dans les ouvrages de référence en France, les troubles oculaires de type glaucome à angle fermé constituent une contre-indication absolue.

• Dans certains cas, la contre-indication n'est pas absolue, mais la prescription justifie une surveillance étroite :

– état de fatigue : la fatigue, lorsqu'elle n'est pas liée à un état anxieux, peut être majorée par l'effet sédatif de ces médicaments ;

– maladie de foie : le foie joue un rôle d'épurateur ; s'il fonctionne mal, il y a un risque accru de surdosage de médicament et donc de toxicité ;

– les mêmes précautions doivent être prises en cas de mauvais fonctionnement rénal. Les reins permettant l'élimination des médicaments, en cas d'insuffisance de fonctionnement rénal, les benzodiazépines s'accumuleront dans l'organisme ;

– chez le sujet âgé, des précautions d'emploi sont nécessaires car le rein et le foie ont un fonctionnement ralenti et le système nerveux est devenu plus sensible.

• Certains sujets présentent un risque plus élevé de dépendance. Votre médecin lors de sa prescription évaluera ce risque.

## ■ PRÉCAUTIONS D'UTILISATION

Les doses de traitement sont augmentées progressivement. La posologie de benzodiazépines doit tenir compte de l'âge, des maladies et des médicaments associés.

• Différents produits peuvent interagir avec les benzodiazépines. N'oubliez pas de préciser à votre médecin les médicaments que vous prenez :

– les analgésiques dérivés morphiniques (médicaments de la douleur) augmentent les effets sédatifs des benzodiazépines. Les conséquences peuvent être très graves chez un insuffisant respiratoire ;

– les barbituriques, hypnotiques, neuroleptiques sédatifs, antidépresseurs tricycliques, antiallergiques, en un mot tous les produits qui diminuent l'activité du système nerveux ont les mêmes effets et peuvent favoriser des troubles respiratoires et un état de somnolence ;

– certains médicaments, par leur action stimulante, peuvent s'opposer aux effets tranquillisants des benzodiazépines (amphétamines, anorexigènes amphétaminiques, caféine, théophylline...) ;
– la concentration sanguine d'un anticonvulsivant, la phénytoïne (Di-hydan*), peut varier dans un sens ou dans l'autre en cas de prescription conjointe d'une benzodiazépine ;
– les benzodiazépines : il est inutile, dans la majorité des cas, de prendre plusieurs benzodiazépines. L'effet thérapeutique ne sera pas meilleur et le risque de survenue d'effets indésirables sera augmenté ;
– d'autres médicaments peuvent interagir avec les benzodiazépines en diminuant leur dégradation dans l'organisme. La conséquence sera une augmentation de la concentration des benzodiazépines dans l'organisme. C'est le cas par exemple de la cimétidine (Tagamet*), médicament antiulcéreux qui peut entraîner un état de somnolence lorsqu'il est prescrit en association avec des benzodiazépines. Le lorazépam (Témesta*) et l'oxazépam (Séresta*) échappent à cette interaction. Le disulfiram (Espéral*, TTDB3B4*), les pilules contraceptives, le propranolol (Avlocardyl*) et l'isoniazide (Rimifon*) interagissent sur le foie en réduisant la dégradation des benzodiazépines et peuvent être responsables d'une augmentation de la concentration des benzodiazépines ;
– le cisapride (Prépulsid*) augmente la vitesse d'absorption des benzodiazépines ;
– à l'inverse, d'autres substances diminuent l'efficacité des benzodiazépines, c'est le cas des barbituriques, de la rifampicine (antibiotique commercialisé en France sous les noms de Rifadine* et Rimactan*), du tabac (en consommation importante et prolongée) et de l'alcool (consommation prolongée).

### ■ EFFETS INDÉSIRABLES

La bonne tolérance et l'efficacité de ce médicament expliquent sans doute l'usage abusif qui en est fait par automédication.

Les effets indésirables sont étroitement liés à la dose et à la sensibilité individuelle du sujet. Les plus souvent mis en cause sont la dépendance et les troubles de la mémoire.

• La dépendance : cette question est un sujet de débat qui nécessite une réponse claire.

La dépendance aux benzodiazépines, lorsqu'elle existe, doit être distinguée de la dépendance à l'alcool, aux barbituriques ou aux drogues. C'est-à-dire que, dans la majorité des cas, il n'y a pas malaise à l'arrêt du traitement par des benzodiazépines si cet arrêt a été concerté avec le médecin, décidé au bon moment et organisé sous forme d'une diminution très progressive des doses initialement utilisées.

Après des traitements très longs, utilisant des posologies élevées, la phase de sevrage est plus délicate. Mais bien sûr, à l'arrêt des benzodiazépines peuvent réapparaître les angoisses pour lesquelles elles ont été prescrites.

Le risque de dépendance physique demeure relativement faible aux doses thérapeutiques sur une période de moins de trois à quatre mois.

- Les troubles de la mémoire : avec les tranquillisants, plus encore avec les hypnotiques, on peut observer des amnésies de courte durée (au moment où la benzodiazépine atteint sa plus haute concentration dans le sang).
- Les autres effets indésirables sont peu nombreux et tiennent généralement à une posologie excessive ou à une mauvaise tolérance du patient. Il s'agit de ralentissement, de tendance à la somnolence, d'impression d'ébriété ; quelquefois, des effets paradoxaux peuvent s'observer avec stimulation et majoration de l'anxiété, irritabilité, agressivité, troubles du comportement.

Les effets indésirables somatiques sont tout aussi rares (réactions allergiques cutanées ou conjonctivales, miction pendant le sommeil, troubles sexuels à type de baisse du désir).

## ■ NOTRE AVIS

Ce médicament est très souvent détourné de son utilisation. Indiqué officiellement dans les formes rebelles de l'épilepsie, ce traitement est prescrit dans le traitement de certains états douloureux, dans les troubles du sommeil ainsi que dans les troubles anxieux. Il a été essayé sans trop de succès dans les états d'excitation maniaque. Aux États-Unis, cette benzodiazépine a deux indications officielles : l'épilepsie et le trouble panique. L'indication du Rivotril* dans le trouble panique a été établie à partir d'études portant sur six et neuf semaines de traitement.

Ce produit aux multiples indications entraîne une dépendance marquée. Il se présente comme une benzodiazépine très active, qui ne doit pas être banalisée. Dans notre pratique, nous sommes amenés à le prescrire principalement dans les troubles du sommeil, avec la finalité de déterminer, grâce au soluté buvable, la dose minimale efficace. Ce produit, après avoir atteint son objectif, devra être réduit très progressivement et interrompu sans qu'apparaissent de manifestations de sevrage. Volontairement, nous avons mentionné une liste de contre-indications qui dépasse largement celle qui figure dans les mentions officielles du Vidal.

## ROHYPNOL *(flunitrazépam)*

Commercialisé sous le nom de Flunitrazépam RPG*.
Comprimés pelliculés (verts) à 1 mg.
Hypnotique de la famille des benzodiazépines (Liste I).

La posologie quotidienne ne doit pas dépasser 1 mg.
*Se reporter à la présentation des hypnotiques page 70.*

### ■ INDICATIONS

Elles sont limitées aux troubles sévères du sommeil (insomnies occasionnelles ou transitoires).

### ■ CONTRE-INDICATIONS

• Allergie à ce produit.
• Insuffisance respiratoire sévère.
• La myasthénie, qui est une maladie musculaire, risque d'être aggravée par les benzodiazépines.
• L'apnée du sommeil, caractérisée par des pauses respiratoires pendant le sommeil, peut être aggravée par les hypnotiques.
• Insuffisance hépatique sévère.
• Comme pour beaucoup de médicaments, l'âge est un facteur qui doit faire ajuster la posologie. Chez un sujet âgé, les doses seront beaucoup moins importantes.
• Des précautions similaires doivent être prises en cas de maladies hépatique et rénale.
• Certains médicaments peuvent augmenter les concentrations des benzodiazépines dans le sang. Il s'agit de l'Avlocardyl* (propranolol), des contraceptifs oraux, du Tagamet* (cimétidine) et de l'Espéral* et TTDB3B4* (disulfiram).
• L'alcool favorise l'apparition de troubles du comportement lors de l'utilisation conjointe de benzodiazépines.

### ■ PRÉCAUTIONS D'UTILISATION

L'utilisation de ces médicaments justifie certaines précautions (dont beaucoup sont communes aux autres médicaments du cerveau) :

• Le médicament doit être pris au moment du coucher afin d'éviter le risque de chute. Si vous devez vous lever au cours de la nuit, prenez certaines précautions. Levez-vous doucement et faites attention aux troubles de l'équilibre possibles.

• Abstenez-vous de conduire (surtout au début du traitement). Cette mesure de prudence s'applique pour tous les patients qui prennent des médicaments psychotropes (médicaments de l'activité psychique). Il faut savoir qu'un produit pris le soir continue à agir le lendemain, même s'il a la particularité d'avoir une action très courte. Il faut savoir aussi que ces médicaments ont des effets différents selon les individus. Ne vous fiez pas à ce que pourrait vous dire un « bon ami » qui prend le même traitement (« C'est fantastique, tu verras, on prend le produit le soir et le lendemain, on est frais et dispos »). La prolongation de l'effet est le plus souvent imperceptible, mais elle existe particulièrement au niveau des réflexes. N'oubliez pas qu'un retard de réflexe d'un dixième de seconde peut avoir des conséquences graves. Vous devez aussi être prudent si vous utilisez des instruments dangereux (couteau électrique, tronçonneuse...).

• L'alcool est un puissant potentialisateur. Il augmente les propriétés sédatives (calmantes) de l'hypnotique ou au contraire favorise une insomnie. L'hypnotique pris avec de l'alcool peut aussi favoriser l'ivresse et être responsable de troubles du comportement. L'abstinence est le meilleur conseil que l'on puisse donner.

• L'association de plusieurs tranquillisants et/ou hypnotiques ne se conçoit qu'exceptionnellement. Il faut savoir que les risques propres à chaque produit, dont la dépendance, s'additionnent. De même, tous les produits qui entraînent un ralentissement du fonctionnement du système nerveux devront être utilisés avec précaution s'ils sont associés à des hypnotiques. Il peut y avoir un effet d'addition de la sédation avec risque d'altération de la vigilance rendant dangereuses la conduite automobile et l'utilisation de machines. Le risque d'addition est le même chez l'insuffisant respiratoire.

• La grossesse implique certaines mesures de prudence. La règle n° 1 est de s'abstenir de prendre des médicaments (quels qu'ils soient) sans avis autorisé. Les benzodiazépines n'ont jamais été considérées comme responsables de malformations, mais l'absence de recul et certaines observations isolées justifient d'éviter la consommation de ces produits pendant les trois premiers mois de la grossesse. C'est à votre médecin que revient la décision de prescription en cas de nécessité. Il évaluera les avantages par rapport aux inconvénients.

Avant l'accouchement, les hypnotiques de type benzodiazépines

peuvent entraîner des troubles respiratoires, un abaissement de la température (hypothermie) et un relâchement du tonus musculaire du nouveau-né. C'est au médecin que revient le choix du produit et de sa posologie, si le traitement hypnotique s'avère indispensable.
Pendant la période d'allaitement, il est conseillé de ne pas recourir à cette classe de produit.
• En règle générale, la durée de prescription des hypnotiques doit être réduite à son minimum et l'arrêt devra toujours être progressif, afin de limiter le risque d'accident de sevrage et une recrudescence de l'insomnie et de l'anxiété. Très exceptionnellement, un traitement hypnotique au long cours peut être envisagé, en cas, par exemple, de maladie douloureuse prolongée.

## ■ EFFETS INDÉSIRABLES

• La dépendance n'existe que lorsque la prescription est prolongée et que les doses sont importantes. Les risques de sevrage (manifestations physiques et psychiques survenant à l'arrêt du traitement) sont absents lorsque l'interruption du traitement est progressive.
• Les troubles de la mémoire, s'ils existent, sont transitoires et réversibles.
• Des troubles du comportement ont été décrits avec ces produits, et plus particulièrement avec les produits ayant une action rapide, comme par exemple l'Halcion*. Des réactions dites paradoxales peuvent aussi survenir avec de tels produits : agitation, libération d'agressivité, actes automatiques amnésiques. L'enfant et le sujet âgé sont particulièrement exposés à de telles manifestations. Le sujet peut être amené à avoir des comportements inadaptés dont il ne conservera aucun souvenir. Il est fréquent aussi de constater une amnésie qui précède l'endormissement. Le sujet oublie les actes qui ont lieu juste avant le sommeil : par exemple, une conversation, la lecture d'un ouvrage, le visionnage d'un film...
• Certains de ces produits peuvent être détournés de leur utilisation et utilisés à des fins délictueuses voire criminelles. Le Rohypnol* et son générique, le Flunitrazépam*, sont des médicaments sous étroite surveillance pour ces raisons. Sa posologie est strictement limitée à 1 mg et sa présentation a été modifiée par le laboratoire qui le commercialise. Dilué dans de l'eau ou de l'alcool, le comprimé se diffusera en laissant apparaître une couleur verte.

■ NOTRE AVIS

Le Rohypnol* et son générique, le Flunitrazépam*, sont des produits potentiellement dangereux. Ils font l'objet d'un trafic et peuvent, dans un contexte de polyintoxication ou d'alcoolisme, occasionner de graves troubles du comportement. Par ailleurs, le risque de tolérance ou d'accoutumance, s'il est moins grave qu'avec les barbituriques (retirés du marché), reste nettement supérieur aux hypnotiques de nouvelle génération. L'ensemble de ces éléments nous conduit :

– à permettre au patient sous Rohypnol* ou Flunitrazépam* de se sevrer progressivement ;

– à remplacer systématiquement le Rohypnol* ou le Flunitrazépam* par un autre produit.

Les mesures prises en janvier 2001 concernant le Rohypnol (délivrance pour une durée limitée, sur des ordonnances infalsifiables) sont justifiées. Son retrait nous paraîtrait néanmoins indiqué en raison du très faible rapport bénéfice/risque.

Ce médicament a été retiré du marché aux États-Unis. Inutile de l'emporter avec vous si vous partez dans ce pays, vous pourriez vous exposer à des poursuites !

Il est classique de préciser à son patient que la durée du traitement hypnotique ne doit pas excéder un mois. En pratique, de très nombreux patients prennent des traitements hypnotiques pendant plusieurs mois, voire plusieurs années. Les risques d'une utilisation prolongée concernent surtout le problème de tolérance anciennement dénommée accoutumance (l'organisme s'habitue au produit, l'effet tend à s'estomper et le risque est l'augmentation des doses). Le risque de tolérance (ou d'accoutumance) varie selon les produits.

## SÉMAP *(penfluridol)*

Comprimés (blancs) à 20 mg à effet prolongé (ce qui permet une prise de médicament par semaine).

Neuroleptique de la famille des butyrophénones (Liste I).

*Se reporter à la présentation des neuroleptiques page 46.*

■ INDICATIONS

Les indications psychiatriques du Sémap* sont les états d'excitation, les états délirants quelle que soit leur cause.

## ■ CONTRE-INDICATIONS

Ce sont celles des neuroleptiques :

• Hypersensibilité à l'un des composants du produit, maladie de Parkinson, traitement par la lévodopa.

• La grossesse est une contre-indication relative. C'est au médecin prescripteur d'évaluer les bénéfices attendus par rapport aux risques encourus.

• L'allaitement est contre-indiqué en raison du passage des neuroleptiques de type butyrophénones dans le lait maternel.

## ■ PRÉCAUTIONS D'UTILISATION

• L'apparition d'une fièvre doit faire consulter le médecin pour avis.

• Les neuroleptiques interagissent avec d'autres médicaments :

– les tranquillisants, hypnotiques, antalgiques dérivés de la morphine, antiallergiques (antihistaminiques H1), prescrits en association à des neuroleptiques, vont favoriser le risque de sédation et de somnolence. Ce risque doit être pris en compte principalement chez les conducteurs de véhicule, les personnes qui travaillent sur des machines...

– la lévodopa, prescrite pour traiter la maladie de Parkinson, ne doit pas être utilisée avec les médicaments neuroleptiques car elle s'oppose à leur action.

## ■ EFFETS INDÉSIRABLES

Ils ne sont pas constants, sont facilement contrôlables pour la plupart et doivent être signalés à votre médecin qui prendra les dispositions nécessaires pour les traiter.

Certains d'entre eux peuvent être spectaculaires, c'est le cas par exemple des mouvements anormaux qui peuvent apparaître dans les heures ou les jours qui suivent le début du traitement. Ces manifestations ne sont pas graves.

• Aménorrhée-galactorrhée : tous les neuroleptiques peuvent entraîner un arrêt ou une irrégularité des règles (allongement des cycles et règles peu abondantes). Ce trouble est associé dans deux cas sur trois à une sécrétion de lait.

• Épilepsie : les neuroleptiques peuvent abaisser le seuil épileptogène, ce qui signifie qu'un épileptique aura un risque plus élevé de faire une crise comitiale. Votre médecin reconsidérera le traitement anticomitial.

• L'hypotension orthostatique peut s'observer avec cette thérapeutique. La prescription de médicaments appelés « analeptiques cardio-vasculaires » permet de minimiser ce risque. De même, il est conseillé de se lever doucement, en restant assis quelques instants entre la position couchée et la position debout.

- Prise de poids : elle a différentes explications (stimulation de l'appétit, diminution des dépenses énergétiques en rapport avec la diminution des activités, action hormonale, augmentation de la consommation de boissons sucrées du fait de la sécheresse de la bouche...). Les conseils diététiques doivent être appliqués dès le début du traitement.
- Sédation et somnolence : cet effet, fréquemment rencontré au début du traitement, dépend de la nature du produit et de sa dose. Une prise unique le soir est souvent conseillée pour réduire la fréquence de survenue de cet effet indésirable.
- Les troubles cardiaques sont rarissimes (des troubles de la repolarisation constatés à l'ECG et des troubles du rythme cardiaque ont été signalés).
- Troubles hormonaux et sexuels : la diminution du désir sexuel (libido) et du plaisir a en fait plusieurs causes. Le trouble psychique peut être, à lui seul, responsable d'une baisse de la libido. Les neuroleptiques sont aussi en cause.
- Troubles neurologiques : les principales manifestations neurologiques qui peuvent être observées sont :

– les dyskinésies aiguës, ou mouvements anormaux des yeux, de la bouche, de la langue. Ces manifestations disparaissent à l'arrêt du traitement ;
– l'akathisie et la tasikinésie (impossibilité de rester assis et mouvements de déambulation) qui se rapprochent des impatiences ;
– l'akinésie est un symptôme de la maladie de Parkinson. Il s'agit d'un ralentissement des mouvements pouvant aller jusqu'à l'immobilité. Ce trouble justifie un traitement par des médicaments antiparkinsoniens d'un certain type. Les médicaments qui contiennent de la lévodopa sont contre-indiqués ;
– le tremblement, deuxième symptôme de la maladie de Parkinson, peut être très invalidant et justifie, au même titre que l'akinésie, un traitement correcteur ;
– l'hypertonie, troisième symptôme de la maladie de Parkinson, se manifeste sous la forme de raideur musculaire, voire de rigidité ;
– toutes ces manifestations peuvent survenir avec tous les neuroleptiques. Elles pourront justifier un arrêt, une réduction des doses, un changement de médicament et la prescription de médicaments correcteurs ;
– les dyskinésies tardives sont des manifestations neurolo-

giques qui surviennent le plus souvent lors de la diminution ou de l'arrêt du traitement. Elles se caractérisent par des mouvements de mâchonnement et de piétinement.

• Certains accidents rarissimes ne doivent pas être confondus avec les effets indésirables :

– le syndrome malin est une urgence. Il se caractérise par l'existence d'une fièvre élevée, de troubles neurologiques et de troubles des fonctions végétatives, c'est-à-dire respiratoires et cardiaques. Cette complication justifie un transfert en réanimation. La meilleure prévention de cet accident très rare est l'interruption du traitement en cas de fièvre ;

– hépatites : certains cas isolés ont été rapportés ;

– allergie : d'exceptionnelles manifestations allergiques peuvent se rencontrer lors de la prise de neuroleptiques. Ces manifestations justifient l'arrêt du traitement. Il en est de même de manifestations cutanées.

■ NOTRE AVIS

Ce produit est le seul neuroleptique d'action prolongée qui s'administre par voie orale. Il permet une prise par semaine. Il est indéniable que cette caractéristique a des incidences au plan psychologique. Le patient peut se sentir moins prisonnier ou « dépendant » d'un médicament et accepter plus facilement la prise du produit. Cette prise peut aussi se faire au cours de la consultation.

## SÉRESTA *(oxazépam)*

Comprimés (blancs) à 10 mg.

Comprimés sécables (roses) à 50 mg.

Tranquillisant de la famille des benzodiazépines (Liste I) fréquemment prescrit comme hypnotique.

*Se reporter à la présentation des tranquillisants page 56.*

■ INDICATIONS

Le Séresta* est prescrit en cas de troubles anxieux (principalement crises aiguës d'angoisse, anxiété généralisée). Il n'est pas indiqué dans les manifestations du stress du quotidien.

■ CONTRE-INDICATIONS

Il existe des contre-indications à l'ensemble des benzodiazépines :

• Antécédents d'allergie. Une règle générale doit être appliquée : un produit (quel qu'il soit) qui a entraîné une réaction allergique ne doit jamais être réutilisé. Par extension, les produits qui appartiennent à la même famille chimique devront être évités.

• Antécédents de réaction paradoxale à ces produits. Certains patients qui ont reçu des benzodiazépines se plaignent d'avoir été énervés ou au contraire complètement endormis. Même si l'effet est purement psychologique, il est préférable de ne pas utiliser de tels produits chez ces patients.

• Professions imposant une vigilance intacte (pilote d'avion, chauffeur, utilisation de machines exposant à des dangers...).

• Alcoolisme : cet état n'est pas à proprement parler une contre-indication, dans la mesure où de nombreux alcooliques sont traités par ce médicament. L'alcool en prise chronique modifie les fonctions hépatiques et peut être responsable d'une diminution de l'effet tranquillisant. Lorsqu'il est pris de manière ponctuelle, il peut avoir l'effet inverse, c'est-à-dire une augmentation de l'effet des benzodiazépines.

• Certaines maladies neurologiques peuvent être aggravées (démence, accident cérébral...).

• La myasthénie, qui se caractérise par une fatigabilité anormale des muscles, est aggravée par les benzodiazépines.

• Grossesse et allaitement : bien que le risque de malformation soit faible, il est préférable, si l'état le permet, de s'abstenir de consommer des tranquillisants pendant la grossesse. De même, l'absorption de benzodiazépines est contre-indiquée pendant l'allaitement.

• Insuffisance respiratoire sévère.

• Syndrome d'apnée du sommeil : ce produit peut aggraver le nombre et la durée des pauses respiratoires pendant le sommeil.

• Bien que cette contre-indication ne soit pas mentionnée en France dans les ouvrages de référence, les troubles oculaires de type glaucome à angle fermé constituent une contre-indication.

• Dans certains cas, la contre-indication n'est pas absolue, mais la prescription justifie une surveillance étroite :

– état de fatigue : la fatigue, lorsqu'elle n'est pas liée à un état anxieux, peut être majorée par l'effet sédatif de ce médicament ;

– des précautions doivent être prises en cas de mauvais fonctionnement rénal. Les reins permettant l'élimination des médicaments, en cas d'insuffisance de fonctionnement rénal, les benzodiazépines s'accumuleront dans l'organisme ;

– chez le sujet âgé, des précautions d'emploi sont nécessaires car le rein a un fonctionnement ralenti et le système nerveux est devenu plus sensible.

## ■ PRÉCAUTIONS D'UTILISATION

Les doses de traitement sont augmentées progressivement. La posologie de benzodiazépines doit tenir compte de l'âge, des maladies du patient et des médicaments associés.

• Conduite automobile : personnellement, nous déconseillons à nos patients de conduire lorsqu'ils reçoivent des produits tranquillisants. Un triangle rouge doit désormais figurer sur les boîtes des médicaments susceptibles de modifier les réflexes. Les benzodiazépines se situent en première ligne parmi ces produits. Les répercussions sur les réflexes seront aussi fonction de la dose, de l'âge, de l'état de santé et des médications associées. Il faudra éviter toute prise d'alcool ; renoncer aux longs trajets monotones, de type autoroute. On peut conseiller une modification de l'horaire des prises des tranquillisants en fonction du trajet.

• Différents produits peuvent interagir avec les benzodiazépines. N'oubliez pas de préciser à votre médecin les médicaments que vous prenez :

– les analgésiques dérivés morphiniques (médicaments de la douleur) augmentent les effets sédatifs des benzodiazépines. Les conséquences peuvent être très graves chez un insuffisant respiratoire ;

– les barbituriques, les hypnotiques, les neuroleptiques sédatifs, les antidépresseurs tricycliques, les antiallergiques, en un mot tous les produits qui diminuent l'activité du système nerveux ont les mêmes effets et peuvent favoriser des troubles respiratoires et un état de somnolence ;

– certains médicaments, par leur action stimulante, peuvent s'opposer aux effets tranquillisants des benzodiazépines (amphétamines, caféine, théophylline...) ;

– les benzodiazépines : il est inutile, dans la majorité des cas, de prendre plusieurs benzodiazépines. L'effet thérapeutique ne sera pas meilleur et le risque de survenue d'effets indésirables sera augmenté ;

– le cisapride (Prepulsid*) augmente la vitesse d'absorption des benzodiazépines.

## ■ EFFETS INDÉSIRABLES

La relative bonne tolérance de ce produit et son efficacité dans les troubles anxieux expliquent sans doute l'usage abusif qui en est fait par automédication. Les effets indésirables sont étroitement liés à la dose et à la sensibilité individuelle du sujet.

Les plus souvent mis en cause sont la dépendance et les troubles de la mémoire.

• La dépendance : cette question est un sujet de débat. Elle nécessite une réponse claire.

La dépendance aux benzodiazépines, lorsqu'elle existe, doit être distinguée de la dépendance à l'alcool, aux barbituriques ou aux drogues. C'est-à-dire que, dans la majorité des cas, il n'y a pas malaise à l'arrêt du traitement par des benzodiazépines si cet arrêt a été concerté avec le médecin, décidé au bon moment et organisé sous forme d'une diminution très progressive des doses initialement utilisées.

Après des traitements très longs, utilisant des posologies élevées, la phase de sevrage est plus délicate. Mais bien sûr, à l'arrêt des benzodiazépines, peuvent réapparaître les angoisses pour lesquelles elles ont été prescrites.

Le risque de dépendance physique demeure relativement faible aux doses thérapeutiques sur une période de moins de trois à quatre mois.

• En cas de maladie épileptique, la réduction du traitement peut favoriser l'apparition de crises. Votre médecin tiendra compte de cet élément lors de la décision d'une diminution du traitement.

• Les troubles de la mémoire : avec les tranquillisants, plus encore avec les hypnotiques, on peut observer des amnésies de courte durée (au moment où la benzodiazépine atteint sa plus haute concentration dans le sang).

• Les autres effets indésirables sont peu nombreux et déterminés généralement par une posologie excessive ou une mauvaise tolérance du patient. Il s'agit de ralentissement, de tendance à la somnolence, d'impression d'ébriété ; quelquefois, des effets paradoxaux peuvent s'observer avec stimulation et majoration de l'anxiété, irritabilité, agressivité, troubles du comportement. Les effets indésirables somatiques sont tout aussi rares (réactions allergiques cutanées ou conjonctivales, miction pendant le sommeil, troubles sexuels à type de baisse du désir).

■ NOTRE AVIS

Comme pour tout traitement tranquillisant, la prescription de Séresta* doit être limitée dans le temps et faire l'objet de réévaluations. Cependant, l'angoisse pathologique est un phénomène durable qui évolue le plus souvent de façon rémittente et qui oblige donc, dans l'état actuel de nos connaissances, à des périodes de traitement qui durent souvent plus d'un mois. Des

approches non médicamenteuses (psychothérapie, thérapie comportementale, relaxation, psychanalyse...) sont vivement recommandées dans le traitement de l'anxiété chronique. La durée du traitement se discute avec son médecin. Il faut savoir diminuer très progressivement les doses avant d'arrêter.
On ne peut remettre en cause les bénéfices majeurs apportés dans les véritables pathologies anxieuses. En revanche, le rapport bénéfice/ risque est beaucoup plus discutable dans les états anxieux mineurs peu invalidants et dans les stress du quotidien.
Pour la majorité des patients pour lesquels ce type de traitement est indiqué, les bénéfices des benzodiazépines dépassent largement les risques.
Une attention toute particulière doit être portée aux sujets âgés qui, en raison de pathologies multiples, reçoivent différentes médications. Comme pour toutes benzodiazépines, il convient de rechercher la dose minimale efficace.
Il nous revient aussi de souligner que certains troubles psychologiques du sujet âgé ne relèvent pas obligatoirement de la psychiatrie, mais paraissent déterminés par les conditions existentielles. Les conséquences d'un état de solitude peuvent être confondues avec un trouble dépressif ou anxieux et ne relèvent pas obligatoirement de médicaments psychotropes.
Une sixième caractéristique clinique a été apportée cette année à la définition des benzodiazépines. Elle reflète une réalité jusque-là sous-évaluée. L'amnésie (ou les troubles de la mémoire) vient donc s'ajouter aux cinq autres propriétés classiques des benzodiazépines : action anticonvulsive, myorelaxante, anxiolytique, sédative et hypnotique.
Le Séresta* est souvent détourné de son indication officielle. Il est en effet fréquemment prescrit comme hypnotique.
Un effet désinhibiteur est parfois observé chez des sujets prédisposés. Il peut favoriser des passages à l'acte.

## SEROPRAM *(citalopram)*

Comprimés pelliculés sécables (blancs) dosés à 20 mg (Liste I).
Existe également sous forme injectable et sous forme de gouttes.

*Se reporter à la présentation des antidépresseurs page 32.*

### ■ INDICATIONS

Cet antidépresseur est indiqué dans les épisodes dépressifs et la prévention des attaques de panique.

## CONTRE-INDICATIONS

• Il ne doit pas être associé aux IMAO.
• La grossesse et l'allaitement sont des contre-indications relatives.
• Un certain nombre de produits susceptibles d'être associés au Seropram* justifient des précautions d'utilisation. Il s'agit des IMAO de nouvelle génération, du sumatriptan (médicament de la migraine), des anticoagulants, du Tégrétol*, de la méthadone.
• Les IMAO d'ancienne génération (Marsilid*) sont strictement contre-indiqués avec le Seropram*.

## PRÉCAUTIONS D'UTILISATION

Dans l'ensemble, ce type de traitement est mieux toléré que les antidépresseurs imipraminiques. Dans la majorité des cas, le traitement se fait progressivement, à dose croissante.
• Il doit être pris au milieu du repas afin d'éviter les troubles digestifs.
• Ne prenez pas d'autres médicaments sans avis médical et signalez à votre médecin les médicaments que vous prenez pour d'autres troubles. Les tranquillisants, les neuroleptiques, les médicaments antiallergiques augmentent le risque de somnolence des antidépresseurs.

## EFFETS INDÉSIRABLES

Ils ne sont pas constants, sont facilement contrôlables pour la plupart et doivent être signalés au médecin qui prendra les dispositions nécessaires pour les traiter.
• Effets sur la vigilance : le plus souvent, il s'agit d'une sensibilité individuelle particulière et cela conduit à changer de doses, voire d'antidépresseur. Les médicaments associés (tranquillisants et somnifères) peuvent être responsables d'une accentuation de la somnolence.
• La bouche sèche est un effet indésirable exceptionnel.
• De même, la constipation est possible, au même titre que les nausées, les vomissements et les diarrhées.
• Les bouffées de chaleur et les crises sudorales s'observent en revanche fréquemment. Elles atteignent rarement une intensité très gênante, ce qui est heureux car il n'y a pas de traitement correcteur.
• Les troubles sexuels (baisse de la libido, frigidité, retard à l'éjaculation, voire impuissance) peuvent être des symptômes de l'état dépressif, mais aussi des conséquences de la prise de Seropram*.
• Les tremblements peuvent témoigner d'un surdosage.

■ NOTRE AVIS

Le Seropram* fait partie de la classe des ISRS, c'est-à-dire des inhibiteurs spécifiques de recapture de la sérotonine. Il est indiqué dans les épisodes dépressifs majeurs, c'est-à-dire caractérisés, et le traitement préventif des troubles paniques. Cet antidépresseur se distingue du Prozac* par un effet moins stimulant et du Deroxat* et du Floxyfral* par des propriétés moins sédatives. Sa tolérance et son efficacité, si l'on se réfère aux études cliniques, sont comparables à celles des autres ISRS et aux antidépresseurs de référence. Dans notre pratique, nos observations rejoignent les conclusions de ces études cliniques.

## SOLIAN *(amisulpride)*

Comprimés sécables (blancs) à 100 mg, 200 mg et 400 mg.

Soluté buvable.

Ampoules injectables à 200 mg (réservées aux hôpitaux et établissements privés).

Neuroleptique de la famille des benzamides (Liste I).

*Se reporter à la présentation des neuroleptiques page 46.*

■ INDICATIONS

Les indications psychiatriques des neuroleptiques sont les états d'excitation, les états délirants quelle que soit leur cause. A plus petite dose, ce neuroleptique est indiqué dans les états déficitaires.

■ CONTRE-INDICATIONS

Le Solian* est déconseillé ou ne doit pas être utilisé dans certaines situations.

- Allergie à ce produit : certaines maladies neurologiques doivent être recherchées. La maladie de Parkinson peut être aggravée par un traitement neuroleptique, mais ne constitue pas une contre-indication absolue au traitement.
- Le phéochromocytome et la porphyrie contre-indiquent l'utilisation de ce médicament.
- Tumeur prolactino-dépendante connue ou suspectée, par exemple adénome apophysaire et cancer du sein.
- La grossesse est une contre-indication relative. C'est au médecin prescripteur d'évaluer les bénéfices attendus par rapport aux risques encourus.
- L'allaitement est contre-indiqué.

## ■ PRÉCAUTIONS D'UTILISATION

• L'apparition d'une fièvre doit faire consulter le médecin pour avis.

• Les neuroleptiques interagissent avec d'autres médicaments :
– les tranquillisants, hypnotiques, antalgiques dérivés de la morphine, anti-allergiques (antihistaminiques H1) prescrits en association à des neuroleptiques vont favoriser le risque de sédation et de somnolence. Ce risque doit être pris en compte principalement chez les conducteurs de véhicule, les personnes qui travaillent sur des machines...
– la lévodopa, prescrite pour traiter la maladie de Parkinson, ne doit pas être utilisée avec les médicaments neuroleptiques car elle s'oppose à leur action. Si cette association est indispensable, un neuroleptique ayant peu d'effets neurologiques pourra être prescrit.

## ■ EFFETS INDÉSIRABLES LE PLUS SOUVENT CONSTATÉS

• Aménorrhée-galactorrhée : tous les neuroleptiques peuvent entraîner un arrêt ou une irrégularité des règles (allongement des cycles et règles peu abondantes). Ce trouble est associé dans deux cas sur trois à une sécrétion de lait. Les médicaments le plus souvent concernés sont les neuroleptiques qui appartiennent à la classe des benzamides, dont le Solian*.

• Épilepsie : les neuroleptiques peuvent abaisser le seuil épileptogène. Cela signifie qu'un épileptique aura un risque plus élevé de faire une crise comitiale. Votre médecin reconsidérera le traitement anticomitial.

• Prise de poids : elle a différentes explications (stimulation de l'appétit, diminution des dépenses énergétiques en rapport avec la diminution des activités, action hormonale, augmentation de la consommation de boissons sucrées du fait de la sécheresse de la bouche...). Les conseils diététiques doivent être appliqués dès le début du traitement.

• Sédation et somnolence : cet effet est fréquemment rencontré au début du traitement et dépend de la nature du produit et de sa dose. Une prise unique le soir est souvent conseillée pour réduire la fréquence de survenue de cet effet indésirable.

• Troubles hormonaux et sexuels : la diminution du désir sexuel (libido) et du plaisir a en fait plusieurs causes. Le trouble psychique peut être à lui seul responsable d'une baisse de la libido. Néanmoins, le Solian* est fréquemment responsable de tels effets.

• Troubles neurologiques : ils sont peu fréquents et s'observent principalement en cas de posologie élevée :

– les dyskinésies aiguës sont des mouvements anormaux des yeux, de la bouche, de la langue. Ces manifestations disparaissent à l'arrêt du traitement ;
– l'akathisie et la tasikinésie (impossibilité de rester assis et mouvements de déambulation) qui se rapprochent des impatiences ;
– l'akinésie est un symptôme de la maladie de Parkinson. Il s'agit d'un ralentissement des mouvements pouvant aller jusqu'à l'immobilité. Ce trouble justifie un traitement par des médicaments antiparkinsoniens d'un certain type. Les médicaments qui contiennent de la lévodopa sont contre-indiqués ;
– le tremblement, deuxième symptôme de la maladie de Parkinson, peut être très invalidant et justifie au même titre que l'akinésie un traitement correcteur ;
– l'hypertonie, troisième symptôme de la maladie de Parkinson, se manifeste sous la forme de raideur musculaire, voire de rigidité.
Toutes ces manifestations peuvent survenir avec tous les neuroleptiques. Elles pourront justifier un arrêt, une réduction des doses, un changement de médicament et la prescription de médicaments correcteurs.
– les dyskinésies tardives sont des manifestations neurologiques qui surviennent le plus souvent lors de la diminution ou de l'arrêt du traitement. Elles se caractérisent par des mouvements de mâchonnement et de piétinement. Ces manifestations neurologiques sont rarement rencontrées avec le Solian*.
• Certains accidents rarissimes peuvent s'observer : le syndrome malin est une urgence. Il se caractérise par l'existence d'une fièvre élevée, de troubles neurologiques et de troubles des fonctions végétatives, c'est-à-dire respiratoires et cardiaques. Cette complication justifie un transfert en réanimation. La meilleure prévention de cet accident très rare est l'interruption du traitement en cas de fièvre.

## ■ NOTRE AVIS

A faible dose, ce produit exerce des effets antidéficitaires et une action sur des angoisses que nous appellerons psychotiques. Le soluté buvable permet d'ajuster au mieux la posologie.
Le Solian* nous paraît un très bon produit neuroleptique, bien toléré, avec une faible incidence d'effets neurologiques. Il a l'inconvénient d'entraîner des prises de poids et de perturber les cycles menstruels. Ses retentissements hormonaux ont conduit à élargir le nombre de ses contre-indications, en par-

ticulier les cancers du sein et les adénomes hypophysaires à prolactine. Dans notre pratique, nous étendons la contre-indication aux antécédents familiaux de cancer du sein.

## STABLON *(tianeptine)*

Comprimés enrobés (blancs) à 12,5 mg.
Antidépresseur de la famille des tricycliques (Liste I).

*Se reporter à la présentation des antidépresseurs page 32.*

Remarque : Bien qu'appartenant à la famille des antidépresseurs tricycliques, ce médicament ne présente pas les contre-indications et les effets indésirables des imipraminiques.

### ■ CONTRE-INDICATIONS

Elles sont inexistantes en dehors de l'association aux IMAO, de la grossesse et de l'allaitement.

### ■ EFFETS INDÉSIRABLES

La tolérance de ce produit apparaît excellente. Les effets indésirables sont bénins et se limitent à des troubles digestifs, des troubles du sommeil, une accélération du rythme cardiaque, des vertiges, des maux de tête, des douleurs musculaires.

### ■ NOTRE AVIS

Ce médicament a été longtemps indiqué dans les troubles anxio-dépressifs. L'uniformisation des RCP (résumé des caractéristiques du produit) l'a placé sur le même plan que tous les antidépresseurs. Les résultats des expérimentations le situent, en termes d'efficacité, au même niveau que des produits de référence. Dans notre pratique, nous n'avons pas retrouvé avec ce produit la même efficacité que celle des antidépresseurs de référence et nous nous abstenons de le prescrire dans les épisodes dépressifs sévères.

## STILNOX *(zolpidem)*

Comprimés pelliculés sécables (blancs, gravés Stilnox) à 10 mg.
Assimilé à la classe des benzodiazépines sans en présenter pour autant toutes les caractéristiques.
Hypnotique de nouvelle génération (Liste I).

*Se reporter à la présentation des hypnotiques page 70.*

## INDICATIONS

Limitées aux troubles sévères du sommeil.

## CONTRE-INDICATIONS

- Allergie à ce produit.
- Insuffisance respiratoire sévère.
- La myasthénie, qui est une maladie musculaire, risque d'être aggravée par les benzodiazépines.
- L'apnée du sommeil, caractérisée par des pauses respiratoires pendant le sommeil, peut être aggravée par les hypnotiques.
- Insuffisance hépatique sévère.
- Comme pour beaucoup de médicaments, l'âge est un facteur qui doit faire ajuster la posologie. Chez un sujet âgé, les doses seront beaucoup moins importantes.
- Des précautions similaires doivent être prises en cas de maladies hépatique et rénale.
- La grossesse et l'allaitement constituent des contre-indications relatives.
- L'alcool favorise l'apparition de troubles du comportement.

## PRÉCAUTIONS D'UTILISATION

- Le médicament doit être pris après le coucher afin d'éviter le risque de chute. Si vous devez vous lever au cours de la nuit, prenez certaines précautions. Levez vous doucement et faites attention aux troubles de l'équilibre possibles.
- L'alcool est un puissant potentialisateur. Il augmente les propriétés sédatives (calmantes) de l'hypnotique ou au contraire favorise une insomnie. L'hypnotique pris avec de l'alcool peut aussi favoriser l'ivresse et être responsable de troubles du comportement. L'abstinence est le meilleur conseil que l'on puisse donner.
- L'association de plusieurs tranquillisants et/ou hypnotiques ne se conçoit qu'exceptionnellement. Il faut savoir que les risques propres à chaque produit, dont la dépendance, s'additionnent. De même, tous les produits entraînant un ralentissement du fonctionnement du système nerveux devront être utilisés avec précaution s'ils sont associés à des hypnotiques. Il peut y avoir un effet d'addition de la sédation, avec risque d'altération de la vigilance rendant dangereuses la conduite automobile et l'utilisation de machines. Le risque d'addition est le même chez l'insuffisant respiratoire.
- La grossesse implique certaines mesures de prudence. La règle n° 1 est de s'abstenir de prendre des médicaments (quels qu'ils soient) sans avis autorisé. Les benzodiazépines n'ont jamais été considérées comme responsables de malformations, mais l'ab-

sence de recul et certaines observations isolées justifient d'éviter la consommation de ces produits pendant les trois premiers mois de grossesse. C'est à votre médecin que revient la décision de prescription en cas de nécessité. Il tiendra bien sûr compte des avantages par rapport aux inconvénients.
Avant l'accouchement, les hypnotiques de type benzodiazépines peuvent entraîner des troubles respiratoires, un abaissement de la température (hypothermie) et un relâchement du tonus musculaire du nouveau-né. C'est au médecin que revient le choix du produit et de sa posologie, si le traitement hypnotique s'avère indispensable.
Pendant la période d'allaitement, il est conseillé de ne pas recourir à cette classe de produit.
• En règle générale, la durée de prescription des hypnotiques doit être réduite à son minimum et l'arrêt devra toujours être progressif, afin de limiter le risque d'accident de sevrage et une recrudescence de l'insomnie et de l'anxiété. Très exceptionnellement, un traitement hypnotique au long cours peut être envisagé, en cas, par exemple, de maladie douloureuse prolongée.

■ EFFETS INDÉSIRABLES

• La dépendance n'existe que lorsque la prescription est prolongée et que les doses sont importantes. Les risques de sevrage (manifestations physiques et psychiques survenant à l'arrêt du traitement) sont absents lorsque l'interruption du traitement est progressive.
• Les troubles de la mémoire, s'ils existent, sont transitoires et réversibles.
• Des troubles du comportement ont été décrits avec le Stilnox, au même titre que les autres hypnotiques à action rapide.
• Des réactions dites paradoxales peuvent aussi survenir avec de tels produits : agitation, libération d'agressivité, actes automatiques amnésiques. L'enfant et le sujet âgé sont particulièrement exposés à de telles manifestations. Le sujet peut être amené à avoir des comportements inadaptés dont il ne conservera aucun souvenir. Il est fréquent aussi de constater une amnésie qui précède l'endormissement. Le sujet oublie les actes qui ont lieu juste avant le sommeil : par exemple, une conversation, la lecture d'un ouvrage, le visionnage d'un film...

■ NOTRE AVIS

Le Stilnox* est un produit hypnotique de nouvelle génération, dans l'ensemble bien toléré et qui présente un risque plus faible de dépendance et d'accoutumance que les hypnotiques benzodiazépiniques. Au cours de notre pratique, certains effets nous sont apparus qui ne peuvent être négligés et qui imposent des précautions d'utilisation strictes. Ce médicament doit être pris au coucher et non avant. Il peut, du fait de son action très rapide, provoquer des troubles de l'équilibre et des chutes. Parallèlement, certains patients nous rapportent des phénomènes de distorsions sensorielles pouvant aller jusqu'à des sortes d'hallucinations, particulièrement lorsque le produit a été associé à de l'alcool. Face à de tels risques, nous imposons à nos patients de prendre ce produit après qu'ils sont couchés et nous leur demandons de s'abstenir de boire de l'alcool avant (et surtout après) la prise de ce produit.

## SULPIRIDE *(sulpiride)*

Générique du Dogmatil*.

Commercialisé sous les noms d'Aiglonyl*, Dogmatil*, Sulpuride* et Synédil*.

Gélules à 50 mg et comprimés sécables à 200 mg.

Neuroleptique de la classe des benzamides (Liste I).

*Se reporter à DOGMATIL et à la présentation des tranquillisants page 56.*

## SURMONTIL *(trimipramine)*

Comprimés sécables (blancs) à 25 mg.

Comprimés sécables (blancs) à 100 mg.

Soluté buvable (1 goutte = 1 mg).

Antidépresseur tricyclique imipraminique (Liste I).

*Se reporter à la présentation des antidépresseurs page 32.*

### ■ INDICATIONS

Cet antidépresseur est indiqué dans le traitement des états dépressifs majeurs, c'est-à-dire caractérisés.

### ■ CONTRE-INDICATIONS

• Avant la prescription de ce type de médicaments, un bilan sera demandé afin d'évaluer l'état général et de déterminer s'il existe des risques d'utilisation.

• Le Surmontil* a des contre-indications communes à l'ensemble des imipraminiques : risque de glaucome à angle fermé, hypertrophie prostatique (risque de rétention urinaire), antécédents d'allergie à l'antidépresseur choisi, troubles cardiaques graves (en particulier infarctus du myocarde récent). D'autres maladies justifient une surveillance médicale étroite.

• Un traitement IMAO non sélectif (Marsilid* par exemple) doit faire renoncer au Surmontil*. Il devra être arrêté quinze jours avant le début d'un traitement par Surmontil*. Le sultopride (Barnetil*) ne doit pas être associé au Surmontil* en raison des risques de troubles du rythme cardiaque.

## ■ PRÉCAUTIONS D'UTILISATION

• Des dosages sanguins peuvent être demandés par votre médecin. Leur intérêt est limité car les fourchettes thérapeutiques des concentrations plasmatiques d'antidépresseurs sont très larges. Ces dosages peuvent se justifier en cas d'échec à un traitement afin de mettre en évidence un catabolisme excessif, c'est-à-dire une destruction trop importante des médicaments par le foie.

• Un contrôle régulier de la pression artérielle est nécessaire.

• Une surveillance ophtalmologique, sanguine, hépatique et cardiologique peut se justifier en cas d'affection d'un de ces organes.

• Ne prenez pas d'autres médicaments sans avis médical et signalez à votre médecin les médicaments que vous prenez pour d'autres troubles. Les tranquillisants, les neuroleptiques, les médicaments antiallergiques augmentent le risque de somnolence des antidépresseurs. Les médicaments antihypertenseurs favorisent le risque de chute de la tension artérielle.

• Prévenez votre dentiste si vous prenez du Surmontil*. Il contre-indique l'utilisation de certains médicaments anesthésiants.

## ■ EFFETS INDÉSIRABLES

Les effets indésirables ne sont pas constants, sont facilement contrôlables pour la plupart et doivent être signalés au médecin qui prendra les dispositions nécessaires pour les réduire.

• Prise de poids : il convient de faire attention à son régime alimentaire. Quelquefois, en accord avec le patient, devant une prise de poids trop importante, un changement d'antidépresseur peut être décidé. En fait, il faut distinguer cet effet, propre à certaines molécules, de la prise de poids liée à la modification de l'appétit du fait de la guérison de l'état dépressif ou encore d'une prise de poids possible liée à la dépression.

• Le Surmontil* peut avoir un effet sur la vigilance. Le plus souvent, il s'agit d'un problème de posologie et de sensibilité individuelle particulière, qui conduit à changer de doses, voire d'antidépresseur. Les médicaments associés (tranquillisants et somnifères) peuvent accentuer la somnolence.

- La bouche sèche est un effet indésirable fréquent. Mâcher un chewing-gum, sucer une pastille au citron sans sucre sont des moyens de correction efficaces.
- De même, la constipation est fréquente (en se souvenant cependant que c'est aussi un symptôme de la dépression). Cet inconvénient est généralement facile à corriger par l'exercice (marche) et l'hydratation. En cas de nécessité, un laxatif doux vous sera prescrit par votre médecin.
- L'hypotension artérielle, surtout dans les changements de position, est un symptôme fréquent avec le Surmontil*. Elle est généralement transitoire et facile à contrôler. Elle implique de se lever doucement, en plusieurs étapes et peut nécessiter un traitement correcteur.
- Les bouffées de chaleur et les crises sudorales s'observent avec ce type de produit. Elles atteignent rarement une intensité très gênante, ce qui est heureux car il n'y a pas de traitement correcteur.
- Les troubles sexuels (baisse de la libido, frigidité, retard à l'éjaculation, voire impuissance) peuvent être des symptômes de l'état dépressif, mais peuvent être aussi des conséquences du Surmontil*.
- Les troubles visuels avec difficultés d'accommodation (vision troublée) s'observent avec les imipraminiques, dont le Surmontil*, et dépendent beaucoup de la sensibilité individuelle. Ces troubles s'atténuent après plusieurs jours de traitement. Il est inutile de faire corriger ses verres car ces manifestations cesseront dès l'arrêt du traitement. Certains patients se plaignent d'une sensation de sécheresse oculaire. Cela peut justifier un traitement correcteur par larmes artificielles.

Les imipraminiques augmentent la tension oculaire et ne peuvent être prescrits chez les personnes qui présentent un glaucome à angle fermé ; cette dernière précision ne peut être apportée que par un spécialiste ophtalmologiste pratiquant un examen par gonioscopie.

- Les troubles urinaires (retard à la miction, nécessité d'effort, rarement rétention d'urine) s'observent plutôt chez l'homme âgé porteur d'une lésion prostatique.
- Les tremblements et les difficultés d'élocution peuvent constituer une gêne véritable. Ils imposent alors de revoir la posologie, voire de changer d'antidépresseur.
- Troubles cardiaques : le Surmontil* exerce une influence sur la conduction électrique du cœur. Cela peut poser problème chez

les sujets qui ont des antécédents cardiaques. Dans ce cas, votre médecin effectuera un électrocardiogramme ou demandera un avis à un cardiologue.

■ NOTRE AVIS

Le Surmontil* est un antidépresseur imipraminique dont l'efficacité est incontestable. Dans notre pratique, nous préférons l'utiliser dans les formes dépressives où prédominent anxiété et agitation et comme traitement d'appoint en cas de troubles du sommeil. Sa structure moléculaire fait qu'il se situe aux confins d'un neuroleptique sédatif et d'un antidépresseur. Il présente les risques d'utilisation des autres antidépresseurs imipraminiques, mais à faible posologie ou à posologie moyenne, sa tolérance est bonne dans l'ensemble et il n'expose pas l'insomniaque à un risque de dépendance et d'accoutumance. Des études déjà anciennes ont montré qu'il respectait l'architecture du sommeil. Sa durée d'action relativement prolongée nécessite qu'il soit absorbé assez tôt dans la soirée afin que l'effet sédatif ne se poursuive pas de façon gênante ou dangereuse au cours de la matinée du lendemain.

## SYNÉDIL *(sulpiride)*

Générique du Dogmatil*.
Gélules (blanc et bleu) à 50 mg.
Comprimés quadrisécables (blancs) à 200 mg.
Soluté buvable (c à c = 25 mg).

*Se reporter à DOGMATIL et à la présentation des neuroleptiques page 46.*

## TÉGRÉTOL *(carbamazépine)*

Comprimés sécables (blancs) à 200 mg.
Comprimés pelliculés sécables (beige orangé) à 200 mg à libération prolongée.
Comprimés pelliculés sécables (beige orangé) à 400 mg à libération prolongée.
Suspension buvable (1 cuillère-mesure = 100 mg).

*Se reporter à la présentation des thymorégulateurs page 82.*

Médicament anticonvulsivant, utilisé aussi dans le traitement de certains états douloureux et dont l'effet régulateur de l'humeur a été constaté au cours des années 70 (Liste I).

Le Tégrétol* est un médicament déjà ancien (il a été synthétisé en 1953), commercialisé en France depuis 1961. Sa dénomination commune internationale (DCI) est la carbamazépine. Son histoire est originale car il a progressivement été étudié, puis prescrit dans des indications aussi différentes que l'épilepsie, diverses névralgies et, plus récemment, certaines formes de troubles de l'humeur : les troubles maniaco-dépressifs.

Il existe probablement un trait commun à ces pathologies, celui d'une expression clinique brutale, explosive et volontiers récidivante.

Le Tégrétol* est prescrit à la fois pour traiter les accès aigus et pour éviter qu'ils ne se reproduisent. Ce traitement est prévu pour durer plusieurs mois.

## ■ INDICATIONS

1 % de la population française souffre d'une affection qui dérègle périodiquement l'humeur et fait passer de la dépression la plus noire à l'euphorie la plus artificielle.

Ces cycles bouleversent l'équilibre vital, l'existence familiale, sociale, professionnelle. Le patient, ses proches, ses amis, son travail en souffrent. L'objectif du traitement est de réguler ces excès.

Le Tégrétol* est destiné principalement à réduire, puis interrompre les phases maniaques (celles au cours desquelles il existe une euphorie, un énervement, une insomnie) ; à éviter la survenue de ces nouvelles phases maniaques ou de phases dépressives.

Les autres indications du Tégrétol* sont l'épilepsie, les névralgies du trijumeau et certaines douleurs.

Les psychiatres utilisent préférentiellement le Tégrétol* chez les sujets maniaco-dépressifs dont les « cycles » d'humeur sont rapides (plus de quatre à cinq épisodes d'inversion de l'humeur dans l'année), le plus souvent en association avec les sels de lithium ; chez les sujets qui ont été initialement traités par le lithium, mais qui n'y ont pas été sensibles (malades résistants au lithium) ou qui ne l'ont pas toléré (malades intolérants au lithium) ; chez des patients pour lesquels le lithium était contre-indiqué.

## ■ CONTRE-INDICATIONS

- Antécédents d'allergie à ce produit.
- Grossesse (il peut provoquer des malformations fœtales).
- Allaitement.

• Chez les sujets cardiaques présentant un trouble du rythme cardiaque (bloc auriculo-ventriculaire).

• En cas de glaucome, de trouble prostatique, de maladie du foie ou du rein, d'insuffisance cardiaque, il est possible d'envisager un traitement par le Tégrétol*, à condition que le prescripteur tienne compte de ces éléments et ajuste la posologie. Il doit donc, bien entendu, être informé de tous les problèmes de santé.

• Avant le début du traitement, certains examens sont nécessaires pour éliminer les contre-indications et évaluer le fonctionnement de différents organes :

– bilan hépatique (des examens de sang permettent d'évaluer le fonctionnement du foie. Les dosages des transaminases et des gamma GT sont fréquemment demandés) ;

– numération/formule sanguine (nombre de globules rouges et blancs) ;

– électrocardiogramme.

Le Tégrétol* interagit avec les systèmes hépatique, hématologique et cardiovasculaire dont il convient de vérifier l'intégrité initiale. Plus tard, au cours du suivi du traitement, un bilan identique de surveillance sera redemandé tous les six mois.

• De même, le Tégrétol* interagit avec de nombreux médicaments. Il est métabolisé par le foie, ce qui signifie que la fonction hépatique doit être bonne ; elle sera d'ailleurs évaluée au cours du bilan que le médecin demandera avant le début du traitement.

En autostimulant certains systèmes enzymatiques du foie, le Tégrétol* interagit avec le métabolisme de plusieurs médicaments, il conviendra donc d'être prudent au cours des associations médicamenteuses (dont la pilule contraceptive et les anticoagulants oraux).

Les médecins traitants doivent être informés de l'ensemble des médicaments utilisés simultanément.

## ■ MISE EN ROUTE DU TRAITEMENT

Le début du traitement varie selon l'objectif (traitement curatif ou préventif). S'il s'agit de traiter, vite et fort, un épisode dit maniaque, une posologie élevée sera sans doute utilisée dès le premier jour (600 mg). Cette dose sera augmentée dès le quatrième jour si la situation le justifie et le permet. S'il s'agit de mettre en place un traitement préventif, destiné à éviter les rechutes, on dispose de plus de temps. Le médecin privilégie une mise en route progressive par paliers de trois à quatre jours. Le

traitement commence par un comprimé le soir et est augmenté tous les trois à quatre jours de 1/2 comprimé.
Pour faciliter l'observance (c'est-à-dire la prise régulière effective des doses prescrites), on préfère réduire le nombre des prises quotidiennes (il y a moins de risque de les oublier). Pour améliorer la tolérance (c'est-à-dire le confort du patient), on tend à donner le maximum de la dose le soir au coucher. En fait, le choix et la répartition des prises doivent tenir compte au mieux du rythme de vie du patient. Votre avis sur la tolérance aidera votre médecin à optimiser le traitement.

## ■ SURVEILLANCE DES TAUX PLASMATIQUES

• Pour être efficace, le traitement prophylactique nécessite la présence dans le sang d'une certaine quantité de substances actives. Cette concentration pourra être vérifiée par des dosages sanguins. La tégrétolémie (quantité de Tégrétol* présent dans le sang) doit se situer dans une fourchette comprise entre 5 et 10 mg/litre (ou 20 mmol/l et 40 mmol/l).
– en dessous de 5 mg/l, le traitement est estimé inefficace (il ne va pas éviter les rechutes) ;
– au-dessus de 10 mg/l, le traitement est surdosé et risque d'entraîner des effets gênants, voire toxiques.
• Un premier dosage est demandé après une semaine de traitement. Un second dosage est demandé après trois semaines de traitement.
• Malgré un dosage oral constant, une baisse plasmatique peut survenir après une dizaine de jours. Il suffit alors de réajuster la posologie, selon les indications fournies par le médecin.
• Une fois le taux plasmatique stabilisé dans la zone thérapeutique, les dosages de surveillance seront demandés tous les trois à six mois à moins que n'interviennent des interactions médicamenteuses préoccupantes ou des signes d'intolérance ou de toxicité.
• Dans la mesure du possible, il est recommandé de faire effectuer ces dosages successifs dans un même laboratoire et toujours à la même heure, le matin (après une durée fixe suivant la dernière prise du soir). Les résultats de ces divers examens doivent être reportés sur une feuille pré-imprimée, incluse dans le dossier du patient.

## ■ SURVEILLANCE DU TRAITEMENT

Généralement, après trois à quatre semaines, le traitement est bien stabilisé.

Dans le suivi à plus long terme, certaines fonctions doivent être surveillées (sang, foie et cœur).
• Une nouvelle numération/formule sanguine (NFS) :
– une baisse isolée de globules blancs a été notée dans 3 à 4 % des cas. Elle n'est pas inquiétante dès lors qu'elle ne descend pas au-dessous de 4 000 globules blancs et que le patient reste par ailleurs en bonne santé (sans infection en particulier) ;
– des cas très exceptionnels d'accidents sanguins graves (agranulocytose, anémie aplasique) ont été décrits. Bien que rarissimes, ils doivent être connus du patient et des médecins qui le soignent.
• En face d'infection sévère, de fièvre élevée, il faut toujours rappeler à son médecin le traitement par Tégrétol* ; il a pu ne pas en être informé.
• Le prescripteur doit toujours prévenir par courrier les divers médecins qui suivent le patient qu'un traitement par Tégrétol* a été mis en route. Cette précaution est particulièrement utile pour les gynécologues qui seront conduits à reconsidérer les mesures contraceptives.
• Bilan hépatique : de rares ictères ont été décrits sous Tégrétol*. Malgré leur rareté, ils justifient une surveillance hépatique régulière, tous les six mois environ, ou en cas de certains troubles (fatigue, nausées...).
• Bilan cardiaque : l'accélération du cœur, l'hypotension peuvent marquer un début d'intolérance cardiaque.
• Les effets graves intéressant les systèmes hématologique, hépatique, dermatologique et cardio-vasculaire exigent l'arrêt du traitement.
En fait, le Tégrétol* est relativement bien toléré et les incidents sévères restent l'exception dans des conditions normales d'utilisation.
• Signalez toujours à votre médecin les différents traitements que vous prenez (le Tégrétol* interagit avec de nombreux médicaments).
• Le Tégrétol* peut entraîner une somnolence au début du traitement. C'est pour cette raison que les doses sont progressives et que la dose maximale doit être prise le soir.
• Les médicaments tranquillisants, antidépresseurs, neuroleptiques, antiallergiques entraînent à eux seuls une somnolence et peuvent donc augmenter celle provoquée par le Tégrétol*.
• L'alcool est contre-indiqué. Il existe une interaction dans les deux sens avec un risque plus élevé d'ivresse et de confusion.
• Toute activité qui nécessite une attention soutenue doit être

différée : le Tégrétol* ralentit les réflexes et peut être responsable d'accidents.

• En cas d'éruption cutanée, de fièvre, d'angine, de jaunisse, vous devez prévenir immédiatement votre médecin.

■ EFFETS INDÉSIRABLES :

• Au début de traitement, une certaine somnolence, une sensation de fatigue, quelques vertiges, un flou visuel peuvent se produire. Ces manifestations doivent rester tolérables. Si elles ne le sont pas, il est justifié de prendre contact avec son médecin qui réduira la dose ou modifiera le rythme des prises. Dans de rares cas, la persistance de ces effets, malgré la réduction des doses, pourra conduire à interrompre le traitement.

• Des éruptions cutanées peuvent également survenir en début de traitement. Des zones maculo-papuleuses ne sont pas inquiétantes et disparaissent après quelques jours. Exceptionnellement, des réactions d'hypersensibilité cutanée peuvent conduire à interrompre le traitement.

■ RISQUES LIÉS AU SURDOSAGE

Il existe un taux plasmatique à ne pas dépasser : 10 mg/l. Au-delà de ce seuil, des signes de toxicité apparaissent. Les symptômes qui annoncent un surdosage sont :

– des troubles de la conscience, tremblements, secousses musculaires, mouvements anormaux du corps ;
– des troubles respiratoires, gastriques (nausées, vomissements) ;
– des troubles urinaires (rétention d'urine en particulier) ;
– des troubles cardio-vasculaires (accélération du cœur, hypotension, troubles du rythme).

En cas d'intoxication sévère, une hospitalisation en milieu spécialisé permettra de gérer au mieux cet accident de parcours.

Liste des interactions à prendre en compte

• Le Tégrétol* est formellement contre-indiqué avec les IMAO (Marsilid*). Il ne doit pas être associé au Saquinavir dont il réduit l'efficacité.

• Il est déconseillé avec les antibiotiques macrolides (érythromycine, troléandomycine), l'isoniazide (Rimifon*), la cimétidine (Tagamet*), le valpromide (Dépamide*), le vérapamil (Arpamyl*, Isoptine*), le diltiazem (Tildiem*), le dextropropoxyphène (Antalvic*, Di-antalvic*, Propofan*), le danazol (Danatrol*, Mastodanatrol*), la viloxazine (Vivalan*). Ces produits sont responsables d'une augmentation du taux de Tégrétol* dans le sang et donc d'un surdosage.

• Il justifie des mesures particulières pour les traitements suivants :
– les contraceptifs oraux deviennent moins efficaces, il convient d'utiliser un autre moyen ;
– les anticoagulants oraux deviennent moins efficaces, il convient de surveiller plus fréquemment le taux de prothrombine (TP) afin de réajuster la posologie d'anticoagulant ;
– les autres antiépileptiques deviennent moins efficaces ;
– le progabide (Gabrène*) peut être moins efficace. C'est le cas aussi des ciclosporines, des corticoïdes, de la doxycycline, de l'hydroquinidine, de la quinidine, de la théophylline dont les effets peuvent être réduits.

Dans tous ces cas, le Tégrétol* diminue l'effet des médicaments associés.

A l'inverse, le phénobarbital et les anticonvulsivants de type phénytoïne diminuent l'effet du Tégrétol* en réduisant ses taux plasmatiques.

■ NOTRE AVIS

Ce médicament a des indications indiscutables dans le traitement de l'épilepsie, de certains états douloureux et dans les névralgies du trijumeau.

Ses propriétés dans le traitement des troubles maniaco-dépressifs nous apparaissent décevantes et ce, en raison d'une efficacité moindre que celle des sels de lithium. Sa tolérance est par ailleurs mauvaise, en particulier en raison de troubles cutanés, d'une sédation, de réactions au niveau du foie et de possibles modifications de la formule sanguine avec la notion d'exceptionnelles agranulocytoses. Nous attendons la commercialisation de l'oxcarbazépine, produit qui se rapproche du Tégrétol* mais qui n'en a ni la toxicité, ni les risques d'interaction avec différents médicaments. Aux États-Unis, le Tégrétol* n'a pu obtenir d'indication officielle dans le traitement des états maniaques et dans la prophylaxie, c'est-à-dire la prévention, des troubles maniaco-dépressifs.

Malgré le fait qu'il n'est pas conseillé d'associer lithium et Tégrétol*, nous sommes amenés à prescrire cette association dans des troubles maniaco-dépressifs rebelles, en surveillant tout particulièrement la tolérance neurologique. De telles prescriptions ne peuvent s'envisager que si l'utilisateur a été bien informé des objectifs et des risques d'utilisation de ces produits, en particulier les premières manifestations qui annoncent une intolérance de l'organisme.

## TÉMESTA *(lorazépam)*

Comprimés bâtonnets pelliculés sécables (blancs) à 1 mg.
Comprimés bâtonnets pelliculés sécables (jaunes) à 2,5 mg.
Tranquillisant de la famille des benzodiazépines (Liste I).

*Se reporter à la présentation des tranquillisants page 56.*

### ■ INDICATIONS

Le Témesta* est prescrit en cas de troubles anxieux (principalement crises aiguës d'angoisse, anxiété généralisée). Il n'est pas indiqué dans les manifestations du stress du quotidien.

### ■ CONTRE-INDICATIONS

• Antécédents d'allergie. Une règle générale doit être appliquée : un produit (quel qu'il soit) qui a entraîné une réaction allergique ne doit jamais être réutilisé. Par extension, les produits qui appartiennent à la même famille chimique devront être évités.

• Antécédents de réaction paradoxale à ces produits : certains patients qui ont reçu des benzodiazépines se plaignent d'avoir été énervés ou au contraire complètement endormis. Même si l'effet est purement psychologique, il est préférable de ne pas utiliser de tels produits chez ces patients.

• Professions imposant une vigilance intacte (pilote d'avion, chauffeur, utilisation de machines exposant à des dangers...).

• Alcoolisme : cet état n'est pas à proprement parler une contre-indication, dans la mesure où de nombreux alcooliques sont traités par ces médicaments. L'alcool en prise chronique modifie les fonctions hépatiques et peut être responsable d'une diminution de l'effet tranquillisant. Lorsqu'il est pris de manière ponctuelle, il peut avoir l'effet inverse, c'est-à-dire une augmentation de l'effet des benzodiazépines.

• Certaines maladies neurologiques peuvent être aggravées (démence, accident cérébral...).

• La myasthénie, caractérisée par une fatigabilité anormale des muscles, est aggravée par les benzodiazépines.

• Grossesse et allaitement : bien que le risque de malformation soit faible, il est préférable, si l'état le permet, de s'abstenir de consommer des tranquillisants pendant la grossesse. De même, l'absorption de benzodiazépines est contre-indiquée pendant l'allaitement.

• Insuffisance respiratoire sévère.

• Syndrome d'apnée du sommeil : ces produits peuvent aggraver le nombre et la durée des pauses respiratoires pendant le sommeil.

• Bien que cette contre-indication ne soit pas mentionnée en France dans les ouvrages de référence, les troubles oculaires de type glaucome à angle fermé constituent une contre-indication.
• Dans certains cas, la contre-indication n'est pas absolue, mais la prescription justifie une surveillance étroite :
– état de fatigue : la fatigue, lorsqu'elle n'est pas liée à un état anxieux, peut être majorée par l'effet sédatif de ces médicaments ;
– des précautions doivent être prises en cas de mauvais fonctionnement rénal. Les reins permettant l'élimination des médicaments, en cas d'insuffisance du fonctionnement rénal, les benzodiazépines s'accumuleront dans l'organisme ;
– chez le sujet âgé, des précautions d'emploi sont nécessaires car le rein a un fonctionnement ralenti et le système nerveux est devenu plus sensible.
• Certains sujets présentent un risque plus élevé de dépendance. Votre médecin, lors de sa prescription, évaluera ce risque.

## ■ PRÉCAUTIONS D'UTILISATION

Les doses de traitement sont augmentées progressivement. La posologie des benzodiazépines doit tenir compte de l'âge, des maladies et des médicaments associés.
• Différents produits peuvent interagir avec les benzodiazépines. N'oubliez pas de préciser à votre médecin les médicaments que vous prenez :
– les analgésiques dérivés morphiniques (médicaments de la douleur) augmentent les effets sédatifs des benzodiazépines. Les conséquences peuvent être très graves chez un insuffisant respiratoire ;
– les barbituriques, les hypnotiques, les neuroleptiques sédatifs, les antidépresseurs tricycliques, les antiallergiques, en un mot tous les produits qui diminuent l'activité du système nerveux ont les mêmes effets et peuvent favoriser des troubles respiratoires et un état de somnolence ;
– certains médicaments, par leur action stimulante, peuvent s'opposer aux effets tranquillisants des benzodiazépines (amphétamines, caféine, théophylline...) ;
– les benzodiazépines : il est inutile, dans la majorité des cas, de prendre plusieurs benzodiazépines. L'effet thérapeutique ne sera pas meilleur et le risque de survenue d'effets indésirables sera augmenté ;
– le cisapride (Prépulsid*) augmente la vitesse d'absorption des benzodiazépines.

## ■ EFFETS INDÉSIRABLES

La relative bonne tolérance de ces produits et leur efficacité dans les troubles anxieux expliquent sans doute l'usage abusif qui en est fait par automédication. Les effets indésirables sont étroitement liés à la dose et à la sensibilité individuelle du sujet. Les plus souvent mis en cause sont la dépendance et les troubles de la mémoire.

• La dépendance : cette question est un sujet de débat, qui nécessite une réponse claire. La dépendance aux benzodiazépines, lorsqu'elle existe, doit être distinguée de la dépendance à l'alcool, aux barbituriques ou aux drogues. C'est-à-dire que, dans la majorité des cas, il n'y a pas malaise à l'arrêt du traitement par des benzodiazépines si cet arrêt a été concerté avec le médecin, décidé au bon moment et organisé sous forme d'une diminution très progressive des doses initialement utilisées. Après des traitements très longs, utilisant des posologies élevées, la phase de sevrage est plus délicate.

Mais bien sûr, à l'arrêt des benzodiazépines peuvent réapparaître les angoisses pour lesquelles elles ont été prescrites.

Le risque de dépendance physique demeure relativement faible aux doses thérapeutiques sur une période de moins de trois à quatre mois.

• En cas de maladie épileptique, la réduction du traitement peut favoriser l'apparition de crises. Votre médecin tiendra compte de cet élément lors de la décision d'une diminution du traitement.

• Les troubles de la mémoire : avec les tranquillisants, plus encore avec les hypnotiques, on peut observer des amnésies de courte durée (au moment où la benzodiazépine atteint sa plus haute concentration dans le sang).

• Les autres effets indésirables sont peu nombreux et déterminés généralement par une posologie excessive ou une mauvaise tolérance du patient. Il s'agit de ralentissement, de tendance à la somnolence, d'impression d'ébriété ; quelquefois, des effets paradoxaux peuvent s'observer avec stimulation et majoration de l'anxiété, irritabilité, agressivité, troubles du comportement. Les effets indésirables somatiques sont tout aussi rares (réactions allergiques cutanées ou conjonctivales, miction pendant le sommeil, troubles sexuels à type de baisse du désir).

## ■ NOTRE AVIS

Comme tout traitement tranquillisant, la prescription de Témesta* doit être limitée dans le temps et faire l'objet de réévaluations. Cependant, l'angoisse pathologique est un phénomène durable qui évolue le plus souvent de façon rémittente et qui oblige donc, dans l'état actuel de nos connaissances, à des périodes de traitement qui durent souvent plus d'un mois. Des approches non médicamenteuses (psychothérapie, thérapie comportementale, relaxation, psychanalyse...) sont vivement recommandées dans le traitement de l'anxiété chronique. La durée du traitement se discute avec son médecin. Il faut savoir diminuer très progressivement les doses avant d'arrêter.

On ne peut remettre en cause les bénéfices majeurs apportés dans les véritables pathologies anxieuses. En revanche, le rapport bénéfice/risque est beaucoup plus discutable dans les états anxieux mineurs peu invalidants et dans les stress du quotidien.

Pour la majorité des patients pour lesquels ce type de traitement est indiqué, les bénéfices des benzodiazépines dépassent largement les risques.

Il nous revient aussi de souligner que certains troubles psychologiques du sujet âgé ne relèvent pas obligatoirement de la psychiatrie mais paraissent déterminés par ses conditions existentielles. Les conséquences d'un état de solitude peuvent être confondues avec un trouble dépressif ou anxieux et ne relèvent pas obligatoirement de médicaments psychotropes.

Une sixième caractéristique clinique a été apportée cette année à la définition des benzodiazépines. Elle reflète une réalité jusque-là sous-évaluée. L'amnésie (ou les troubles de la mémoire) vient donc s'ajouter aux cinq autres propriétés classiques des benzodiazépines : actions anticonvulsive, myorelaxante, anxiolytique, sédative et hypnotique.

Un effet désinhibiteur est parfois observé chez des sujets prédisposés. Il peut favoriser des passages à l'acte.

## TÉRALITHE *(carbonate de lithium)*

Commercialisé aussi sous le nom de Neurolithium* (gluconate de lithium).

Comprimés sécables (blancs) à 250 mg.

Régulateur de l'humeur (Liste II).

*Se reporter à la présentation des thymorégulateurs page 82.*

Les sels de lithium se différencient de tous les autres médica-

ments du psychisme (encore appelés psychotropes) en raison de certaines caractéristiques : le lithium n'est pas un produit de synthèse mais un produit naturel, un métal extrait de certains minerais (spodumène, amblygonite, lépidolite). Sa structure est aussi simple que celle du sodium ou du potassium. Elle est constituée d'un noyau et de trois électrons qui gravitent autour. Ce n'est pas un produit qui se dégrade dans l'organisme.
Il a une double polarité d'action, curative et préventive. Il permet de traiter les états d'excitation et protège contre les rechutes d'excitation et de dépression.
Pour être efficace, le lithium doit se trouver à une certaine concentration dans le sang. La lithiémie (terme utilisé pour définir cette concentration) doit se situer dans une fourchette comprise entre 0,5 et 0,8 mmol/l avec le Téralithe 250* et le Neurolithium* et entre 0,8 et 1,2 mmol/l avec le Téralithe LP 400*.
Le lithium, comme beaucoup de médicaments, a quelques contre-indications. C'est pour cette raison que sont pratiqués des examens complémentaires avant le traitement.
Le lithium n'est pas un médicament dangereux, mais comme la majorité des médicaments, il peut entraîner des effets désagréables. Le respect des conseils donnés par votre médecin doit limiter leur fréquence d'apparition.
Le lithium est un médicament qui ne crée pas d'accoutumance. Il n'y a aucun risque de dépendance de l'organisme. Néanmoins, le traitement ne doit pas être interrompu brutalement en raison d'un risque de rechute. Il a été récemment démontré que l'arrêt progressif de ce traitement (c'est-à-dire sur une période de un à deux mois) réduisait le risque de réapparition d'un trouble dépressif ou d'un état d'excitation par rapport à un arrêt brutal.
Le lithium est un traitement curatif et préventif. C'est pour cette raison qu'il ne doit pas être interrompu même en cas de guérison complète. Seules une grossesse, l'apparition d'une complication sévère ou l'absence de réponse thérapeutique peuvent faire envisager son arrêt.
L'effet thérapeutique du lithium ne s'apprécie qu'après une période de un à deux ans. En cas de rechute, n'arrêtez pas votre traitement, la stabilisation de l'humeur est progressive.
L'information de votre entourage proche est tout aussi importante, car il peut intervenir en cas de nécessité. Nous vous conseillons donc, si vous prenez des sels de lithium, de faire lire cette notice à votre entourage familial.

## ■ INDICATIONS

L'indication majeure du lithium est le trouble maniaco-dépressif, encore dénommé trouble bipolaire. Il permet de régulariser les variations de l'humeur (dépression et euphorie). Cette maladie est présente chez à peu près 1 à 2 % des Français et peut avoir de graves conséquences si elle n'est pas traitée. Avant que ne soient utilisés le lithium, les antidépresseurs et les neuroleptiques, les maniaco-dépressifs avaient une vie totalement désorganisée. Ils étaient capables des pires excès lors des périodes euphoriques et devaient supporter leur souffrance pendant plusieurs mois lors des phases dépressives. Même lorsqu'ils étaient guéris (transitoirement), leurs familles restaient toujours en état d'alerte, redoutant les rechutes périodiques et leurs conséquences. Le lithium a transformé la vie des maniaco-dépressifs en réduisant considérablement les accès de dépression et d'excitation, en limitant très significativement le risque suicidaire inhérent à la maladie. Seul un faible pourcentage de maniaco-dépressifs résistent à la lithiothérapie. Il existe d'autres médicaments qui agissent comme régulateurs de l'humeur et qui peuvent être prescrits chez les patients qui n'ont pas été sensibles aux sels de lithium.

Les maniaco-dépressifs ne sont pas les seuls à pouvoir bénéficier de ce traitement. Toutes les maladies psychiatriques qui ont une évolution périodique peuvent justifier le recours à cette thérapeutique mais avec des résultats variables. Il s'agit principalement des troubles schizo-affectifs, des troubles dépressifs récidivants (anciennement appelés psychoses maniaco-dépressives unipolaires), de formes cyclothymiques associées à d'autres troubles psychiques. Le lithium permet aussi de renforcer l'effet des antidépresseurs en cas de résistance au traitement, c'est-à-dire lorsque la dépression n'a pas été améliorée par le traitement antidépresseur. En outre, il pourrait raccourcir le délai d'action du produit.

Le lithium est aussi efficace dans une maladie périodique dénommée syndrome de Kleine-Levin, qui se caractérise par des périodes de fatigue et de somnolence, suivies d'une augmentation de l'appétit et d'une désinhibition de la sexualité. Il exerce une diminution de l'agressivité et peut être utile chez des sujets impulsifs, irritables et agressifs.

En résumé, le lithium est indiqué dans le traitement des phases d'excitation et dans la prévention des rechutes d'excitation et de dépression. Il s'adresse particulièrement aux maniaco-dépressifs bipolaires.

## ■ CONTRE-INDICATIONS

Le lithium, comme beaucoup de médicaments très efficaces, a quelques contre-indications. C'est pour cette raison que sont pratiqués des examens complémentaires avant le traitement.

• Le lithium est éliminé principalement par le rein. Une perturbation de la fonction rénale risquerait d'entraîner un excès de lithium dans l'organisme. Un bilan rénal est effectué avant le début du traitement pour cette raison. Il faut signaler à son médecin les antécédents de maladie rénale ou urinaire.

• Le lithium peut freiner l'activité de la glande thyroïde. Pour cette raison, un dosage des hormones thyroïdiennes est pratiqué. Celui-ci permet de repérer une insuffisance thyroïdienne qui pourrait être aggravée par le traitement.

• Le lithium ne peut être pris avec certains médicaments, comme par exemple les diurétiques et les anti-inflammatoires. De même, le régime sans sel est une contre-indication formelle. En cas de prise de ces médicaments ou de régime sans sel, le lithium ne pourra pas être prescrit. Il convient de toujours préciser à votre médecin les autres traitements suivis, en raison de possibles interactions.

• Le lithium est contre-indiqué dans la première partie de la grossesse car il peut entraîner des malformations embryonnaires. Une mesure de contraception est obligatoire chez la femme sous lithium susceptible d'être enceinte. Un test de grossesse doit être demandé chez la femme en période de fécondité sans contraception. Cette contre-indication, qui était absolue hier, est aujourd'hui considérée comme relative. Dans certains cas, particulièrement lorsque l'arrêt du lithium risquerait de mettre en jeu le pronostic vital, la lithiothérapie pourra être maintenue pendant les trois premiers mois de grossesse, à la condition de surveiller le déroulement de la grossesse et d'ajuster la posologie de lithium en répartissant en plusieurs prises au cours de la journée, afin de réduire les pics lithiumiques et en contrôlant très régulièrement les concentrations de lithium dans le sang.

De même, pendant la période d'allaitement, le lithium est contre-indiqué. En revanche, chez l'homme, il n'entraîne aucun risque.

• En cas de maladies cardiaques ou neurologiques, d'autres examens seront demandés par mesure de sécurité (électrocardiogramme ou ECG, électroencéphalogramme ou EEG).

• En résumé, les contre-indications absolues à la lithiothérapie sont les maladies rénales graves, l'insuffisance cardiaque grave, la grossesse pendant les trois premiers mois, le régime sans sel et la prise de certains médicaments comme les diurétiques. L'insuffisance thyroïdienne (hypothyroïdie) n'est pas une contre-indication absolue mais justifie des mesures de surveillance étroite et la rééquilibration de la fonction thyroïdienne avant la mise en route du traitement.

## ■ MISE EN ROUTE DU TRAITEMENT

La concentration plasmatique de lithium (lithiémie) doit être comprise entre 0,50 et 0,8 mmol/l pour le Téralithe 250* et le Neurolithium* et entre 0,8 et 1,2 mmol/l pour le Téralithe LP 400*. Si la lithiémie est inférieure à cette fourchette, le lithium ne sera pas efficace. Au-delà de ces chiffres, le lithium risque d'être mal toléré, voire toxique.

• Le début du traitement est toujours progressif. Il n'est pas possible de déterminer à l'avance le nombre de comprimés nécessaire pour obtenir une lithiémie dite « efficace ». Les cinq premiers jours, la posologie conseillée est de 1 comprimé le matin et le soir chez un adulte en bonne santé. Un dosage de la lithiémie sera effectué le matin du cinquième jour, à jeun de médicament. Si la lithiémie est inférieure à 0,50 mmol/l, la posologie sera progressivement augmentée de 1 comprimé et un nouveau contrôle de la lithiémie sera effectué cinq jours après, et ainsi de suite.

Avec le Téralithe LP 400*, le traitement se prescrit en une fois le soir. Il est classique de commencer le traitement par 1 comprimé le soir et d'effectuer un dosage cinq jours après, toujours dans les mêmes conditions, c'est-à-dire douze heures après la dernière prise de lithium.

## ■ SURVEILLANCE DES TAUX PLASMATIQUES

• La lithiémie doit toujours être effectuée douze heures après la dernière prise de lithium et de préférence dans le même laboratoire.

• Lorsque la lithiémie est équilibrée (trois dosages consécutifs avec chiffre de lithiémie efficace), le contrôle sera effectué tous les mois puis tous les deux, voire trois mois. Il est conseillé de reporter sur un papier graphe les résultats en précisant la date, le nombre de comprimés de sels de lithium consommés, les autres médicaments associés et éventuellement le résultat clinique (effet sur l'humeur et réactions désagréables éventuelles).

• Les résultats de la lithiémie seront ininterprétables si un délai de douze heures entre la prise du médicament et le dosage sanguin n'a pas été respecté. En revanche, il est possible de prendre son petit déjeuner avant le prélèvement sanguin, sauf si d'autres examens qui nécessitent d'être à jeun ont été demandés.

## ■ SURVEILLANCE DU TRAITEMENT

Le traitement par les sels de lithium nécessite une surveillance régulière.

• Il est conseillé de faire vérifier les fonctions rénale et thyroïdienne au moins une fois par an. Le médecin prescripteur demande en plus de la lithiémie un contrôle de la créatininémie afin d'évaluer le fonctionnement rénal et un dosage de la TSH ultrasensible afin de surveiller le fonctionnement de la thyroïde. Ce bilan pourra être complété d'une numération/formule sanguine (le lithium peut augmenter le nombre des globules blancs), d'une glycémie (le lithium peut augmenter le taux de sucre dans le sang), d'une calcémie (le lithium peut, après une prescription prolongée, entraîner une hyperparathyroïdie, dont le premier signe biologique est une élévation du taux de calcium).

• En cas d'intolérance, un dosage de la concentration de lithium dans les globules rouges peut être demandé (dosage intra-érythrocytaire) ainsi qu'un électroencéphalogramme.

• Examens de surveillance :

– lithiémie (tous les trois mois sauf au début du traitement ou en cas de mauvaise tolérance) ;
– créatininémie (tous les ans) ;
– TSH ultrasensible (tous les ans) ;
– glycémie (tous les ans) ;
– calcémie (tous les ans) ;
– lithium intra-érythrocytaire (en cas d'intolérance) ;
– EEG (électroencéphalogramme en cas d'intolérance) ;
– ECG (antécédents de maladies cardio-vasculaires).

## ■ PRÉCAUTIONS D'UTILISATION

• Il ne faut jamais vouloir rattraper l'oubli d'une prise en doublant, par exemple, la prise suivante.

• En cas de prise d'autres médicaments, vous devez toujours signaler à votre médecin que vous prenez des sels de lithium.

• Certains médicaments sont susceptibles d'entraîner une augmentation de la lithiémie et de favoriser l'apparition d'une surcharge de lithium ; c'est le cas par exemple des anti-inflammatoires, des diurétiques et des inhibiteurs de l'enzyme de conversion. D'autres produits peuvent entraîner une baisse de la lithiémie et être responsables de l'inefficacité du lithium, tels par exemple certains médicaments prescrits dans le traitement de l'asthme comme la théophylline et l'aminophylline, un apport excessif de sel ou encore une consommation abusive de café.

• Il ne faut jamais diminuer votre consommation de sel et vous devez boire à votre soif.

• Si vous devez partir dans un pays chaud sans avoir la possibilité de faire contrôler la lithiémie, vous devrez augmenter votre consommation de sel (chlorure de sodium). Vous limiterez ainsi le risque de déficit en sodium et donc d'augmentation de la lithiémie.

• En cas de maladie intercurrente, de fièvre, de prescription d'autres médicaments ou de leur arrêt, de modification de l'alimentation (restriction, par exemple), un contrôle de la lithiémie devra être effectué.

• Les boîtes de lithium ne doivent pas se trouver à portée de main des enfants et doivent être rangées dans un endroit qui ferme à clef si possible.

• Si vous devez subir une intervention, vous devez prévenir votre anesthésiste du traitement que vous prenez. Il est classique d'interrompre la lithiothérapie la veille ou l'avant-veille.

• Le traitement ne doit jamais être interrompu sans avis médical.

## ■ EFFETS INDÉSIRABLES

• En cas de mauvaise tolérance, il ne faut jamais interrompre le traitement sans avis autorisé.

• Certains effets désagréables, comme l'impression de goût métallique, la survenue de troubles digestifs, l'apparition d'un tremblement peuvent disparaître spontanément ou avec des médicaments correcteurs.

• Certains effets indésirables peuvent survenir tardivement. Dès qu'une manifestation anormale se produit, tant au plan physique que psychique, vous devez prévenir votre médecin. Les effets indésirables constatés avec les sels de lithium sont relativement rares. Ils peuvent concerner la glande thyroïde (hypothyroïdie), le rein (augmentation de la soif et de la diurèse), la peau (acné et psoriasis) et le système nerveux (tremblements).
Des examens physiques et biologiques sont pratiqués tous les ans, voire tous les six mois, afin d'évaluer la tolérance de votre organisme à l'égard du produit.

• Les sels de lithium, de même que les antidépresseurs et les neuroleptiques, peuvent entraîner une prise de poids. Il est conseillé de la surveiller et de respecter les conseils diététiques qui vous sont donnés.

• Tous les effets indésirables des sels de lithium sont dose-dépendants, c'est-à-dire qu'ils sont proportionnels à la concentration de lithium dans l'organisme. Votre médecin pourra être amené à réduire la dose de lithium afin de réduire l'incidence des effets indésirables.

## ■ RISQUES LIÉS AU SURDOSAGE

Il faut connaître les principales manifestations qui témoignent d'une surcharge en lithium. Il s'agit de la survenue ou de l'aggravation d'un tremblement qui devient ample et gênant, de vertiges, d'une somnolence voire d'une confusion intellectuelle, de nausées, diarrhées et vomissements. Vous devrez alors arrêter provisoirement votre traitement, consulter en urgence et faire contrôler votre lithiémie.

## ■ DURÉE DU TRAITEMENT

Les troubles cycliques qui gênent la vie du maniaco-dépressif sont durables. Le traitement par les sels de lithium le sera également dans la majorité des cas.
Les sels de lithium ont transformé la vie des maniaco-dépressifs. Cette thérapeutique est efficace dans 70 % des cas.
La majorité des rechutes sous sels de lithium sont en fait la conséquence d'un mauvais suivi du traitement. Des règles d'hygiène de vie doivent être néanmoins respectées, et une prise en charge psychologique est indiquée.

## ■ MÉDICAMENTS POUVANT FAIRE VARIER LA LITHIÉMIE

• Ceux qui entraînent une élévation de la lithiémie :
– les diurétiques (thiazidiques, diurétiques à action distale, inhibiteurs de l'anhydrase carbonique, antagonistes de l'aldostérone) ;
– les anti-inflammatoires non stéroïdiens (phénylbutazone, indométacine, ibuprofène, diclofénac, piroxicam, acide niflumique, acide méfénamique) ;
– les antalgiques (clométacine) ;
– les médicaments antihypertenseurs inhibiteurs de l'enzyme de conversion.
• Ceux qui sont suspectés d'entraîner une élévation de la lithiémie :
– l'alphaméthyldopa ;
– les tétracyclines ;
– le métronidazol.
• Ceux qui entraînent une baisse de la lithiémie :
– la théophylline ;

– les corticoïdes ;
– certains neuroleptiques (type Largactil*) favorisent l'élimination urinaire des sels de lithium.
• Ceux qui favorisent les surcharges cellulaires en lithium :
– certains neuroleptiques ;
– certains antidépresseurs ;
– les antiparkinsoniens.

■ NOTRE AVIS

Si un prix devait être attribué aux médicaments qui ont marqué notre siècle, les sels de lithium seraient sur le podium, aux côtés du Largactil* et de l'Anafranil*.
Le lithium, traitement spécifique des troubles maniaco-dépressifs, a totalement révolutionné le pronostic de cette maladie, réduisant considérablement le risque suicidaire, abaissant le taux de mortalité de cette maladie à celui de la population générale, permettant aux familles de revivre dans un état d'équilibre, stabilisant les malades dans leur vie professionnelle. Ce médicament est doté d'autres propriétés : il augmente l'efficacité des médicaments antidépresseurs, réduit l'agressivité. Il reste le médicament de première intention des troubles maniaco-dépressifs et est aussi indiqué dans d'autres troubles périodiques (syndrome de Kleine-Levin et troubles schizoaffectifs).

## TÉRALITHE LP 400

Comprimés sécables à libération prolongée (blancs) à 400 mg.

*Se reporter à TÉRALITHE et à la présentation des thymorégulateurs page 82.*

## TERCIAN *(cyamémazine)*

Comprimés pelliculés sécables (bleus) à 25 mg.
Comprimés pelliculés sécables (bleus) à 100 mg.
Soluté buvable (1 goutte = 1 mg).
Ampoules injectables à 50 mg.
Neuroleptique de la famille des phénothiazines (Liste I).

*Se reporter à la présentation des neuroleptiques page 46.*

■ CONTRE-INDICATIONS

• Glaucome par fermeture d'angle, troubles prostatiques, insuffisance rénale ou hépatique grave.

• A utiliser avec précaution chez le sujet âgé, l'épileptique, le parkinsonien.
• Un bilan hépatique est conseillé chez les sujets alcooliques ou ayant des antécédents de maladie hépatique.
• Les interactions médicamenteuses à prendre en compte sont celles avec les produits qui exercent un effet sédatif sur le système nerveux et qui abaissent la pression artérielle.

## ■ PRÉCAUTIONS D'UTILISATION

• L'apparition d'une fièvre doit faire consulter le médecin pour avis.
• Les neuroleptiques interagissent avec d'autres médicaments :
– les tranquillisants, hypnotiques, antalgiques dérivés de la morphine, antiallergiques (antihistaminiques H1) prescrits en association à des neuroleptiques vont favoriser le risque de sédation et de somnolence. Ce risque doit être pris en compte principalement chez les conducteurs de véhicule, les personnes qui travaillent sur des machines...
– la lévodopa, prescrite pour traiter la maladie de Parkinson, ne doit pas être utilisée avec les médicaments neuroleptiques car elle s'oppose à leur action. Si cette association est indispensable, un neuroleptique ayant peu d'effets neurologiques pourra être prescrit ;
– des cas d'intoxications ont été rapportés avec les sels de lithium ;
– ces neuroleptiques appartenant à la classe des phénothiazines ne doivent pas être associés à la guanéthidine (Isméline*) car ils s'opposent à son effet antihypertenseur ;
– de même, lorsque ces produits sont associés à des médicaments qui ont des propriétés atropiniques, il existe un plus grand risque de survenue d'effets indésirables (sécheresse de la bouche, constipation, rétention d'urine, troubles visuels...).

## ■ EFFETS INDÉSIRABLES

• Ils sont principalement neurologiques, cardio-vasculaires (hypotension), atropiniques (sécheresse de la bouche, troubles de l'accommodation, constipation et rétention d'urine) et endocriniens.
• Aménorrhée-galactorrhée : tous les neuroleptiques peuvent entraîner un arrêt ou une irrégularité des règles (allongement des cycles et règles peu abondantes). Ce trouble est associé dans deux cas sur trois à une sécrétion de lait.
• Épilepsie : ce médicament peut abaisser le seuil épileptogène. Cela signifie qu'un épileptique aura un risque plus élevé de faire

une crise comitiale. Votre médecin reconsidérera le traitement anticomitial.

• Prise de poids : elle a différentes explications (stimulation de l'appétit, diminution des dépenses énergétiques en rapport avec la diminution des activités, action hormonale, augmentation de la consommation de boissons sucrées du fait de la sécheresse de la bouche...). Les conseils diététiques doivent être appliqués dès le début du traitement.

• Sédation et somnolence : cet effet est fréquemment rencontré au début du traitement et dépend de la sensibilité individuelle et de la dose. Une prise unique le soir est souvent conseillée pour réduire la fréquence de survenue de cet effet indésirable.

• Troubles hormonaux et sexuels : la diminution du désir sexuel (libido) et du plaisir a en fait plusieurs causes. Le trouble psychique peut être à lui seul responsable d'une baisse de la libido. Néanmoins, ce type de médicament est fréquemment responsable de troubles de la sexualité.

• Troubles neurologiques : les principales manifestations neurologiques qui peuvent être observées sont :

– les dyskinésies aiguës ou mouvements anormaux des yeux, de la bouche, de la langue. Ces manifestations disparaissent à l'arrêt du traitement ;

– l'akathisie et la tasikinésie (impossibilité de rester assis et mouvements de déambulation) qui se rapprochent des impatiences ;

– l'akinésie, qui est un symptôme de la maladie de Parkinson. Il s'agit d'un ralentissement des mouvements pouvant aller jusqu'à l'immobilité. Ce trouble justifie un traitement par des médicaments antiparkinsoniens d'un certain type. Les médicaments qui contiennent de la lévodopa sont contre-indiqués ;

– le tremblement, deuxième symptôme de la maladie de Parkinson, peut être très invalidant et justifie au même titre que l'akinésie un traitement correcteur ;

– l'hypertonie, troisième symptôme de la maladie de Parkinson, se manifeste sous la forme de raideur musculaire, voire de rigidité ;

– les dyskinésies tardives sont des manifestations neurologiques qui surviennent le plus souvent lors de la diminution ou de l'arrêt du traitement. Elles se caractérisent par des mouvements de mâchonnement et de piétinement.

• Certains accidents rarissimes peuvent s'observer :

– le syndrome malin est une urgence. Il se caractérise par l'existence d'une fièvre élevée, de troubles neurologiques et de

troubles des fonctions végétatives, c'est-à-dire respiratoires et cardiaques. Cette complication justifie un transfert en réanimation. Rappelons à cette occasion qu'en cas de fièvre un avis médical doit être immédiatement demandé ;
- troubles hématologiques : une baisse du nombre des globules blancs peut s'observer exceptionnellement avec les traitements neuroleptiques. En cas de fièvre, d'angine, un contrôle de la numération/formule sanguine (NFS) sera demandé par votre médecin et le traitement interrompu ;
- hépatites : ces neuroleptiques ont été incriminés comme responsables d'une maladie du foie (ictère par obstruction). Ces accidents sont eux aussi exceptionnels ;
- allergie : d'exceptionnelles manifestations allergiques peuvent se rencontrer lors de la prise de neuroleptiques. Ces manifestations justifient l'arrêt du traitement et constituent une contre-indication à l'utilisation d'un autre produit appartenant à la même classe.

■ NOTRE AVIS

Le Tercian*, bien qu'appartenant à la classe des neuroleptiques, et en théorie réservé à des pathologies « lourdes », nous paraît utile dans différentes situations frontières. Ce produit à faible, voire très faible, posologie exerce des propriétés tranquillisantes et hypnotiques. Chez des sujets qui présentent un profil toxicomaniaque, c'est-à-dire présentant un risque de devenir dépendants à des tranquillisants, nous préférons recourir à ce type de traitement. Un autre aspect, souvent mentionné dans cet ouvrage, est le risque des benzodiazépines et produits assimilés de favoriser l'apparition de troubles du comportement et de provoquer une levée de l'inhibition. Nous pensons que le Tercian* et certains autres neuroleptiques sont des médicaments qui ne risquent pas de lever une inhibition et de provoquer des comportements pouvant apparaître comme paradoxaux. A titre d'exemple, il est classique de dire qu'un patient déprimé en cours de traitement peut attenter à ses jours en raison d'une amélioration partielle de son état ; il a retrouvé une partie de sa force d'agir mais reste toujours triste. L'association d'une benzodiazépine ne le protégera pas contre de tels agissements, à la différence de médicaments comme le Tercian*.

# THÉRALÈNE *(alimémazine)*

Comprimés pelliculés sécables (roses) à 5 mg.
Soluté buvable (1 goutte = 1 mg).
Sirop (1 c à c = 2,5 mg, 1 c à s = 7,5 mg).
Hypnotique de la famille des phénothiazines (Liste II).

*Se reporter à la présentation des hypnotiques page 70.*

## ■ INDICATIONS

Ce produit, qui se situe aux confins de l'allergologie et de la neuropsychiatrie, est indiqué dans les insomnies occasionnelles et transitoires, dans les rhinites, conjonctivites, l'urticaire, la toux sèche et dans la prémédication de l'anesthésie chez l'enfant.

## ■ CONTRE-INDICATIONS

• Glaucome à angle fermé et troubles prostatiques, hypersensibilité aux antihistaminiques, antécédents d'agranulocytoses.
• Il ne doit pas être associé au sultopride et sa contre-indication est relative chez la femme enceinte pendant le premier trimestre.

## ■ CONSEILS ET PRÉCAUTIONS D'UTILISATION

• L'apparition d'une fièvre doit faire consulter le médecin pour avis.
• Les tranquillisants, hypnotiques, antalgiques dérivés de la morphine, antiallergiques (antihistaminiques H1) prescrits en association au Théralène* vont favoriser le risque de sédation et de somnolence. Ce risque doit être pris en compte principalement chez les conducteurs de véhicule, les personnes qui travaillent sur des machines.

## ■ EFFETS INDÉSIRABLES

• Ils sont principalement cardio-vasculaires (hypotension), atropiniques (sécheresse de la bouche, troubles de l'accommodation, constipation et rétention d'urine), neurologiques (vertiges).
• Sédation et somnolence : cet effet est fréquemment rencontré au début du traitement et dépend de la sensibilité individuelle et de la dose.
• Troubles hématologiques : une baisse du nombre des globules blancs peut s'observer exceptionnellement avec le Théralène*. En cas de fièvre, d'angine, un contrôle de la numération/formule sanguine (NFS) sera demandé par votre médecin et le traitement interrompu. Des cas d'anémie et de baisse du nombre des plaquettes ont été signalés.
• Allergie : d'exceptionnelles manifestations allergiques peuvent se rencontrer. Elles justifient l'arrêt du traitement et consti-

tuent une contre-indication à l'utilisation d'un autre produit appartenant à la même classe.
Remarque : Ce produit a aussi des propriétés antiallergiques et tranquillisantes.

■ NOTRE AVIS

Ce produit, qui en raison de sa prescription fréquente chez l'enfant, a une image de bénignité, doit être manié avec précaution. Nous attirons l'attention du lecteur sur les accidents thérapeutiques possibles de ce traitement qui justifient son utilisation en cure courte et aux posologies recommandées.

## TIAPRIDAL *(tiapride)*

Commercialisé sous les nom de Clemental, Equilium* et Tiapride*.
Comprimés sécables (blancs) à 100 mg.
Ampoules injectables à 100 mg.
Neuroleptique de la famille des benzamides (Liste I).

*Se reporter à la présentation des neuroleptiques page 46.*

■ INDICATIONS

Ce sont principalement les états d'excitation, en particulier chez l'alcoolique, les mouvements anormaux et le traitement d'états douloureux.

■ CONTRE-INDICATIONS :

- Certaines maladies neurologiques doivent être recherchées. La maladie de Parkinson peut être aggravée par un traitement neuroleptique, mais ne constitue pas une contre-indication absolue au traitement.
- Ce médicament peut entraîner des baisses de la pression artérielle. Avant sa prescription, le médecin s'assurera qu'il n'y a pas de tension trop basse. Certains médicaments en association peuvent favoriser la survenue de cet effet indésirable ; c'est le cas des antihypertenseurs et aussi celui de la majorité des antidépresseurs.
- La grossesse est une contre-indication relative. C'est au médecin prescripteur d'évaluer les bénéfices attendus par rapport aux risques encourus.
- L'allaitement n'est pas une contre-indication absolue, mais il est conseillé de renoncer à l'allaitement en cas de prise de ce neuroleptique.

## PRÉCAUTIONS D'UTILISATION

• L'apparition d'une fièvre doit faire consulter le médecin pour avis.

• Les neuroleptiques interagissent avec d'autres médicaments :
– les tranquillisants, hypnotiques, antalgiques dérivés de la morphine, antiallergiques (antihistaminiques H1) prescrits en association avec un neuroleptique vont favoriser le risque de sédation et de somnolence. Ce risque doit être pris en compte principalement chez les conducteurs de véhicule, les personnes qui travaillent sur des machines...
– la lévodopa, prescrite pour traiter la maladie de Parkinson, ne doit pas être utilisée avec les neuroleptiques car elle s'oppose à leur action. Si cette association est indispensable, un neuroleptique ayant peu d'effets neurologiques pourra être prescrit.

## EFFETS INDESIRABLES

• Aménorrhée-galactorrhée : tous les neuroleptiques peuvent entraîner un arrêt ou une irrégularité des règles (allongement des cycles et règles peu abondantes). Ce trouble est associé dans deux cas sur trois à une sécrétion de lait.

• Épilepsie : les neuroleptiques peuvent abaisser le seuil épileptogène. Cela signifie qu'un épileptique aura un risque plus élevé de faire une crise comitiale. Votre médecin reconsidérera le traitement anticomitial.

• Prise de poids : elle a différentes explications (stimulation de l'appétit, diminution des dépenses énergétiques en rapport avec la diminution des activités, action hormonale, augmentation de la consommation de boissons sucrées du fait de la sécheresse de la bouche...). Les conseils diététiques doivent être appliqués dès le début du traitement.

• Sédation et somnolence : cet effet est fréquemment rencontré au début du traitement et dépend de la nature du produit et de sa dose. Une prise unique le soir est souvent conseillée pour réduire la fréquence de survenue de cet effet indésirable auquel le sujet âgé est particulièrement sensible.

• Troubles hormonaux et sexuels : la diminution du désir sexuel (libido) et du plaisir a en fait plusieurs causes. Le trouble psychique peut être à lui seul responsable d'une baisse de la libido. Néanmoins, ce type de produit est fréquemment responsable de troubles de la sexualité.

• Troubles neurologiques : les principales manifestations neurologiques qui peuvent être observées sont :
– les dyskinésies aiguës, ou mouvements anormaux des yeux,

de la bouche, de la langue. Ces manifestations disparaissent à l'arrêt du traitement ;
– l'akathisie et la tasikinésie (impossibilité de rester assis et mouvements de déambulation) qui se rapprochent des impatiences ;
– l'akinésie est un symptôme de la maladie de Parkinson. Il s'agit d'un ralentissement des mouvements pouvant aller jusqu'à l'immobilité. Ce trouble justifie un traitement par des médicaments antiparkinsoniens d'un certain type. Les médicaments qui contiennent de la lévodopa sont contre-indiqués ;
– le tremblement, deuxième symptôme de la maladie de Parkinson, peut être très invalidant et justifie, au même titre que l'akinésie, un traitement correcteur ;
– l'hypertonie, troisième symptôme de la maladie de Parkinson, se manifeste sous la forme de raideur musculaire, voire de rigidité.
Toutes ces manifestations peuvent survenir avec tous les neuroleptiques. Elles pourront justifier un arrêt, une réduction des doses, un changement de médicament et la prescription de médicaments correcteurs ;
– les dyskinésies tardives sont des manifestations neurologiques qui surviennent le plus souvent lors de la diminution ou de l'arrêt du traitement. Elles se caractérisent par des mouvements de mâchonnement et de piétinement.
• Certains accidents rarissimes peuvent s'observer : le syndrome malin est une urgence. Il se caractérise par l'existence d'une fièvre élevée, de troubles neurologiques et de troubles des fonctions végétatives, c'est-à-dire respiratoires et cardiaques. Cette complication justifie un transfert en réanimation. La meilleure prévention de cet accident très rare est l'interruption du traitement en cas de fièvre.

## ■ NOTRE AVIS

Ce neuroleptique nous apparaît comme un traitement spécifique du sevrage alcoolique et des crises aiguës liées à l'alcool. Il présente l'avantage, par rapport aux benzodiazépines, de ne pas exposer le patient au risque d'une nouvelle dépendance.
Ce neuroleptique est prescrit à posologie plus faible chez le sujet âgé agité, en tenant compte des possibles effets sédatifs et des baisses de la pression artérielle possibles.

## TIAPRIDE MERCK *(tiapride)*

Commercialisé aussi sous les noms de Clemental, Equilium* et Tiapridal*.
Comprimés sécables (blancs) à 100 mg.
Neuroleptique de la famille des benzamides (Liste I).

*Se reporter à TIAPRIDAL et à la présentation des neuroleptiques page 46.*

## TOFRANIL *(imipramine)*

Comprimés enrobés (brun-rouge) à 10 mg.
Comprimés enrobés (brun-rouge) à 25 mg.
Ampoules injectables à 25 mg.
Antidépresseur tricyclique imipraminique (Liste I).

*Se reporter à la présentation des antidépresseurs page 32.*

### ■ INDICATIONS

Cet antidépresseur a obtenu le niveau II d'indication, c'est-à-dire tous les états dépressifs, y compris les états dépressifs sévères ayant justifié une hospitalisation.
En médecine, cet antidépresseur est prescrit officiellement dans l'énurésie (en dehors de toute organicité) et dans les douleurs chroniques.

### ■ CONTRE-INDICATIONS

• Ce sont les contre-indications communes à l'ensemble des imipraminiques : risque de glaucome à angle fermé, hypertrophie prostatique (risque de rétention urinaire), antécédents d'allergie à l'antidépresseur choisi, troubles cardiaques graves (en particulier infarctus du myocarde récent).
• Avant la prescription de ce type de médicaments, un bilan sera demandé afin d'évaluer l'état général et de déterminer s'il existe des risques d'utilisation.
• D'autres maladies justifient une surveillance médicale étroite.
• Un traitement IMAO non sélectif (Marsilid* par exemple) doit faire renoncer au Tofranil*. Il devra être arrêté quinze jours avant le début d'un traitement par Tofranil*. Le sultopride (Barnetil*) ne doit pas être associé au Tofranil* en raison des risques de troubles du rythme cardiaque.

### ■ PRÉCAUTIONS D'UTILISATION

• Des dosages sanguins peuvent être demandés par votre médecin. Leur intérêt est limité car les fourchettes thérapeutiques des concentrations plasmatiques d'antidépresseurs sont très larges. Ces dosages peuvent se justifier en cas d'échec à un traitement afin de mettre en évidence un catabolisme excessif, c'est-à-dire une destruction trop importante des médicaments par le foie.

• Un contrôle régulier de la pression artérielle est nécessaire. Une surveillance ophtalmologique, sanguine, hépatique et cardiologique peut se justifier en cas d'affection d'un de ces organes.

• Ne prenez pas d'autres médicaments sans avis médical et signalez à votre médecin les médicaments que vous prenez pour d'autres troubles. Les tranquillisants, les neuroleptiques, les médicaments antiallergiques augmentent le risque de somnolence des antidépresseurs. Les médicaments antihypertenseurs favorisent le risque de chute de la tension artérielle.

• Prévenez votre dentiste si vous prenez du Tofranil* : il contre-indique l'utilisation de certains médicaments anesthésiants.

■ EFFETS INDÉSIRABLES

• Ils ne sont pas constants, sont facilement contrôlables pour la plupart et doivent être signalés au médecin qui prendra les dispositions nécessaires pour les réduire.

• Prise de poids : il convient de faire attention à son régime alimentaire. Quelquefois, en accord avec le patient, devant une prise de poids trop importante, un changement d'antidépresseur peut être décidé. En fait, il faut distinguer cet effet, propre à certaines molécules, de la prise de poids liée à la modification de l'appétit du fait de la guérison de l'état dépressif ou encore d'une prise de poids possible liée à la dépression.

• Le Tofranil* peut avoir un effet sur la vigilance. Le plus souvent, il s'agit d'un problème de posologie et de sensibilité individuelle particulière et cela conduit à changer de doses, voire d'antidépresseur. Les médicaments associés (tranquillisants et somnifères) peuvent accentuer la somnolence.

• La bouche sèche est un effet indésirable fréquent. Mâcher un chewing-gum, sucer une pastille au citron sans sucre sont des moyens de correction efficaces.

• De même, la constipation est fréquente (en se souvenant cependant que c'est aussi un symptôme de la dépression). Cet inconvénient est généralement facile à corriger par l'exercice (marche) et l'hydratation. En cas de nécessité, un laxatif doux vous sera prescrit par votre médecin.

• L'hypotension artérielle, surtout dans les changements de position, est un symptôme fréquent avec le Tofranil*. Elle est généralement transitoire et facile à contrôler. Elle implique de se lever doucement, en plusieurs étapes, et peut nécessiter un traitement correcteur.

• Les bouffées de chaleur et les crises sudorales s'observent avec ce type de produit. Elles atteignent rarement une intensité très gênante, ce qui est heureux car il n'y a pas de traitement correcteur.

• Les troubles sexuels (baisse de la libido, frigidité, retard à l'éjaculation, voire impuissance) peuvent être des symptômes de l'état dépressif, mais aussi des conséquences du Tofranil*.

• Les troubles visuels avec difficultés d'accommodation (vision troublée) s'observent avec les imipraminiques dont le Tofranil* et dépendent beaucoup de la sensibilité individuelle. Ces troubles s'atténuent après plusieurs jours de traitement. Il est inutile de faire corriger ses verres car ces manifestations cesseront dès l'arrêt du traitement. Certains patients se plaignent d'une sensation de sécheresse oculaire. Cela peut justifier un traitement correcteur par larmes artificielles.

Les imipraminiques augmentent la tension oculaire et ne peuvent être prescrits chez les personnes qui présentent un glaucome à angle fermé ; cette dernière précision ne peut être apportée que par un spécialiste ophtalmologiste pratiquant un examen par gonioscopie.

• Les troubles urinaires (retard à la miction, nécessité d'effort, rarement rétention d'urine) s'observent plutôt chez l'homme âgé porteur d'une lésion prostatique.

• Les tremblements et des difficultés d'élocution peuvent constituer une gêne véritable. Ils imposent alors de revoir la posologie, voire de changer d'antidépresseur.

• Troubles cardiaques : le Tofranil* exerce une influence sur la conduction électrique du cœur. Cela peut poser problème chez les sujets qui ont des antécédents cardiaques. Dans ce cas, votre médecin effectuera un électrocardiogramme ou demandera un avis à un cardiologue.

■ NOTRE AVIS

Malgré l'existence de contre-indications et d'effets indésirables qui peuvent être invalidants au début du traitement, le Tofranil* a longtemps été considéré comme un produit de référence. Commercialisé depuis 1958, il était prescrit dans les états dépressifs sévères et a obtenu le niveau II d'indication, label en quelque sorte d'un produit de qualité (épisode dépressif majeur d'intensité sévère chez des patients hospitalisés, l'hospitalisation constituant un critère de gravité). Cette

attribution d'indication de niveau II nous apparaît tout à fait justifiée, au regard de notre expérience personnelle et de l'avis de la plupart de nos confrères.
Indiqué officiellement dans le traitement des douleurs rebelles, il est aussi prescrit chez l'enfant en cas d'énurésie lorsque toute organicité a été éliminée.
La grossesse et l'allaitement sont des contre-indications classiques des antidépresseurs. Le Tofranil* est l'un des produits pour lequel on a le plus de recul et qui présenterait le moins de toxicité en cas de grossesse.

## TRANXENE *(clorazépate dipotassique)*

Gélules (rose et blanc) à 5 mg.
Gélules (roses) à 10 mg.
Comprimés pelliculés sécables (roses) à 50 mg.
Ampoules injectables à 20 mg, 50 mg, 100 mg.
Tranquillisant de la famille des benzodiazépines (Liste I).

*Se reporter à la présentation des tranquillisants page 56.*

### ■ INDICATIONS

Troubles anxieux (principalement crises aiguës d'angoisse, anxiété généralisée).
Il n'est pas indiqué dans les manifestations du stress du quotidien.

### ■ CONTRE-INDICATIONS

• Antécédents d'allergie. Une règle générale doit être appliquée : un produit (quel qu'il soit) qui a entraîné une réaction allergique ne doit jamais être réutilisé. Par extension, les produits qui appartiennent à la même famille chimique devront être évités.
• Antécédents de réaction paradoxale à ces produits : certains patients qui ont reçu des benzodiazépines se plaignent d'avoir été énervés ou au contraire complètement endormis. Même si l'effet est purement psychologique, il est préférable de ne pas utiliser de tels produits chez ces patients.
• Professions imposant une vigilance intacte (pilote d'avion, chauffeur, utilisation de machines exposant à des dangers...).
• Alcoolisme : cet état n'est pas à proprement parler une contre-indication, dans la mesure où de nombreux alcooliques sont traités par ce type de médicaments. L'alcool en prise chronique modifie les fonctions hépatiques et peut être responsable

d'une diminution de l'effet tranquillisant. Lorsqu'il est pris de manière ponctuelle, il peut avoir l'effet inverse, c'est-à-dire une augmentation de l'effet des benzodiazépines.

- Certaines maladies neurologiques peuvent être aggravées (démence, accident cérébral...).
- La myasthénie, qui se caractérise par une fatigabilité anormale des muscles, est aggravée par les benzodiazépines.
- Grossesse et allaitement : bien que le risque de malformation soit faible, il est préférable, si l'état le permet, de s'abstenir de consommer des tranquillisants pendant la grossesse. De même, l'absorption de benzodiazépines est contre-indiquée pendant l'allaitement.
- Insuffisance respiratoire sévère.
- Syndrome d'apnée du sommeil : ce produit peut aggraver le nombre et la durée des pauses respiratoires pendant le sommeil.
- Insuffisance hépatique sévère : en cas de maladie grave du foie, ce produit peut favoriser la survenue de souffrances cérébrales ou encéphalopathies.
- Bien que cette contre-indication ne soit pas mentionnée en France dans les ouvrages de référence, les troubles oculaires de type glaucome à angle fermé constituent une contre-indication.
- Dans certains cas, la contre-indication n'est pas absolue, mais la prescription justifie une surveillance étroite :

– état de fatigue : la fatigue, lorsqu'elle n'est pas liée à un état anxieux, peut être majorée par l'effet sédatif de ces médicaments ;

– maladie de foie : le foie joue un rôle d'épurateur ; s'il fonctionne mal, il y a un risque accru de surdosage de médicament et donc de toxicité ;

– les mêmes précautions doivent être prises en cas de mauvais fonctionnement rénal. Les reins permettant l'élimination des médicaments, en cas d'insuffisance de fonctionnement rénal, les benzodiazépines s'accumuleront dans l'organisme.

- Chez le sujet âgé, des précautions d'emploi sont nécessaires car le rein et le foie ont un fonctionnement ralenti et le système nerveux est devenu plus sensible.
- Certains sujets présentent un risque plus élevé de dépendance. Votre médecin, lors de sa prescription, évaluera ce risque.

### ■ PRÉCAUTIONS D'UTILISATION

Les doses de traitement sont augmentées progressivement. La posologie doit tenir compte de l'âge, des maladies du patient et des médicaments associés.

• Interaction médicamenteuse : différents produits peuvent interagir avec les benzodiazépines. N'oubliez pas de préciser à votre médecin les médicaments que vous prenez :
– les analgésiques dérivés morphiniques (médicaments de la douleur) augmentent les effets sédatifs des benzodiazépines. Les conséquences peuvent être très graves chez un insuffisant respiratoire ;
– les barbituriques, les hypnotiques, les neuroleptiques sédatifs, les antidépresseurs tricycliques, les antiallergiques, en un mot tous les produits qui diminuent l'activité du système nerveux ont les mêmes effets et peuvent favoriser des troubles respiratoires et un état de somnolence ;
– certains médicaments, par leur action stimulante, peuvent s'opposer aux effets tranquillisants des benzodiazépines (amphétamines, caféine, théophylline...) ;
– les benzodiazépines : il est inutile, dans la majorité des cas, de prendre plusieurs benzodiazépines. L'effet thérapeutique ne sera pas meilleur et le risque de survenue d'effets indésirables sera augmenté ;
– d'autres médicaments peuvent interagir avec les benzodiazépines en diminuant leur dégradation dans l'organisme. La conséquence sera une augmentation de leur concentration. C'est le cas par exemple de la cimétidine (Tagamet*), médicament antiulcéreux qui peut entraîner un état de somnolence lorsqu'il est prescrit en association avec des benzodiazépines. Le disulfiram (Espéral*, TTDB3B4*), les pilules contraceptives, le propranolol (Avlocardyl*) et l'isoniazide (Rimifon*) interagissent sur le foie en réduisant la dégradation des benzodiazépines et peuvent être responsables d'une augmentation de leur concentration ;
– le cisapride (Prepulsid*) augmente la vitesse d'absorption des benzodiazépines ;
– à l'inverse, d'autres substances diminuent l'efficacité des benzodiazépines, c'est le cas des barbituriques, de la rifampicine (antibiotique commercialisé en France sous les noms de Rifadine* et Rimactan*), du tabac (en consommation importante et prolongée) et de l'alcool (consommation prolongée).

## ■ EFFETS INDÉSIRABLES

La relative bonne tolérance de ce produit et son efficacité dans les troubles anxieux expliquent sans doute l'usage abusif qui en est fait par automédication.

Les effets indésirables sont étroitement liés à la dose et à la sensibilité individuelle du sujet. Les plus souvent mis en cause sont la dépendance et les troubles de la mémoire.

• La dépendance : cette question est un sujet de débat qui nécessite une réponse claire.

La dépendance aux benzodiazépines, lorsqu'elle existe, doit être distinguée de la dépendance à l'alcool, aux barbituriques ou aux drogues. C'est-à-dire que, dans la majorité des cas, il n'y a pas malaise à l'arrêt du traitement si cet arrêt a été concerté avec le médecin, décidé au bon moment et organisé sous forme d'une diminution très progressive des doses initialement utilisées. Après des traitements très longs, utilisant des posologies élevées, la phase de sevrage est plus délicate. Mais bien sûr, à l'arrêt du traitement peuvent réapparaître les angoisses pour lesquelles elles ont été prescrites.

Le risque de dépendance physique demeure relativement faible aux doses thérapeutiques sur une période de moins de trois à quatre mois.

• En cas de maladie épileptique, la réduction du traitement peut favoriser l'apparition de crises. Votre médecin tiendra compte de cet élément lors de la décision d'une diminution du traitement.

• Les troubles de la mémoire : avec les tranquillisants, plus encore avec les hypnotiques, on peut observer des amnésies de courte durée (au moment où la benzodiazépine atteint sa plus haute concentration dans le sang).

• Les autres effets indésirables sont peu nombreux et déterminés généralement par une posologie excessive ou une mauvaise tolérance du patient. Il s'agit de ralentissement, de tendance à la somnolence, d'impression d'ébriété ; quelquefois, des effets paradoxaux peuvent s'observer avec stimulation et majoration de l'anxiété, irritabilité, agressivité, troubles du comportement. Les effets indésirables somatiques sont tout aussi rares (réactions allergiques cutanées ou conjonctivales, miction pendant le sommeil, troubles sexuels de type baisse du désir).

■ NOTRE AVIS

Comme pour tout traitement tranquillisant, la prescription de Tranxène* doit être limitée dans le temps et faire l'objet de réévaluations. Cependant, l'angoisse pathologique est un phénomène durable qui évolue le plus souvent de façon rémittente et qui oblige donc, dans l'état actuel de nos connaissances, à des périodes de traitement qui durent souvent plus d'un mois. Des approches non médicamenteuses (psychothérapie, thérapie comportementale, relaxation, psy-

chanalyse...) sont vivement recommandées dans le traitement de l'anxiété chronique.
La durée du traitement se discute avec son médecin. Il faut savoir diminuer très progressivement les doses avant d'arrêter.
On ne peut remettre en cause les bénéfices majeurs apportés dans les véritables pathologies anxieuses. En revanche, le rapport bénéfice/risque est beaucoup plus discutable dans les états anxieux mineurs peu invalidants et dans les stress du quotidien.
Pour la majorité des patients pour lesquels ce type de traitement est indiqué, les bénéfices des benzodiazépines dépassent largement les risques.
Une attention toute particulière doit être portée au sujet âgé, qui en raison de pathologies multiples, reçoit différentes médications. Du fait aussi d'un vieillissement du fonctionnement du rein et du foie, le Tranxène* pourra avoir des effets excessifs, en particulier sédatifs en raison de posologies trop élevées. Comme pour toutes les benzodiazépines, il convient de rechercher la dose minimale efficace.
Il nous revient aussi de souligner que certains troubles psychologiques du sujet âgé ne relèvent pas obligatoirement de la psychiatrie mais apparaissent déterminés par les conditions existentielles. Les conséquences d'un état de solitude peuvent être confondues avec un trouble dépressif ou anxieux et ne relèvent pas obligatoirement de médicaments psychotropes.
Une sixième caractéristique clinique a été apportée cette année à la définition des benzodiazépines. Elle reflète une réalité jusque-là sous-évaluée. L'amnésie (ou les troubles de la mémoire) vient donc s'ajouter aux cinq autres propriétés classiques des benzodiazépines : action anticonvulsive, myorelaxante, anxiolytique, sédative et hypnotique.
Un effet désinhibiteur est parfois observé chez des sujets prédisposés. Il peut favoriser des passages à l'acte.

## TRILIFAN RETARD *(énanthate de perphénazine)*

Ampoules injectables à 100 mg (effet prolongé permettant une injection en intramusculaire toutes les deux à quatre semaines).
Neuroleptique de la famille des phénothiazines (Liste I).

*Se reporter à la présentation des neuroleptiques page 46.*

### ■ INDICATION

Psychoses chroniques.

## ■ CONTRE-INDICATIONS

• Antécédents d'agranulocytose d'origine toxique (baisse du nombre des globules blancs), allergie à ce produit, troubles prostatiques et glaucome par fermeture d'angle.
• A utiliser avec précaution en cas de maladie de Parkinson et d'épilepsie.
• Ne pas associer aux médicaments contenant de la lévodopa et utiliser prudemment avec les médicaments antihypertenseurs en raison du risque d'hypotension.

## ■ PRÉCAUTIONS D'UTILISATION

• L'apparition d'une fièvre doit faire consulter le médecin pour avis.
• Les neuroleptiques interagissent avec d'autres médicaments :
– les tranquillisants, hypnotiques, antalgiques dérivés de la morphine, antiallergiques (antihistaminiques H1) prescrits en association vont favoriser le risque de sédation et de somnolence. Ce risque doit être pris en compte principalement chez les conducteurs de véhicule, les personnes qui travaillent sur des machines...
– la lévodopa, prescrite pour traiter la maladie de Parkinson, ne doit pas être utilisée avec les neuroleptiques car elle s'oppose à leur action. Si cette association est indispensable, un neuroleptique ayant peu d'effets neurologiques pourra être prescrit ;
– ces neuroleptiques appartenant à la classe des phénothiazines ne doivent pas être associés à la guanéthidine (Isméline*) car ils s'opposent à son effet antihypertenseur ;
– de même, lorsque ces produits sont associés à des médicaments qui ont des propriétés atropiniques, il existe un plus grand risque de survenue d'effets indésirables (sécheresse de la bouche, constipation, rétention d'urine, troubles visuels...).

## ■ EFFETS INDÉSIRABLES

• Ils sont principalement neurologiques, cardio-vasculaires (hypotension), atropiniques (sécheresse de la bouche, troubles de l'accommodation, constipation et rétention d'urine) et endocriniens.
• Aménorrhée-galactorrhée : tous les neuroleptiques peuvent entraîner un arrêt ou une irrégularité des règles (allongement des cycles et règles peu abondantes). Ce trouble est associé dans deux cas sur trois à une sécrétion de lait.
• Épilepsie : ce médicament peut abaisser le seuil épileptogène. Cela signifie qu'un épileptique aura un risque plus élevé de faire une crise comitiale. Votre médecin reconsidérera le traitement anticomitial.

• Prise de poids : elle a différentes explications (stimulation de l'appétit, diminution des dépenses énergétiques en rapport avec la diminution des activités, action hormonale, augmentation de la consommation de boissons sucrées du fait de la sécheresse de la bouche...). Les conseils diététiques doivent être appliqués dès le début du traitement.
• Sédation et somnolence : cet effet, fréquemment rencontré au début du traitement, dépend de la sensibilité individuelle et de la dose. Une prise unique le soir est souvent conseillée pour réduire la fréquence de survenue de cet effet indésirable.
• Troubles hormonaux et sexuels : la diminution du désir sexuel (libido) et du plaisir a en fait plusieurs causes. Le trouble psychique peut être à lui seul responsable d'une baisse de la libido. Néanmoins, ce type de médicament est fréquemment responsable de troubles de la sexualité.
• Troubles neurologiques : les principales manifestations neurologiques qui peuvent être observées sont :
– les dyskinésies aiguës ou mouvements anormaux des yeux, de la bouche, de la langue. Ces manifestations disparaissent à l'arrêt du traitement ;
– l'akathisie et la tasikinésie (impossibilité de rester assis et mouvements de déambulation) qui se rapprochent des impatiences ;
– l'akinésie, qui est un symptôme de la maladie de Parkinson. Il s'agit d'un ralentissement des mouvements pouvant aller jusqu'à l'immobilité. Ce trouble justifie un traitement par des médicaments antiparkinsoniens d'un certain type. Les médicaments qui contiennent de la lévodopa sont contre-indiqués ;
– le tremblement, deuxième symptôme de la maladie de Parkinson, peut être très invalidant et justifie, au même titre que l'akinésie, un traitement correcteur ;
– l'hypertonie, troisième symptôme de la maladie de Parkinson, se manifeste sous la forme de raideur musculaire, voire de rigidité ;
– les dyskinésies tardives sont des manifestations neurologiques qui surviennent le plus souvent lors de la diminution ou de l'arrêt du traitement. Elles se caractérisent par des mouvements de mâchonnement et de piétinement.
• Certains accidents rarissimes peuvent s'observer :
– le syndrome malin est une urgence. Il se caractérise par l'existence d'une fièvre élevée, de troubles neurologiques et de troubles des fonctions végétatives, c'est-à-dire respiratoires et cardiaques. Cette complication justifie un transfert en réanimation. Rappelons à cette occasion qu'en cas de fièvre un avis médical doit être immédiatement demandé ;

– troubles hématologiques : une baisse du nombre des globules blancs peut s'observer exceptionnellement avec les traitements neuroleptiques. En cas de fièvre, d'angine, un contrôle de la numération/formule sanguine (NFS) sera demandé par votre médecin et le traitement interrompu ;
– hépatites : ce type de neuroleptiques a été incriminé comme responsable d'une maladie du foie (ictère par obstruction). Ces accidents sont eux aussi exceptionnels ;
– allergie : d'exceptionnelles manifestations allergiques peuvent se rencontrer. Ces manifestations justifient l'arrêt du traitement et constituent une contre-indication à l'utilisation d'un autre produit appartenant à la même classe.

### ■ NOTRE AVIS

Nous n'avons que très peu l'expérience de ce médicament. La forme standard a été rétirée du marché depuis une dizaine d'années.

## URBANYL *(clobazam)*

Gélules (bleu et blanc) à 5 mg.
Comprimés sécables (blancs) à 10 mg.
Comprimés sécables (blancs) à 20 mg.
Tranquillisant de la famille des benzodiazépines (Liste I).

*Se reporter à la présentation des tranquillisants page 56.*

### ■ INDICATIONS

Troubles anxieux (principalement crises aiguës d'angoisse, anxiété généralisée).
Il n'est pas indiqué dans les manifestations du stress du quotidien.

### ■ CONTRE-INDICATIONS

• Antécédents d'allergie. Une règle générale doit être appliquée : un produit (quel qu'il soit) qui a entraîné une réaction allergique ne doit jamais être réutilisé. Par extension, les produits qui appartiennent à la même famille chimique devront être évités.
• Antécédents de réaction paradoxale à ces produits. Certains patients qui ont reçu des benzodiazépines se plaignent d'avoir été énervés ou au contraire complètement endormis. Même si l'effet est purement psychologique, il est préférable de ne pas utiliser de tels produits chez ces patients.
• Professions imposant une vigilance intacte (pilote d'avion, chauffeur, utilisation de machines exposant à des dangers...).
• Alcoolisme : cet état n'est pas à proprement parler une

contre-indication dans la mesure où de nombreux alcooliques sont traités par ce médicament. L'alcool en prise chronique modifie les fonctions hépatiques et peut être responsable d'une diminution de l'effet tranquillisant. Lorsqu'il est pris de manière ponctuelle, il peut avoir l'effet inverse, c'est-à-dire une augmentation de l'effet des benzodiazépines.

• Certaines maladies neurologiques peuvent être aggravées (démence, accident cérébral...).

• La myasthénie, qui se caractérise par une fatigabilité anormale des muscles, est aggravée par les benzodiazépines.

• Grossesse et allaitement : bien que le risque de malformation soit faible, il est préférable, si l'état le permet, de s'abstenir de consommer des tranquillisants pendant la grossesse. De même, l'absorption de benzodiazépines est contre-indiquée pendant l'allaitement.

• Insuffisance respiratoire sévère.

• Syndrome d'apnée du sommeil : ce produit peut aggraver le nombre et la durée des pauses respiratoires pendant le sommeil.

• Insuffisance hépatique sévère : en cas de maladie grave du foie, ce produit peut favoriser la survenue de souffrances cérébrales ou encéphalopathies.

• Bien que cette contre-indication ne soit pas mentionnée en France dans les ouvrages de référence, les troubles oculaires de type glaucome à angle fermé constituent une contre-indication.

• Dans certains cas, la contre-indication n'est pas absolue, mais la prescription justifie une surveillance étroite :

– état de fatigue : la fatigue, lorsqu'elle n'est pas liée à un état anxieux, peut être majorée par l'effet sédatif de ce médicament ;

– maladie de foie : le foie joue un rôle d'épurateur ; s'il fonctionne mal, il y a un risque accru de surdosage de médicament et donc de toxicité ;

– les mêmes précautions doivent être prises en cas de mauvais fonctionnement rénal. Les reins permettant l'élimination des médicaments, en cas d'insuffisance de fonctionnement rénal, les benzodiazépines s'accumuleront dans l'organisme ;

– chez le sujet âgé, des précautions d'emploi sont nécessaires car le rein et le foie ont un fonctionnement ralenti et le système nerveux est devenu plus sensible.

• Certains sujets présentent un risque plus élevé de dépendance. Votre médecin, lors de sa prescription, évaluera ce risque.

## ■ PRÉCAUTIONS D'UTILISATION

• Les doses de traitement sont augmentées progressivement. La posologie doit tenir compte de l'âge, des maladies du patient et des médicaments associés.

• Différents produits peuvent interagir avec les benzodiazépines. N'oubliez pas de préciser à votre médecin les médicaments que vous prenez :

– les analgésiques dérivés morphiniques (médicaments de la douleur) augmentent les effets sédatifs des benzodiazépines. Les conséquences peuvent être très graves chez un insuffisant respiratoire ;

– les barbituriques, les hypnotiques, les neuroleptiques sédatifs, les antidépresseurs tricycliques, les antiallergiques, en un mot tous les produits qui diminuent l'activité du système nerveux ont les mêmes effets et peuvent favoriser des troubles respiratoires et un état de somnolence ;

– certains médicaments, par leur action stimulante, peuvent s'opposer aux effets tranquillisants des benzodiazépines (amphétamines, caféine, théophylline...) ;

– les benzodiazépines : il est inutile, dans la majorité des cas, de prendre plusieurs benzodiazépines. L'effet thérapeutique ne sera pas meilleur et le risque de survenue d'effets indésirables sera augmenté ;

– d'autres médicaments peuvent interagir avec les benzodiazépines en diminuant leur dégradation dans l'organisme. La conséquence sera une augmentation de leur concentration. C'est le cas par exemple de la cimétidine (Tagamet*), médicament antiulcéreux qui peut entraîner un état de somnolence lorsqu'il est prescrit en association avec des benzodiazépines. Le disulfiram (Espéral*, TTDB3B4*), les pilules contraceptives, le propranolol (Avlocardyl*) et l'isoniazide (Rimifon*) interagissent sur le foie en réduisant la dégradation des benzodiazépines et peuvent être responsables d'une augmentation de leur concentration ;

– le cisapride (Prepulsid*) augmente la vitesse d'absorption des benzodiazépines ;

– à l'inverse, d'autres substances diminuent l'efficacité des benzodiazépines, c'est le cas des barbituriques, de la rifampicine (antibiotique commercialisé en France sous les noms de Rifadine* et Rimactan*), du tabac (en consommation importante et prolongée) et de l'alcool (consommation prolongée).

## ■ EFFETS INDÉSIRABLES

La relative bonne tolérance de ce produit et son efficacité dans les troubles anxieux expliquent sans doute l'usage abusif qui en est fait par automédication.

Les effets indésirables sont étroitement liés à la dose et à la sensibilité individuelle du sujet. Les plus souvent mis en cause sont la dépendance et les troubles de la mémoire.

• La dépendance : cette question est un sujet de débat qui nécessite une réponse claire.

La dépendance aux benzodiazépines, lorsqu'elle existe, doit être distinguée de la dépendance à l'alcool, aux barbituriques ou aux drogues. C'est-à-dire que dans la majorité des cas, il n'y a pas malaise à l'arrêt du traitement par des benzodiazépines si cet arrêt a été concerté avec le médecin, décidé au bon moment et organisé sous forme d'une diminution très progressive des doses initialement utilisées. Après des traitements très longs, utilisant des posologies élevées, la phase de sevrage est plus délicate. Mais bien sûr, à l'arrêt des benzodiazépines peuvent réapparaître les angoisses pour lesquelles elles ont été prescrites.

Le risque de dépendance physique demeure relativement faible aux doses thérapeutiques sur une période de moins de trois à quatre mois.

• En cas de maladie épileptique, la réduction du traitement peut favoriser l'apparition de crises. Votre médecin tiendra compte de cet élément lors de la décision d'une diminution du traitement.

• Les troubles de la mémoire : avec les tranquillisants, plus encore avec les hypnotiques, on peut observer des amnésies de courte durée (au moment où la benzodiazépine atteint sa plus haute concentration dans le sang).

• Les autres effets indésirables sont peu nombreux et déterminés généralement par une posologie excessive ou à une mauvaise tolérance du patient. Il s'agit de ralentissement, de tendance à la somnolence, d'impression d'ébriété ; quelquefois, des effets paradoxaux peuvent s'observer avec stimulation et majoration de l'anxiété, irritabilité, agressivité, troubles du comportement. Les effets indésirables somatiques sont tout aussi rares (réactions allergiques cutanées ou conjonctivales, miction pendant le sommeil, troubles sexuels de type baisse du désir).

## ■ NOTRE AVIS

Comme pour tout traitement tranquillisant, la prescription d'Urbanyl* doit être limitée dans le temps et faire l'objet de réévaluations. Cependant, l'angoisse pathologique est un phénomène durable qui évolue le plus souvent de façon rémittente et qui oblige donc, dans l'état actuel de nos connaissances, à des périodes de traitement qui durent souvent plus d'un mois. Des approches non médicamenteuses (psychothérapie, thérapie

comportementale, relaxation, psychanalyse...) sont vivement recommandées dans le traitement de l'anxiété chronique.
La durée du traitement se discute avec son médecin. Il faut savoir diminuer très progressivement les doses avant d'arrêter.
On ne peut remettre en cause les bénéfices majeurs apportés dans les véritables pathologies anxieuses. En revanche, le rapport bénéfice/risque est beaucoup plus discutable dans les états anxieux mineurs peu invalidants et dans les stress du quotidien. Pour la majorité des patients pour lesquels ce type de traitement est indiqué, les bénéfices dépassent largement les risques.
Une attention toute particulière doit être portée aux sujets âgés qui, en raison de pathologies multiples, reçoivent différentes médications. Du fait aussi d'un vieillissement du fonctionnement du rein et du foie, l'Urbanyl* pourra avoir des effets excessifs, en particulier sédatifs en raison de posologies trop élevées. Comme pour toutes les benzodiazépines, il convient de rechercher la dose minimale efficace.
Il nous revient aussi de souligner que certains troubles psychologiques du sujet âgé ne relèvent pas obligatoirement de la psychiatrie mais paraissent déterminés par les conditions existentielles. Les conséquences d'un état de solitude peuvent être confondues avec un trouble dépressif ou anxieux et ne relèvent pas obligatoirement de médicaments psychotropes.
Une sixième caractéristique clinique a été apportée cette année à la définition des benzodiazépines. Elle reflète une réalité jusque-là sous-évaluée. L'amnésie (ou les troubles de la mémoire) vient donc s'ajouter aux cinq autres propriétés classiques des benzodiazépines : action anticonvulsive, myorelaxante, anxiolytique, sédative et hypnotique.
Un effet désinhibiteur est parfois observé chez des sujets prédisposés. Il peut favoriser des passages à l'acte.

## VALIUM *(diazépam)*

Comprimés sécables (blancs) à 2 mg.
Comprimés sécables (jaunes) à 5 mg.
Comprimés sécables (bleus) à 10 mg.
Soluté buvable à 1% (30 gouttes = 10 mg).
Sirop (1 c à c = 2 mg).
Ampoules injectables à 10 mg.
Tranquillisant de la famille des benzodiazépines (Liste I).

*Se reporter à la présentation des tranquillisants page 56.*

## INDICATIONS

Le diazépam est prescrit en cas de troubles anxieux (principalement crises aiguës d'angoisse, anxiété généralisée). Il n'est pas indiqué dans les manifestations du stress du quotidien.

## CONTRE-INDICATIONS

- Antécédents d'allergie. Une règle générale doit être appliquée : un produit (quel qu'il soit) qui a entraîné une réaction allergique ne doit jamais être réutilisé. Par extension, les produits qui appartiennent à la même famille chimique devront être évités.
- Antécédents de réaction paradoxale à ces produits : certains patients qui ont reçu des benzodiazépines se plaignent d'avoir été énervés ou au contraire complètement endormis. Même si l'effet est purement psychologique, il est préférable de ne pas utiliser de tels produits chez ces patients.
- Professions imposant une vigilance intacte (pilote d'avion, chauffeur, utilisation de machines exposant à des dangers...).
- Alcoolisme : cet état n'est pas à proprement parler une contre-indication dans la mesure où de nombreux alcooliques sont traités par ce médicament. L'alcool en prise chronique modifie les fonctions hépatiques et peut être responsable d'une diminution de l'effet tranquillisant. Lorsqu'il est pris de manière ponctuelle, il peut avoir l'effet inverse, c'est-à-dire une augmentation de l'effet des benzodiazépines.
- Certaines maladies neurologiques peuvent être aggravées (démence, accident cérébral...).
- La myasthénie, caractérisée par une fatigabilité anormale des muscles, est aggravée par les benzodiazépines.
- Grossesse et allaitement : bien que le risque de malformation soit faible, il est préférable, si l'état le permet, de s'abstenir de consommer des tranquillisants pendant la grossesse. De même, l'absorption de benzodiazépines est contre-indiquée pendant l'allaitement.
- Insuffisance respiratoire sévère.
- Syndrome d'apnée du sommeil : ce produit peut aggraver le nombre et la durée des pauses respiratoires pendant le sommeil.
- Insuffisance hépatique sévère : en cas de maladie grave du foie, ce produit peut favoriser la survenue de souffrances cérébrales ou encéphalopathies.
- Bien que cette contre-indication ne soit pas mentionnée en France dans les ouvrages de référence, les troubles oculaires de type glaucome à angle fermé constituent une contre-indication.
- Dans certains cas, la contre-indication n'est pas absolue, mais la prescription justifie une surveillance étroite :

– état de fatigue : la fatigue, lorsqu'elle n'est pas liée à un état anxieux, peut être majorée par l'effet sédatif de ce médicament ;
– maladie de foie : le foie joue un rôle d'épurateur ; s'il fonctionne mal, il y a un risque accru de surdosage de médicament et donc de toxicité ;
– les mêmes précautions doivent être prises en cas de mauvais fonctionnement rénal. Les reins permettant l'élimination des médicaments, en cas d'insuffisance de fonctionnement rénal, les benzodiazépines s'accumuleront dans l'organisme ;
– chez le sujet âgé, des précautions d'emploi sont nécessaires car le rein et le foie ont un fonctionnement ralenti et le système nerveux est devenu plus sensible.
• Certains sujets présentent un risque plus élevé de dépendance. Votre médecin, lors de sa prescription, évaluera ce risque.

## ■ PRÉCAUTIONS D'UTILISATION

Les doses de traitement sont augmentées progressivement. La posologie doit tenir compte de l'âge, des maladies du patient et des médicaments associés.
• Différents produits peuvent interagir avec ce produit. N'oubliez pas de préciser à votre médecin les médicaments que vous prenez :
– les analgésiques dérivés morphiniques (médicaments de la douleur) augmentent les effets sédatifs des benzodiazépines. Les conséquences peuvent être très graves chez un insuffisant respiratoire ;
– les barbituriques, les hypnotiques, les neuroleptiques sédatifs, les antidépresseurs tricycliques, les antiallergiques, en un mot tous les produits qui diminuent l'activité du système nerveux ont les mêmes effets et peuvent favoriser des troubles respiratoires et un état de somnolence ;
– certains médicaments, par leur action stimulante, peuvent s'opposer aux effets tranquillisants des benzodiazépines (amphétamines, caféine, théophylline...) ;
– les benzodiazépines : il est inutile, dans la majorité des cas, de prendre plusieurs benzodiazépines. L'effet thérapeutique ne sera pas meilleur et le risque de survenue d'effets indésirables sera augmenté ;
– d'autres médicaments peuvent interagir avec les benzodiazépines en diminuant leur dégradation dans l'organisme. La conséquence sera une augmentation de leur concentration. C'est le cas par exemple de la cimétidine (Tagamet*), médicament antiulcéreux qui peut entraîner un état de somnolence lorsqu'il est prescrit en association avec des benzodiazépines. Le disulfiram (Espéral*, TTDB3B4*), les pilules contraceptives, le propra-

nolol (Avlocardyl*) et l'isoniazide (Rimifon*) interagissent sur le foie en réduisant la dégradation des benzodiazépines et peuvent être responsables d'une augmentation de leur concentration ;
– le cisapride (Prepulsid*) augmente la vitesse d'absorption des benzodiazépines ;
– à l'inverse, d'autres substances diminuent l'efficacité de ce médicament, c'est le cas des barbituriques, de la rifampicine (antibiotique commercialisé en France sous les noms de Rifadine* et Rimactan*), du tabac (en consommation importante et prolongée) et de l'alcool (consommation prolongée).

## ■ EFFETS INDÉSIRABLES

La relative bonne tolérance de ce produit et son efficacité dans les troubles anxieux expliquent sans doute l'usage abusif qui en est fait par automédication.

Les effets indésirables sont étroitement liés à la dose et à la sensibilité individuelle du sujet. Les plus souvent mis en cause sont la dépendance et les troubles de la mémoire.

• La dépendance : cette question est un sujet de débat qui nécessite une réponse claire.

La dépendance aux benzodiazépines, lorsqu'elle existe, doit être distinguée de la dépendance à l'alcool, aux barbituriques ou aux drogues. C'est-à-dire que, dans la majorité des cas, il n'y a pas malaise à l'arrêt du traitement par des benzodiazépines si cet arrêt a été concerté avec le médecin, décidé au bon moment et organisé sous forme d'une diminution très progressive des doses initialement utilisées. Après des traitements très longs, utilisant des posologies élevées, la phase de sevrage est plus délicate. Mais bien sûr, à l'arrêt des benzodiazépines peuvent réapparaître les angoisses pour lesquelles elles ont été prescrites.

Le risque de dépendance physique demeure relativement faible aux doses thérapeutiques sur une période de moins de trois à quatre mois.

• En cas de maladie épileptique, la réduction du traitement peut favoriser l'apparition de crises. Votre médecin tiendra compte de cet élément lors de la décision d'une diminution du traitement.

• Les troubles de la mémoire : avec les tranquillisants, plus encore avec les hypnotiques, on peut observer des amnésies de courte durée (au moment où la benzodiazépine atteint sa plus haute concentration dans le sang).

• Les autres effets indésirables sont peu nombreux et déterminés généralement par une posologie excessive ou une mauvaise tolérance du patient. Il s'agit de ralentissement, de tendance à la somnolence, d'impression d'ébriété ; quelquefois, des effets paradoxaux peuvent s'observer avec stimulation et majoration de l'anxiété, irritabilité, agressivité, troubles du comportement. Les effets indésirables somatiques sont tout aussi rares (réactions allergiques cutanées ou conjonctivales, miction pendant le sommeil, troubles sexuels de type baisse du désir).

■ NOTRE AVIS

Le Valium* est une benzodiazépine qui reste très prescrite, aussi bien en médecine de ville qu'en psychiatrie. Il se distingue des autres benzodiazépines par ses propriétés particulièrement anticonvulsivantes et myorelaxantes. Il constitue toujours un traitement d'urgence des états d'angoisse aiguë, que ce soit sous sa forme orale (sous forme de soluté buvable) ou sa forme injectable, dont la dimension placebo est importante.

Le Valium* est particulièrement efficace dans les manifestations physiques, et en particulier musculaires, de l'angoisse pathologique.

Comme pour tout traitement tranquillisant, la prescription de Valium* doit être limitée dans le temps et faire l'objet de réévaluations. Cependant, l'angoisse pathologique est un phénomène durable qui évolue le plus souvent de façon rémittente et qui oblige donc, dans l'état actuel de nos connaissances, à des périodes de traitement durant souvent plus d'un mois. Des approches non médicamenteuses (psychothérapie, thérapie comportementale, relaxation, psychanalyse...) sont vivement recommandées dans le traitement de l'anxiété chronique.

La durée du traitement se discute avec son médecin. Il faut savoir diminuer très progressivement les doses avant d'arrêter.

On ne peut remettre en cause les bénéfices majeurs apportés dans les véritables pathologies anxieuses. En revanche, le rapport bénéfice/risque est beaucoup plus discutable dans les états anxieux mineurs peu invalidants et dans les stress du quotidien. Pour la majorité des patients pour lesquels ce type de traitement est indiqué, les bénéfices dépassent largement les risques.

Une attention toute particulière doit être portée aux sujets âgés qui, en raison de pathologies multiples, reçoivent différentes médications. Du fait aussi d'un vieillissement du fonctionnement du rein et du foie, le Valium* pourra avoir des effets excessifs, en particulier sédatifs en raison de posologies trop élevées. Comme pour toutes les benzodiazépines, il convient de rechercher la dose minimale efficace.

Il nous revient aussi de souligner que certains troubles psychologiques du sujet âgé ne relèvent pas obligatoirement de la psychiatrie mais paraissent déterminés par les conditions existentielles. Les conséquences d'un état de solitude peuvent être confondues avec un trouble dépressif ou anxieux et ne relèvent pas obligatoirement de médicaments psychotropes.

Une sixième caractéristique clinique a été apportée cette année à la définition des benzodiazépines. Elle reflète une réalité jusque-là sous-évaluée. L'amnésie (ou les troubles de la mémoire) vient donc s'ajouter aux cinq autres propriétés classiques des benzodiazépines : action anticonvulsive, myorelaxante, anxiolytique, sédative et hypnotique.

Un effet désinhibiteur est parfois observé chez des patients prédisposés. Il peut favoriser des passages à l'acte.

## VÉRATRAN *(clotiazépam)*

Comprimés (vert pâle) à 5 mg.

Comprimés sécables (jaune pâle) à 10 mg.

Tranquillisant de la famille des benzodiazépines (Liste I).

*Se reporter à la présentation des tranquillisants page 56.*

### ■ INDICATIONS

Il est prescrit en cas de troubles anxieux (principalement crises aiguës d'angoisse, anxiété généralisée). Il n'est pas indiqué dans les manifestations du stress du quotidien.

### ■ CONTRE-INDICATIONS

• Antécédents d'allergie. Une règle générale doit être appliquée : un produit (quel qu'il soit) qui a entraîné une réaction allergique ne doit jamais être réutilisé. Par extension, les produits qui appartiennent à la même famille chimique devront être évités.

• Antécédents de réaction paradoxale à ces produits : certains patients qui ont reçu des benzodiazépines se plaignent d'avoir été énervés ou au contraire complètement endormis. Même si l'effet est purement psychologique, il est préférable de ne pas utiliser de tels produits chez ces patients.

• Professions imposant une vigilance intacte (pilote d'avion, chauffeur, utilisation de machines exposant à des dangers...).

• Alcoolisme : cet état n'est pas à proprement parler une contre-indication dans la mesure où de nombreux alcooliques sont traités par ce médicament. L'alcool en prise chronique modifie les fonctions hépatiques et peut être responsable d'une diminution de l'effet tranquillisant. Lorsqu'il est pris de manière ponctuelle, il peut avoir l'effet inverse, c'est-à-dire une augmentation de l'effet des benzodiazépines.

• Certaines maladies neurologiques peuvent être aggravées (démence, accident cérébral...).

• La myasthénie, qui se caractérise par une fatigabilité anormale des muscles, est aggravée par les benzodiazépines.

• Grossesse et allaitement : bien que le risque de malformation soit faible, il est préférable, si l'état le permet, de s'abstenir de consommer des tranquillisants pendant la grossesse. De même, l'absorption de benzodiazépines est contre-indiquée pendant l'allaitement.

• Insuffisance respiratoire sévère.

• Syndrome d'apnée du sommeil : ce produit peut aggraver le nombre et la durée des pauses respiratoires pendant le sommeil.

• Insuffisance hépatique sévère : en cas de maladie grave du foie, ce produit peut favoriser la survenue de souffrances cérébrales ou encéphalopathies.

• Bien que cette contre-indication ne soit pas mentionnée en France dans les ouvrages de référence, les troubles oculaires de type glaucome à angle fermé constituent une contre-indication.

• Dans certains cas, la contre-indication n'est pas absolue, mais la prescription justifie une surveillance étroite :

– état de fatigue : la fatigue, lorsqu'elle n'est pas liée à un état anxieux, peut être majorée par l'effet sédatif de ce médicament ;

– maladie de foie : le foie joue un rôle d'épurateur ; s'il fonctionne mal, il y a un risque accru de surdosage de médicament et donc de toxicité ;

– les mêmes précautions doivent être prises en cas de mauvais fonctionnement rénal. Les reins permettant l'élimination des médicaments, en cas d'insuffisance de fonctionnement rénal, les benzodiazépines s'accumuleront dans l'organisme ;

– chez le sujet âgé, des précautions d'emploi sont nécessaires car le rein et le foie ont un fonctionnement ralenti et le système nerveux est devenu plus sensible.

• Certains sujets présentent un risque plus élevé de dépendance. Votre médecin, lors de sa prescription, évaluera ce risque.

## ■ PRÉCAUTIONS D'UTILISATION

• Les doses de traitement sont augmentées progressivement. La posologie doit tenir compte de l'âge, des maladies du patient et des médicaments associés.

• Différents produits peuvent interagir avec ce produit. N'oubliez pas de préciser à votre médecin les médicaments que vous prenez :

– les analgésiques dérivés morphiniques (médicaments de la douleur) augmentent les effets sédatifs des benzodiazépines. Les conséquences peuvent être très graves chez un insuffisant respiratoire ;
– les barbituriques, les hypnotiques, les neuroleptiques sédatifs, les antidépresseurs tricycliques, les antiallergiques, en un mot tous les produits qui diminuent l'activité du système nerveux ont les mêmes effets et peuvent favoriser des troubles respiratoires et un état de somnolence ;
– certains médicaments, par leur action stimulante, peuvent s'opposer aux effets tranquillisants des benzodiazépines (amphétamines, caféine, théophylline...) ;
– les benzodiazépines : il est inutile, dans la majorité des cas, de prendre plusieurs benzodiazépines. L'effet thérapeutique ne sera pas meilleur et le risque de survenue d'effets indésirables sera augmenté ;
– d'autres médicaments peuvent interagir avec les benzodiazépines en diminuant leur dégradation dans l'organisme. La conséquence sera une augmentation de leur concentration. C'est le cas par exemple de la cimétidine (Tagamet*), médicament antiulcéreux qui peut entraîner un état de somnolence lorsqu'il est prescrit en association avec des benzodiazépines. Le disulfiram (Espéral*, TTDB3B4*), les pilules contraceptives, le propranolol (Avlocardyl*) et l'isoniazide (Rimifon*) interagissent sur le foie en réduisant la dégradation des benzodiazépines et peuvent être responsables d'une augmentation de leur concentration ;
– le cisapride (Prepulsid*) augmente la vitesse d'absorption des benzodiazépines ;
– à l'inverse, d'autres substances diminuent l'efficacité des benzodiazépines, c'est le cas des barbituriques, de la rifampicine (antibiotique commercialisé en France sous les noms de Rifadine* et Rimactan*), du tabac (en consommation importante et prolongée) et de l'alcool (consommation prolongée).

## ■ EFFETS INDÉSIRABLES

La relative bonne tolérance de ce produit et son efficacité dans les troubles anxieux expliquent sans doute l'usage abusif qui en est fait par automédication. Les effets indésirables sont étroitement liés à la dose et à la sensibilité individuelle du sujet. Les plus souvent mis en cause sont la dépendance et les troubles de la mémoire.

• La dépendance : cette question est un sujet de débat qui nécessite une réponse claire.

La dépendance aux benzodiazépines, lorsqu'elle existe, doit être distinguée de la dépendance à l'alcool, aux barbituriques ou aux drogues. C'est-à-dire que, dans la majorité des cas, il n'y a pas malaise à l'arrêt du traitement par des benzodiazépines si cet arrêt a été concerté avec le médecin, décidé au bon moment et organisé sous forme d'une diminution très progressive des doses initialement utilisées. Après des traitements très longs, utilisant des posologies élevées, la phase de sevrage est plus délicate. Mais bien sûr, à l'arrêt des benzodiazépines peuvent réapparaître les angoisses pour lesquelles elles ont été prescrites.

Le risque de dépendance physique demeure relativement faible aux doses thérapeutiques sur une période de moins de trois à quatre mois.

- En cas de maladie épileptique, la réduction du traitement peut favoriser l'apparition de crises. Votre médecin tiendra compte de cet élément lors de la décision d'une diminution du traitement.
- Les troubles de la mémoire : avec les tranquillisants, plus encore avec les hypnotiques, on peut observer des amnésies de courte durée (au moment où la benzodiazépine atteint sa plus haute concentration dans le sang).
- Les autres effets indésirables sont peu nombreux et déterminés généralement par une posologie excessive ou une mauvaise tolérance du patient. Il s'agit de ralentissement, de tendance à la somnolence, d'impression d'ébriété ; quelquefois, des effets paradoxaux peuvent s'observer avec stimulation et majoration de l'anxiété, irritabilité, agressivité, troubles du comportement. Les effets indésirables somatiques sont tout aussi rares (réactions allergiques cutanées ou conjonctivales, miction pendant le sommeil, troubles sexuels de type baisse du désir).

## ■ NOTRE AVIS

Comme tout traitement tranquillisant, la prescription de Vératran* doit être limitée dans le temps et faire l'objet de réévaluations. Cependant, l'angoisse pathologique est un phénomène durable qui évolue le plus souvent de façon rémittente et qui oblige donc, dans l'état actuel de nos connaissances, à des périodes de traitement qui durent souvent plus d'un mois. Des approches non médicamenteuses (psychothérapie, thérapie comportementale, relaxation, psychanalyse...) sont vivement recommandées dans le traitement de l'anxiété chronique.

La durée du traitement se discute avec son médecin. Il faut savoir diminuer très progressivement les doses avant d'arrêter.

On ne peut remettre en cause les bénéfices majeurs apportés dans les véritables pathologies anxieuses. En revanche, le rapport bénéfice/risque est beaucoup plus discutable dans les états anxieux mineurs peu invalidants et dans les stress du quotidien.
Pour la majorité des patients pour lesquels ce type de traitement est indiqué, les bénéfices des benzodiazépines dépassent largement les risques.
Une attention toute particulière doit être portée aux sujets âgés qui, en raison de pathologies multiples, reçoivent différentes médications. Du fait aussi d'un vieillissement du fonctionnement du rein et du foie, le Vératran* pourra avoir des effets excessifs, en particulier sédatifs en raison de posologies trop élevées. Comme pour toutes benzodiazépines, il convient de rechercher la dose minimale efficace.
Il nous revient aussi de souligner que certains troubles psychologiques du sujet âgé ne relèvent pas obligatoirement de la psychiatrie mais paraissent déterminés par les conditions existentielles. Les conséquences d'un état de solitude peuvent être confondues avec un trouble dépressif ou anxieux et ne relèvent pas obligatoirement de médicaments psychotropes.
Une sixième caractéristique clinique a été apportée cette année à la définition des benzodiazépines. Elle reflète une réalité jusque-là sous-évaluée. L'amnésie (ou les troubles de la mémoire) vient donc s'ajouter aux cinq autres propriétés classiques des benzodiazépines : action anticonvulsive, myorelaxante, anxiolytique, sédative et hypnotique.
Un effet désinhibiteur est parfois observé chez des sujets prédisposés. Il peut favoriser des passages à l'acte.

## VICTAN *(loflazépate d'éthyle)*

Comprimés pelliculés sécables (saumon) à 2 mg.
Tranquillisant de la famille des benzodiazépines (Liste I).

*Se reporter à la présentation des tranquillisants page 56.*

### ■ INDICATIONS

Il est prescrit en cas de troubles anxieux (principalement crises aiguës d'angoisse, anxiété généralisée). Il n'est pas indiqué dans les manifestations du stress du quotidien.

## ■ CONTRE-INDICATIONS

Il existe des contre-indications à l'ensemble des benzodiazépines :

• Antécédents d'allergie. Une règle générale doit être appliquée : un produit (quel qu'il soit) qui a entraîné une réaction allergique ne doit jamais être réutilisé. Par extension, les produits qui appartiennent à la même famille chimique devront être évités.

• Antécédents de réaction paradoxale à ces produits : certains patients qui ont reçu des benzodiazépines se plaignent d'avoir été énervés ou au contraire complètement endormis. Même si l'effet est purement psychologique, il est préférable de ne pas utiliser de tels produits chez ces patients.

• Professions imposant une vigilance intacte (pilote d'avion, chauffeur, utilisation de machines exposant à des dangers...).

• Alcoolisme : cet état n'est pas à proprement parler une contre-indication dans la mesure où de nombreux alcooliques sont traités par ce médicament. L'alcool en prise chronique modifie les fonctions hépatiques et peut être responsable d'une diminution de l'effet tranquillisant. Lorsqu'il est pris de manière ponctuelle, il peut avoir l'effet inverse, c'est-à-dire une augmentation de l'effet des benzodiazépines.

• Certaines maladies neurologiques peuvent être aggravées (démence, accident cérébral...).

• La myasthénie, qui se caractérise par une fatigabilité anormale des muscles, est aggravée par les benzodiazépines.

• Grossesse et allaitement : bien que le risque de malformation soit faible, il est préférable, si l'état le permet, de s'abstenir de consommer des tranquillisants pendant la grossesse. De même, l'absorption de benzodiazépines est contre-indiquée pendant l'allaitement.

• Insuffisance respiratoire sévère.

• Syndrome d'apnée du sommeil : ce produit peut aggraver le nombre et la durée des pauses respiratoires pendant le sommeil.

• Insuffisance hépatique sévère : en cas de maladie grave du foie, ce produit peut favoriser la survenue de souffrances cérébrales ou encéphalopathies.

• Bien que cette contre-indication ne soit pas mentionnée en France dans les ouvrages de référence, les troubles oculaires de type glaucome à angle fermé constituent une contre-indication.

• Dans certains cas, la contre-indication n'est pas absolue, mais la prescription justifie une surveillance étroite :

– état de fatigue : la fatigue, lorsqu'elle n'est pas liée à un état anxieux, peut être majorée par l'effet sédatif de ces médicaments ;
– maladie de foie : le foie joue un rôle d'épurateur ; s'il fonctionne mal, il y a un risque accru de surdosage de médicament et donc de toxicité ;
– les mêmes précautions doivent être prises en cas de mauvais fonctionnement rénal. Les reins permettant l'élimination des médicaments, en cas d'insuffisance de fonctionnement rénal, les benzodiazépines s'accumuleront dans l'organisme ;
– chez le sujet âgé, des précautions d'emploi sont nécessaires car le rein et le foie ont un fonctionnement ralenti et le système nerveux est devenu plus sensible.
• Certains sujets présentent un risque plus élevé de dépendance. Votre médecin, lors de sa prescription, évaluera ce risque.

## ■ PRÉCAUTIONS D'UTILISATION

Différents produits peuvent interagir avec les benzodiazépines. N'oubliez pas de préciser à votre médecin les médicaments que vous prenez :
– les analgésiques dérivés morphiniques (médicaments de la douleur) augmentent les effets sédatifs des benzodiazépines. Les conséquences peuvent être très graves chez un insuffisant respiratoire ;
– les barbituriques, les hypnotiques, les neuroleptiques sédatifs, les antidépresseurs tricycliques, les antiallergiques, en un mot tous les produits qui diminuent l'activité du système nerveux ont les mêmes effets et peuvent favoriser des troubles respiratoires et un état de somnolence ;
– certains médicaments, par leur action stimulante, peuvent s'opposer aux effets tranquillisants des benzodiazépines (amphétamines, caféine, théophylline...) ;
– les benzodiazépines : il est inutile, dans la majorité des cas, de prendre plusieurs benzodiazépines. L'effet thérapeutique ne sera pas meilleur et le risque de survenue d'effets indésirables sera augmenté ;
– d'autres médicaments peuvent interagir avec les benzodiazépines en diminuant leur dégradation dans l'organisme. La conséquence sera une augmentation de leur concentration. C'est le cas par exemple de la cimétidine (Tagamet*), médicament antiulcéreux qui peut entraîner un état de somnolence lorsqu'il est prescrit en association avec des benzodiazépines. Le disulfiram (Espéral*, TTDB3B4*), les pilules contraceptives, le propranolol (Avlocardyl*) et l'isoniazide (Rimifon*) interagissent sur le

foie en réduisant la dégradation des benzodiazépines et peuvent être responsables d'une augmentation de leur concentration ;
– le cisapride (Prepulsid*) augmente la vitesse d'absorption des benzodiazépines ;
– à l'inverse, d'autres substances diminuent l'efficacité des benzodiazépines, c'est le cas des barbituriques, de la rifampicine (antibiotique commercialisé en France sous les noms de Rifadine* et Rimactan*), du tabac (en consommation importante et prolongée) et de l'alcool (consommation prolongée).

## ■ EFFETS INDÉSIRABLES

La relative bonne tolérance de ce produit et son efficacité dans les troubles anxieux expliquent sans doute l'usage abusif qui en est fait par automédication.

Les effets indésirables sont étroitement liés à la dose et à la sensibilité individuelle du sujet. Les plus souvent mis en cause sont la dépendance et les troubles de la mémoire.

• La dépendance : cette question est un sujet de débat qui nécessite une réponse claire.

La dépendance aux benzodiazépines, lorsqu'elle existe, doit être distinguée de la dépendance à l'alcool, aux barbituriques ou aux drogues. C'est-à-dire que, dans la majorité des cas, il n'y a pas malaise à l'arrêt du traitement par des benzodiazépines si cet arrêt a été concerté avec le médecin, décidé au bon moment et organisé sous forme d'une diminution très progressive des doses initialement utilisées. Après des traitements très longs, utilisant des posologies élevées, la phase de sevrage est plus délicate. Mais bien sûr, à l'arrêt des benzodiazépines, peuvent réapparaître les angoisses pour lesquelles elles ont été prescrites.

Le risque de dépendance physique demeure relativement faible aux doses thérapeutiques sur une période de moins de trois à quatre mois.

• En cas de maladie épileptique, la réduction du traitement peut favoriser l'apparition de crises. Votre médecin tiendra compte de cet élément lors de la décision d'une diminution du traitement.

• Les troubles de la mémoire : avec les tranquillisants, plus encore avec les hypnotiques, on peut observer des amnésies de courte durée (au moment où la benzodiazépine atteint sa plus haute concentration dans le sang).

• Les autres effets indésirables sont peu nombreux et déterminés généralement par une posologie excessive ou une mauvaise tolérance du patient. Il s'agit de ralentissement, de tendance à la somnolence, d'impression d'ébriété ; quelquefois, des effets paradoxaux peuvent s'observer avec stimulation et majoration de l'anxiété, irritabilité, agressivité, troubles du comportement. Les effets indésirables somatiques sont tout aussi rares (réactions allergiques cutanées ou conjonctivales, miction pendant le sommeil, troubles sexuels de type baisse du désir).

## ■ NOTRE AVIS

Comme pour tout traitement tranquillisant, la prescription de Victan* doit être limitée dans le temps et faire l'objet de réévaluations. Cependant, l'angoisse pathologique est un phénomène durable qui évolue le plus souvent de façon rémittente et qui oblige donc, dans l'état actuel de nos connaissances, à des périodes de traitement qui durent souvent plus d'un mois. Des approches non médicamenteuses (psychothérapie, thérapie comportementale, relaxation, psychanalyse...) sont vivement recommandées dans le traitement de l'anxiété chronique. La durée du traitement se discute avec son médecin. Il faut savoir diminuer très progressivement les doses avant d'arrêter.

On ne peut remettre en cause les bénéfices majeurs apportés dans les véritables pathologies anxieuses. En revanche, le rapport bénéfice/risque est beaucoup plus discutable dans les états anxieux mineurs peu invalidants et dans les stress du quotidien. Pour la majorité des patients pour lesquels ce type de traitement est indiqué, les bénéfices des benzodiazépines dépassent largement les risques.

Une attention toute particulière doit être portée aux sujets âgés qui, en raison de pathologies multiples, reçoivent différentes médications. Du fait aussi d'un vieillissement du fonctionnement du rein et du foie, le Victan* pourra avoir des effets excessifs, en particulier sédatifs en raison de posologies trop élevées. Comme pour toutes les benzodiazépines, il convient de rechercher la dose minimale efficace.

Il nous revient aussi de souligner que certains troubles psychologiques du sujet âgé ne relèvent pas obligatoirement de la psychiatrie mais paraissent déterminés par les conditions existentielles. Les conséquences d'un état de solitude peuvent être confondues avec un trouble dépressif ou anxieux et ne relèvent pas obligatoirement de médicaments psychotropes.

Une sixième caractéristique clinique a été apportée cette année à la définition des benzodiazépines. Elle reflète une réalité jusque-là sous-évaluée. L'amnésie (ou les troubles de la mémoire) vient donc s'ajouter aux cinq autres propriétés

classiques des benzodiazépines : action anticonvulsive, myorelaxante, anxiolytique, sédative et hypnotique.
Un effet désinhibiteur est parfois observé chez des sujets prédisposés. Il peut favoriser des passages à l'acte.

## VIVALAN *(viloxazine)*

Comprimés enrobés sécables (jaunes) à 100 mg.
Comprimés (jaunes) à 300 mg à libération prolongée.
Ampoules injectables à 100 mg.
Antidépresseur non imipraminique (Liste I).

*Se reporter à la présentation des antidépresseurs page 32.*

### ■ INDICATIONS

Traitement des épisodes dépressifs majeurs, c'est-à-dire caractérisés.

### ■ CONTRE-INDICATIONS

• Elles sont limitées au cas d'antécédents d'allergie à ce produit.
• Ce médicament interagit avec les médicaments anticonvulsivants (il peut augmenter les taux sanguins du Tégrétol*, du Dihydan* et du Pyorédol*) et la théophylline.
• Il doit être utilisé avec prudence avec les IMAO.

### ■ PRÉCAUTIONS D'UTILISATION

• Ne prenez pas d'autres médicaments sans avis médical et signalez à votre médecin les médicaments que vous prenez pour d'autres troubles. Les tranquillisants, les neuroleptiques, les médicaments antiallergiques augmentent le risque de somnolence des antidépresseurs. Les médicaments antihypertenseurs favorisent le risque de chute de la tension artérielle.
• Ne conduisez pas au début du traitement. N'oubliez pas que ces médicaments diminuent les réflexes et favorisent la somnolence.
• Les mêmes précautions doivent être prises pour les activités nécessitant une attention soutenue (pilotage, utilisation de machines...).

### ■ EFFETS INDÉSIRABLES

Ils sont dans l'ensemble limités : des cas d'éruption cutanée et d'élévation des enzymes hépatiques ont été signalés. Les troubles digestifs ne sont pas exceptionnels au début du traitement, en particulier des nausées, voire des vomissements et des diarrhées. D'autres troubles sont rapportés. Ils sont en général transitoires et disparaissent quelques jours après le début du traitement (somnolence, tension nerveuse).

■ NOTRE AVIS

Ce produit, qui a d'abord été commercialisé sous une forme microdosée à 50 mg, il y a une vingtaine d'années, a fait l'objet de plusieurs réévaluations. Aujourd'hui, les posologies conseillées sont très supérieures à celles qui étaient mentionnées au début de son lancement.
Ne présentant pas de contre-indication et bien toléré en dehors de ses effets indésirables digestifs, cet antidépresseur, qui a fait la preuve de son efficacité dans des études cliniques, nous paraît aujourd'hui d'un intérêt limité par rapport aux antidépresseurs récemment commercialisés. Il est pourtant très actif chez certains déprimés ayant résisté à d'autres traitements, mais il est malheureusement difficile de prévoir chez quel type de déprimé il pourrait être prescrit en première intention.

## XANAX *(alprazolam)*

Générique : Alprazolam*.
Comprimés sécables (blancs) à 0, 25 mg.
Comprimés sécables (roses) à 0,50 mg.
Tranquillisant de la famille des benzodiazépines (Liste I).

*Se reporter à la présentation des tranquillisants page 56.*

■ INDICATIONS

L'alprazolam est prescrit en cas de troubles anxieux (principalement crises aiguës d'angoisse, anxiété généralisée). Il n'est pas indiqué dans les manifestations du stress du quotidien.

■ CONTRE-INDICATIONS

Elles sont communes à l'ensemble des benzodiazépines.

- Antécédents d'allergie. Une règle générale doit être appliquée : un produit (quel qu'il soit) qui a entraîné une réaction allergique ne doit jamais être réutilisé. Par extension, les produits qui appartiennent à la même famille chimique devront être évités.
- Antécédents de réaction paradoxale à ces produits : certains patients qui ont reçu des benzodiazépines se plaignent d'avoir été énervés ou au contraire complètement endormis. Même si l'effet est purement psychologique, il est préférable de ne pas utiliser de tels produits chez ces patients.
- Professions imposant une vigilance intacte (pilote d'avion, chauffeur, utilisation de machines exposant à des dangers...).

• Alcoolisme : cet état n'est pas à proprement parler une contre-indication dans la mesure où de nombreux alcooliques sont traités par ce médicament. L'alcool en prise chronique modifie les fonctions hépatiques et peut être responsable d'une diminution de l'effet tranquillisant. Lorsqu'il est pris de manière ponctuelle, il peut avoir l'effet inverse, c'est-à-dire une augmentation de l'effet sédatif des benzodiazépines.
• Certaines maladies neurologiques peuvent être aggravées (démence, accident cérébral...).
• La myasthénie, qui se caractérise par une fatigabilité anormale des muscles, est aggravée par les benzodiazépines.
• Grossesse et allaitement : bien que le risque de malformation soit faible, il est préférable, si l'état le permet, de s'abstenir de consommer des tranquillisants pendant la grossesse. De même, l'absorption de benzodiazépines est contre-indiquée pendant l'allaitement.
• Insuffisance respiratoire sévère.
• Syndrome d'apnée du sommeil : ce produit peut aggraver le nombre et la durée des pauses respiratoires pendant le sommeil.
• Insuffisance hépatique sévère : en cas de maladie grave du foie, ce produit peut favoriser la survenue de souffrances cérébrales ou encéphalopathies.
• Bien que cette contre-indication ne soit pas mentionnée en France dans les ouvrages de référence, les troubles oculaires de type glaucome à angle fermé constituent une contre-indication.
• L'alprazolam est contre-indiqué avec le Nizoral* et le Sporanox*.
• Dans certains cas, la contre-indication n'est pas absolue, mais la prescription justifie une surveillance étroite :
– état de fatigue : la fatigue, lorsqu'elle n'est pas liée à un état anxieux, peut être majorée par l'effet sédatif de ce médicament ;
– maladie de foie : le foie joue un rôle d'épurateur ; s'il fonctionne mal, il y a un risque accru de surdosage de médicament et donc de toxicité ;
– les mêmes précautions doivent être prises en cas de mauvais fonctionnement rénal. Les reins permettant l'élimination des médicaments, en cas d'insuffisance de fonctionnement rénal, les benzodiazépines s'accumuleront dans l'organisme ;
– chez le sujet âgé, des précautions d'emploi sont nécessaires car le rein et le foie ont un fonctionnement ralenti et le système nerveux est devenu plus sensible.
• Certains sujets présentent un risque plus élevé de dépendance. Votre médecin, lors de sa prescription, évaluera ce risque.

■ PRÉCAUTIONS D'UTILISATION

• Les doses de traitement sont augmentées progressivement.

• La posologie de benzodiazépines doit tenir compte de l'âge, des maladies du patient et des médicaments associés.

• Différents produits peuvent interagir avec les benzodiazépines. N'oubliez pas de préciser à votre médecin les médicaments que vous prenez.

– les analgésiques dérivés morphiniques (médicaments de la douleur) augmentent les effets sédatifs des benzodiazépines. Les conséquences peuvent être très graves chez un insuffisant respiratoire ;

– les barbituriques, les hypnotiques, les neuroleptiques sédatifs, les antidépresseurs tricycliques, les antiallergiques, en un mot tous les produits qui diminuent l'activité du système nerveux ont les mêmes effets et peuvent favoriser des troubles respiratoires et un état de somnolence ;

– certains médicaments, par leur action stimulante, peuvent s'opposer aux effets tranquillisants des benzodiazépines (amphétamines, caféine, théophylline...) ;

– les benzodiazépines : il est inutile, dans la majorité des cas, de prendre plusieurs benzodiazépines. L'effet thérapeutique ne sera pas meilleur et le risque de survenue d'effets indésirables sera augmenté ;

– d'autres médicaments peuvent interagir avec les benzodiazépines en diminuant leur dégradation dans l'organisme. La conséquence sera une augmentation de leur concentration. C'est le cas par exemple de la cimétidine (Tagamet*), médicament antiulcéreux qui peut entraîner un état de somnolence lorsqu'il est prescrit en association avec des benzodiazépines. Le disulfiram (Espéral*, TTDB3B4*), les pilules contraceptives, le propranolol (Avlocardyl*) et l'isoniazide (Rimifon*) interagissent sur le foie en réduisant la dégradation des benzodiazépines et peuvent être responsables d'une augmentation de leur concentration ;

– certaines molécules risquent d'augmenter spécifiquement les concentrations d'alprazolam dans l'organisme. Il s'agit du Floxyfral* et du Prozac*, du Nizoral* et du Sporanox*. Néanmoins, nous attirons l'attention du lecteur sur le fait que des produits de nouvelle génération pourraient exercer les mêmes effets. Nous n'avons pas encore de renseignements sur ces interactions possibles ;

– le cisapride (Prepulsid*) augmente la vitesse d'absorption des benzodiazépines ;

– à l'inverse, d'autres substances diminuent l'efficacité des benzodiazépines ; c'est le cas des barbituriques, de la rifampicine (antibiotique commercialisé en France sous les noms de Rifadine* et Rimactan*), du tabac (en consommation importante et prolongée) et de l'alcool (consommation prolongée).

## ■ EFFETS INDÉSIRABLES

La relative bonne tolérance de ce produit et son efficacité dans les troubles anxieux expliquent sans doute l'usage abusif qui en est fait par automédication.

Les effets indésirables sont étroitement liés à la dose et à la sensibilité individuelle du sujet. Les plus souvent mis en cause sont la dépendance et les troubles de la mémoire.

- La dépendance : cette question est un sujet de débat qui nécessite une réponse claire.

La dépendance aux benzodiazépines, lorsqu'elle existe, doit être distinguée de la dépendance à l'alcool, aux barbituriques ou aux drogues. C'est-à-dire que, dans la majorité des cas, il n'y a pas malaise à l'arrêt du traitement par des benzodiazépines si cet arrêt a été concerté avec le médecin, décidé au bon moment et organisé sous forme d'une diminution très progressive des doses initialement utilisées. Après des traitements très longs, utilisant des posologies élevées, la phase de sevrage est plus délicate. Mais bien sûr, à l'arrêt des benzodiazépines peuvent réapparaître les angoisses pour lesquelles elles ont été prescrites.

Le risque de dépendance physique demeure relativement faible aux doses thérapeutiques sur une période de moins de trois à quatre mois.

- En cas de maladie épileptique, la réduction du traitement peut favoriser l'apparition de crises.
- Les troubles de la mémoire : avec les tranquillisants, plus encore avec les hypnotiques, on peut observer des amnésies de courte durée (au moment où la benzodiazépine atteint sa plus haute concentration dans le sang).
- Les autres effets indésirables sont peu nombreux et déterminés généralement par une posologie excessive ou une mauvaise tolérance du patient. Il s'agit de ralentissement, de tendance à la somnolence, d'impression d'ébriété ; quelquefois, des effets paradoxaux peuvent s'observer avec stimulation et majoration de l'anxiété, irritabilité, agressivité, troubles du comportement. Les effets indésirables somatiques sont tout aussi rares (réactions allergiques cutanées ou conjonctivales, miction pendant le sommeil, troubles sexuels de type baisse du désir).

## ■ NOTRE AVIS

Bien qu'appartenant à la classe des benzodiazépines, le Xanax* fait partie d'une catégorie chimique particulière dénommée

« 1,4 benzodiazépine ». L'Halcion* fait aussi partie de cette catégorie chimique. Des propriétés antidépressives ont été attribuées à l'alprazolam à partir d'expérimentations cliniques. Ces données n'ont jamais été confirmées. Il serait donc dangereux d'utiliser le Xanax* dans un but antidépresseur.

En plus des contre-indications et des interactions classiques des benzodiazépines, le Xanax* doit faire l'objet de précautions d'utilisation spécifiques.

La contre-indication mentionnée en Amérique du Nord concernant le glaucome est à nuancer. En cas de glaucome à angle ouvert faisant l'objet d'une surveillance clinique et d'un traitement efficace, l'usage de Xanax* n'est pas contre-indiqué. En revanche, un antécédent de crise aiguë de glaucome à angle fermé contre-indique absolument cette thérapeutique.

Comme pour tout traitement tranquillisant, la prescription d'alprazolam doit être limitée dans le temps et faire l'objet de réévaluations. Cependant, l'angoisse pathologique est un phénomène durable qui évolue le plus souvent de façon rémittente et qui oblige donc, dans l'état actuel de nos connaissances, à des périodes de traitement qui durent souvent plus d'un mois. Des approches non médicamenteuses (psychothérapie, thérapie comportementale, relaxation, psychanalyse...) sont vivement recommandées dans le traitement de l'anxiété chronique. La durée du traitement se discute avec son médecin. Il faut savoir diminuer très progressivement les doses avant d'arrêter.

On ne peut remettre en cause les bénéfices majeurs apportés dans les véritables pathologies anxieuses. En revanche, le rapport bénéfice/risque est beaucoup plus discutable dans les états anxieux mineurs peu invalidants et dans les stress du quotidien. Pour la majorité des patients pour lesquels ce type de traitement est indiqué, les bénéfices des benzodiazépines dépassent largement les risques.

Une attention toute particulière doit être portée aux sujets âgés qui, en raison de pathologies multiples, reçoivent différentes médications. Du fait aussi d'un vieillissement du fonctionnement du rein et du foie, le Xanax* pourra avoir des effets excessifs, en particulier sédatifs en raison de posologies trop élevées. Comme pour toutes les benzodiazépines, il convient de rechercher la dose minimale efficace.

Il nous revient aussi de souligner que certains troubles psychologiques du sujet âgé ne relèvent pas obligatoirement de la psychiatrie mais paraissent déterminés par les conditions existentielles. Les conséquences d'un état de solitude peuvent

être confondues avec un trouble dépressif ou anxieux et ne relèvent pas obligatoirement de médicaments psychotropes.
Une sixième caractéristique clinique a été apportée cette année à la définition des benzodiazépines. Elle reflète une réalité jusque-là sous-évaluée. L'amnésie (ou les troubles de la mémoire) vient donc s'ajouter aux cinq autres propriétés classiques des benzodiazépines : action anticonvulsivante, myorelaxante, anxiolytique, sédative et hypnotique.
Un effet désinhibiteur est parfois observé chez des sujets prédisposés. Il peut favoriser des passages à l'acte.

## ZOLOFT *(sertraline)*

Gélules à 50 mg (jaune et blanc).

*Se reporter à la présentation des antidépresseurs page 32.*

### ■ INDICATIONS

Cet antidépresseur est indiqué dans les épisodes dépressifs majeurs. Il a récemment obtenu une extension d'indication dans le traitement des troubles obsessionnels compulsifs.

### ■ CONTRE-INDICATIONS

• Il ne doit pas être associé aux IMAO.
• La grossesse et l'allaitement sont des contre-indications relatives.
• Un certain nombre de produits susceptibles d'être associés au Zoloft* justifient des précautions d'utilisation. Il s'agit des IMAO de nouvelle génération, du sumatriptan (médicament de la migraine), des anticoagulants, du Tégrétol*, de la méthadone.

### ■ PRÉCAUTIONS D'UTILISATION

Dans l'ensemble, ce type de traitement est mieux toléré que les antidépresseurs imipraminiques.
• Il doit être pris au milieu du repas afin d'éviter les troubles digestifs.
• L'alcool est contre-indiqué. Il peut favoriser la somnolence, voire la confusion.
• Ne prenez pas d'autres médicaments sans avis médical et signalez à votre médecin les médicaments que vous prenez pour d'autres troubles. Les tranquillisants, les neuroleptiques, les médicaments antiallergiques augmentent le risque de somnolence des antidépresseurs.

## ■ EFFETS INDÉSIRABLES

Les effets indésirables ne sont pas constants, sont facilement contrôlables pour la plupart et doivent être signalés au médecin qui prendra les dispositions nécessaires pour les traiter.

• Effets sur la vigilance : le plus souvent, il s'agit d'une sensibilité individuelle particulière et cela conduit à changer de doses, voire d'antidépresseur. Les médicaments associés (tranquillisants et somnifères) peuvent être responsables d'une accentuation de la somnolence (se reporter à la présentation des tranquillisants page 56).

• Des troubles digestifs sont fréquemment constatés au début ; ils sont transitoires et disparaissent spontanément : la constipation est possible, de même que les nausées, les vomissements et les diarrhées.

• Les bouffées de chaleur et les crises sudorales s'observent en revanche fréquemment. Elles atteignent rarement une intensité très gênante, ce qui est heureux car il n'y a pas de traitement correcteur.

• Les troubles sexuels (baisse de la libido, frigidité, retard à l'éjaculation, voire impuissance) peuvent être des symptômes de l'état dépressif, mais aussi des conséquences de la prise de Zoloft*.

• Les tremblements et les difficultés d'élocution peuvent constituer une gêne véritable. Ils imposent alors de revoir la posologie, voire de changer d'antidépresseur.

## ■ NOTRE AVIS

Le Zoloft* est le dernier produit commercialisé appartenant à la classe des ISRS, c'est-à-dire des inhibiteurs spécifiques de recapture de la sérotonine. Il est indiqué dans les épisodes dépressifs majeurs, c'est-à-dire caractérisés, les troubles obsessionnels compulsifs et devrait en théorie obtenir une extension d'AMM (autorisation de mise sur le marché) en tant que traitement préventif des troubles paniques. Son profil clinique se situe entre celui du Prozac* et du Déroxat*, en étant moins stimulant que le premier et moins sédatif que le second. Sa tolérance et son efficacité, si l'on se réfère aux études cliniques, sont comparables à celles des autres ISRS et aux antidépresseurs de référence.

# ZOPICLONE RPG BIOGARAN, MERCK, BAYER, EG, GNR *(zopiclone)*

Générique de l'Imovane*.

Comprimés dosés à 7,5 mg.

Hypnotique de nouvelle génération (Liste I).

*Se reporter à IMOVANE et à la présentation des hypnotiques page 70.*

# Conclusion

Les médicaments psychotropes confrontent votre médecin à un double risque d'erreur :
- ne pas vous les prescrire alors qu'ils seraient utiles pour soulager votre souffrance pathologique ou pour guérir la maladie psychiatrique qui vous atteint ;
- vous les proposer « par facilité » ou accepter, à votre demande, de les ajouter à l'ordonnance alors que d'autres stratégies pourraient être choisies (meilleure hygiène de vie, psychothérapie, etc.).

De nombreux articles expliquent comment le mal-être social d'un côté (précarité, chômage, isolement), les stress de la vie active d'autre part (surmenage, exigence d'efficacité, accélération des mutations) conduisent à une forme de médicalisation abusive.

Et pour votre médecin pris, comme tout un chacun, dans la crise du sujet contemporain, plus ou moins soumis selon les lieux et les milieux sociaux où il exerce à la crise des régulations sociales, financières, économiques, le repère est ailleurs.

Peu importe à la limite l'origine de la maladie – du moins dans un premier temps. La question est de savoir si la situation est assez grave pour justifier une prescription de médicaments. Un chirurgien opère de la même façon un sujet tombé du troisième étage à la suite d'un suicide ou d'un accident du travail. Un psychiatre prescrira de la même manière un antidépresseur pour un déprimé sévèrement atteint, que l'origine de la dépression soit liée à un licenciement, à l'épuisement, ou à un deuil compliqué.

Si la maladie qu'il soigne est une maladie dite de société, il n'est pas en son pouvoir de médecin d'éviter les effets de la mondialisation ou d'empêcher les licenciements. En revanche, il est en son pouvoir, et il est même de son devoir, de venir en aide avec réalisme et prudence à un sujet en danger. Il est peu admissible que des patients déstabilisés par des informations partielles refusent de prendre des traitements dont ils ont dans certains cas impérativement besoin et parfois se suicident.

Les psychotropes constituent un des éléments du traitement. Si leur utilisation est justifiée, il faut les prescrire et les utiliser sans honte : la douleur psychique mérite autant que les douleurs physiques d'être soulagée. Si leur usage est inutile, inadapté, abusif, il faut faire prendre conscience individuellement, c'est-à-dire à chaque patient, que, dans son cas, après évaluation sérieuse de sa situation, le fameux rapport bénéfice/risque n'est pas bon, que lui prescrire un psychotrope serait le maltraiter. D'autres solutions existent.

Si les psychotropes constituent des traitements efficaces et utiles, ils ne sont pas la panacée pour le traitement de la misère humaine.

# ANNEXE 1
# L'urgence

## Avertissement

Les urgences psychiatriques ne sont pas abordées dans ce chapitre. Seules les situations d'urgence qui peuvent avoir un rapport avec les médicaments sont traitées.
Le médecin doit être le seul interlocuteur. Vous ne trouverez ni description clinique, ni information sur les doses toxiques des médicaments. Ce n'est pas le propos de ce guide. Ce n'est pas à vous de faire un diagnostic.

## Avant l'urgence

Quelques règles de bon sens pour éviter des drames :

- Les médicaments psychotropes peuvent devenir des poisons violents s'ils sont absorbés par des enfants. Ces produits, au même titre que les autres médicaments, doivent être rangés dans des endroits inaccessibles aux enfants et fermés à clef. Cette mesure, en fait, ne concerne pas uniquement les enfants mais aussi votre entourage.
- Signalez toujours à votre médecin et à votre dentiste les médicaments que vous prenez par ailleurs. Deux produits apparemment anodins peuvent, s'ils sont associés, entraîner divers troubles.
- Si vous prenez un traitement IMAO, portez sur vous une carte signalant la nature de votre traitement.
- Respectez les conseils de votre médecin : renoncez à l'alcool, à la conduite automobile (surtout au début du traitement), faites attention aux machines, ustensiles de cuisine et autres instruments qui peuvent être dangereux.
- N'arrêtez pas brutalement un traitement. Certains produits peuvent être responsables d'une dépendance et entraîner, en cas

d'interruption brutale, des troubles aigus. L'arrêt d'un traitement peut aussi avoir pour conséquence la réapparition des troubles.

• Vous devez respecter le contenu de l'ordonnance. Ne doublez pas les doses pour aller plus vite ou n'essayez pas de prendre trois prises en une seule. Vous risqueriez d'entraîner une majoration des effets indésirables et surtout une somnolence.

• Abstenez-vous de fumer au lit après avoir pris un somnifère (hypnotique) ou un autre type de psychotropes. Les accidents sont beaucoup plus fréquent qu'on ne croit.

• Ne stockez pas de médicaments dans votre pharmacie après l'arrêt de votre traitement.

Remettez à votre pharmacien ce qu'il vous reste du traitement.

• Ne conseillez pas et ne donnez pas à des personnes de votre entourage des médicaments qui vous ont été prescrits. De même, ne prenez pas des médicaments sur les conseils d'un ami ou d'un parent.

## Les situations d'urgence

• Dans tous les cas, votre médecin doit être prévenu. Si vous n'arrivez pas à le contacter, vous devez vous mettre en rapport avec un service d'urgence, en gardant à l'esprit que certaines situations d'urgence ne peuvent attendre et justifient un transfert immédiat dans un service spécialisé.

• Vous pouvez vous mettre en rapport avec le centre antipoison de votre région (liste ci-dessous). Ce centre vous renseignera sur la toxicité des médicaments et sur les interactions médicamenteuses.

• Le surdosage

Il peut être accidentel ou volontaire.

– Le surdosage accidentel est rare. Il s'agit soit d'une prise doublée (le patient prend par exemple deux fois la prise du soir), mais en général ce doublement est insuffisant pour occasionner des troubles, soit d'une interaction toxique entre deux produits (un médicament renforce les propriétés d'un autre médicament) ; c'est le cas par exemple des anti-inflammatoires qui augmentent la concentration de sels de lithium (Neurolithium*, Téralithe*) dans le sang.

– Le surdosage volontaire est plus fréquent. Il peut correspondre seulement à l'envie de dormir et d'oublier ses problèmes une nuit ou à la décision d'en finir. L'entourage ne doit pas se fier aux boîtes vides qui se trouvent à proximité : certaines ont pu être dissimulées. Dans ce cas, une décision doit être prise très rapidement : il faut contacter le médecin ou le service d'urgence.

• L'accident

Tous les médicaments peuvent être responsables d'incidents et d'accidents qui justifient des soins d'urgence. Le non-respect d'une contre-indication est une cause d'accident.

Une réaction allergique à un psychotrope est une autre cause, le plus souvent imprévisible. Dans de telles situations, vous devez interrompre le traitement et contacter votre médecin.

• Dès l'apparition d'une anomalie, vous devez interrompre votre traitement et contacter d'urgence votre médecin. La difficulté est de ne pas confondre les effets indésirables anodins et des manifestations qui annoncent un accident thérapeutique qui peut être très grave.

## Numéros d'appel des centres antipoison en France

Angers : 02 41 48 21 21
Bordeaux : 05 56 96 40 80
Lille : 08 25 81 28 22
Lyon : 04 72 11 69 11
Marseille : 04 91 75 25 25
Nancy : 03 83 32 36 36
Paris : 01 40 05 48 48
Reims : 03 26 86 26 86
Rennes : 02 99 59 22 22
Strasbourg : 03 88 37 37 37
Toulouse : 05 61 77 74 47

# ANNEXE 2
## Glossaire

ACÉTYLCHOLINE : messager (neurotransmetteur) assurant la transmission nerveuse entre le nerf et le muscle. Elle agit sur les récepteurs muscariniques et nicotiniques. Certains médicaments bloquent ces récepteurs et peuvent être responsables d'effets indésirables dits effets anticholinergiques ou atropiniques.

ADRÉNALINE : substance sécrétée par la glande surrénale lorsque l'organisme est soumis à un stress. Elle agit sur le cœur et est responsable d'une stimulation du rythme cardiaque.

AFFECTIF : terme utilisé en psychiatrie pour désigner le moral ou l'humeur.

AGONISTE : se dit d'une substance responsable de la stimulation d'un récepteur.

AGORAPHOBIE : situation pathologique au cours de laquelle un patient a la crainte de traverser un espace vide. Par extension, l'agoraphobie définit la peur de sortir dans les lieux publics, comme les rues, les magasins et les moyens de transport.

AGRANULOCYTOSE : diminution excessive du nombre des globules blancs, qui peut être provoquée par certains médicaments.

AKATHISIE : impossibilité de rester en place. Cette manifestation neurologique peut être provoquée par les médicaments neuroleptiques.

AMÉNORRHÉE : terme qui signifie « interruption des règles ». Elle peut être provoquée, par exemple, par un amaigrissement important ou par la prise de neuroleptiques. La cause la plus fréquente d'aménorrhée est la grossesse.

AMINES CÉRÉBRALES : encore appelées monoamines, il s'agit d'un ensemble de substances situées dans le cerveau qui joue un rôle de messager et sur lequel agissent les médicaments psychotropes. Les principales amines sont la dopamine, la noradrénaline, la sérotonine, l'acétylcholine.

AMPHÉTAMINE : les amphétamines font partie des psychoanaleptiques (classification de Jean Delay et Pierre Deniker). Ce sont des produits aux effets stimulants qui peuvent être responsables d'agitation, de délire et de dépression. Certains produits amaigrissants (coupe-faim) sont des dérivés amphétaminiques et peuvent occasionner les mêmes troubles.

ANALGÉSIQUE : terme signifiant « contre la douleur ». Un médicament analgésique est un médicament qui calme la douleur.

ANESTHÉSIE : terme signifiant « insensibilité ». Le terme « anesthésie affective » est utilisé pour décrire une absence de sentiment.

ANHÉDONIE : l'absence de plaisir. Ce symptôme est fréquent dans la dépression.

ANORÈXIE MENTALE : maladie psychiatrique caractérisée par la triade aménorrhée, amaigrissement et anorexie.

ANTAGONISTE : par opposition à agoniste, antagoniste signifie blocage. Un médicament antagoniste est un produit qui va bloquer un récepteur et empêcher d'autres produits d'agir sur celui-ci.

ANTICHOLINERGIQUE : un produit anticholinergique bloque les récepteurs cholinergiques. Il s'oppose à l'effet de l'acétylcholine. Les principaux médicaments ayant des effets anticholinergiques (ou atropiniques) sont les antidépresseurs imipraminiques, les correcteurs antiparkinsoniens, les neuroleptiques phénothiaziniques, les antihistaminiques, les antimigraineux, les antispasmodiques.

ANTIDÉPRESSEUR : médicament qui corrige ou relève l'humeur dépressive.

ANTIHISTAMINIQUE : médicament utilisé pour traiter les allergies. Certains sont prescrits pour favoriser le sommeil.

ANTIMANIAQUE : définit les médicaments qui traitent l'état d'excitation maniaque. Les principaux antimaniaques sont les neuroleptiques, les sels de lithium et le Tégrétol*.

ANTIPARKINSONIEN : définit les médicaments traitant les manifestations neurologiques induites par les neuroleptiques.

ANTIPSYCHOTIQUE : terme parfois utilisé pour définir les médicaments traitant les psychoses. Le terme le plus fréquemment employé est « neuroleptique ».

ANTITRÉMORIQUE : terme signifiant « contre les tremblements ». Les principaux médicaments antitrémoriques sont l'Atrium* et l'Avlocardyl*, qui sont prescrits en cas de tremblements provoqués par les sels de lithium.

ANXIÉTÉ : état émotionnel pénible, caractérisé par un sentiment d'alarme, de danger imminent et par des manifestations physiques diverses.

ANXIOLYTIQUE : se dit des médicaments qui traitent l'anxiété. Le terme tranquillisant est aussi utilisé pour définir cette classe de médicaments.

APPÉTENCE : l'appétence est une attirance, un désir. L'appétence médicamenteuse signifie l'attirance pour les médicaments.

ATROPINE : substance extraite de la belladone, qui exerce des propriétés anticholinergiques. Le terme atropinique est synonyme d'anticholinergique.

ATTAQUE DE PANIQUE : répétition de crises d'angoisse.

BARBITURIQUE : classe de médicaments utilisés principalement pour traiter l'épilepsie et les troubles du sommeil. Les indications des barbituriques en 1991 se limitent uniquement à l'épilepsie. Les barbituriques utilisés comme hypnotiques ne sont plus prescrits en raison de leur toxicité, de leur risque élevé de dépendance et d'accoutumance.

BENZAMIDE : famille de neuroleptiques dont le chef de file est le sulpiride, commercialisé sous les noms d'Aiglonyl*, de Dogmatil* et de Synédil*.

BENZODIAZÉPINES : principale famille des médicaments tranquillisants. Les benzodiazépines se caractérisent par leur structure chimique et leurs propriétés cliniques : anticonvulsivante, anxiolytique, hypnotique et myorelaxante.

BIPOLAIRE : terme utilisé pour définir les patients qui présentent une alternance d'épisodes dépressifs et d'excitation. Il est le plus souvent associé à l'appellation « maniaco-dépressif ».

BOULIMIE : trouble du comportement alimentaire caractérisé par des envies incontrôlables d'absorber des aliments.

BUTYROPHÉNONE : famille de neuroleptiques dont le chef de file est l'halopéridol, commercialisé sous le nom d'Haldol*.

CATHÉCHOLAMINES : les neuroleptiques, et surtout les antidépresseurs, exercent leur action sur ce groupe de substances en modifiant leur concentration dans le cerveau.

CHOLINERGIQUE : terme utilisé pour définir un type d'action pharmacologique particulier. Par exemple, l'acétylcholine a une action cholinergique.

5HIAA : abréviation de 5 hydroxy-indole-acétique. Le 5HIAA est une substance de dégradation de la sérotonine, qui peut être dosée dans le liquide céphalo-rachidien, le sang et les urines.

CLAUSTROPHOBIE : phobie de ce qui est fermé. Le claustrophobe s'angoisse dans des endroits fermés, tels les ascenseurs, les grands magasins, les transports en commun...

COMITIAL : qui se rapporte à l'épilepsie.

CONFUSION : altération sévère de la vigilance. Certains médicaments peuvent être responsables de confusion mentale lorsqu'ils sont utilisés en trop grande quantité.

CORRECTEURS : classe de médicaments utilisés pour traiter les effets indésirables des médicaments psychotropes. Les deux principales classes sont les correcteurs antiparkinsoniens et les correcteurs de l'hypotension artérielle.

DÉLIRE : activité psychique anormale caractérisée par des idées fausses.

DÉMENCE : processus neurologique responsable d'une destruction des cellules nerveuses et entraînant une détérioration intellectuelle.

DÉPENDANCE : il y a dépendance à un médicament lorsque l'organisme ne peut plus se passer de ce médicament. En cas d'arrêt brutal de ce médicament, l'organisme réagira par des manifestations de sevrage. La dépendance peut être psychique ou physique et psychique.

DÉPRESSION : maladie psychiatrique caractérisée le plus souvent par une souffrance psychique, un désintérêt, une fatigue intellectuelle et physique, des troubles alimentaires et du sommeil.

DÉPRESSION RÉCURRENTE : type de dépression dont la caractéristique principale est la récidive qui justifie un traitement au long cours, c'est-à-dire qui dure plusieurs années.

DERMATOLOGIE : spécialité médicale qui concerne la peau.

DOPAMINE : substance cérébrale dont la concentration est modifiée par les antidépresseurs et les neuroleptiques.

DOSAGE PLASMATIQUE : prise de sang permettant de connaître la concentration plasmatique d'un médicament. Les dosages plasmatiques de médicament les plus fréquemment demandés sont ceux du lithium (Neurolithium* et Téralithe*) et de la carbamazépine (Tégrétol*).

DOUBLE AVEUGLE (EN) : lorsqu'un médicament est expérimenté, il est nécessaire de comparer ses propriétés à celles d'un médicament de référence (qui a déjà fait ses preuves) et à un placebo (produit sans effet). Pour éviter tout risque d'erreur d'interprétation, ni le médecin, ni l'utilisateur ne doivent savoir lequel des produits a été prescrit.
DYSKINÉSIE TARDIVE : complication neurologique pouvant survenir dans les suites d'un traitement neuroleptique. Les dyskinésies tardives se manifestent sous la forme de mouvements anormaux de la bouche, de la face, voire des jambes.

ÉLECTROCARDIOGRAMME : examen cardiaque qui permet de déceler des anomalies de fonctionnement du cœur. Cet examen est souvent demandé chez les patients de plus de 60 ans ou qui ont des antécédents de maladie cardio-vasculaire à qui l'on doit prescrire des antidépresseurs, des régulateurs de l'humeur ou des neuroleptiques.
ÉLECTROENCÉPHALOGRAMME : examen complémentaire neurologique qui permet de déceler une anomalie ou une souffrance cérébrale. Cet examen est demandé, avant la prescription de psychotropes, pour les patients qui ont des antécédents neurologiques ou qui sont traités pour une affection neurologique (épilepsie, par exemple).
ÉLECTRONARCOSE : synonyme d'électrochoc précisant qu'il y a une anesthésie générale (narcose).
ENDOCRINIEN : qui concerne les glandes.
ENDOGÈNE : par opposition à exogène, terme utilisé pour définir certaines formes de dépression survenant sans cause apparente. La dépression endogène est souvent héréditaire. Ce terme est sujet à caution car beaucoup de cliniciens estiment qu'il existe un ensemble de causes responsables d'un état dépressif et non une seule cause.
ENDOMORPHINE : substance sécrétée par l'organisme et qui exerce des propriétés comparables à la morphine.
ENDORPHINE : synonyme d'endomorphine.
ÉNURÉSIE : dans le langage courant, « pipi au lit ».
ENZYME : substance responsable de la transformation d'autres substances dans l'organisme.
ÉPILEPSIE : maladie neurologique en rapport avec une anomalie du système nerveux et qui se manifeste dans la majorité des cas sous forme de mouvements anormaux. Beaucoup d'antidé-

presseurs peuvent augmenter le risque d'épilepsie chez un sujet prédisposé.
EXTRAPYRAMIDAL : le syndrome extrapyramidal est un trouble neurologique qui peut être provoqué par les neuroleptiques. Il s'apparente à la maladie de Parkinson, ce qui explique son autre appellation : syndrome parkinsonien.

FENÊTRE THÉRAPEUTIQUE : interruption provisoire du traitement. Elle peut se justifier avant ou après un traitement IMAO.

GALACTORRHÉE : émission de lait par les seins. Elle peut être provoquée par certains médicaments, dont les neuroleptiques, et peut survenir aussi chez l'homme.
GLAUCOME : maladie oculaire caractérisée par une hypertension intraoculaire et qui contre-indique la prescription de certains antidépresseurs et neuroleptiques.
GOITRE : augmentation de volume de la thyroïde, qui peut être provoquée par les sels de lithium.

HALLUCINATION : perception d'un objet, d'une personne ou d'une scène qui n'existe pas (« vision » dans le langage populaire).
HÉMATOLOGIE : spécialité médicale qui concerne le sang.
HÉPATIQUE : qui concerne le foie.
HÉPATITE : maladie hépatique, appelée couramment jaunisse, et qui peut être provoquée, entre autres, par certains médicaments psychotropes.
HORMONES : substances sécrétées par les glandes et dont la sécrétion peut être augmentée ou diminuée par certains médicaments.
HUMEUR : tonalité émotionnelle qui peut être mélancolique, triste, normale, joyeuse, voire euphorique.
HVA : acide homovanillique, métabolite (produit de dégradation) de la dopamine.
HYPERKINÉSIE : terme général qui définit les mouvements anormaux.
HYPERSOMNIE : par opposition à insomnie, l'hypersomnie est une augmentation anormale de la durée du sommeil.
HYPERTHYROÏDIE : activité anormale de la thyroïde, respon-

sable d'une augmentation de la sécrétion des hormones thyroïdiennes.

HYPNOTIQUE : classe de médicaments utilisés pour traiter les insomnies (somnifère dans le langage courant).

HYPOTHYROÏDIE : activité anormale de la thyroïde, responsable d'une diminution de la secrétion d'hormones thyroïdiennes. Certains médicaments peuvent être responsables de l'hypothyroïdie, dont les sels de lithium.

IMAO : inhibiteur de la monoamine-oxydase, classe de médicaments antidépresseurs caractérisés par un mécanisme d'action particulier : l'inhibition de l'activité d'une enzyme responsable de la dégradation des monoamines.

IMIPRAMINIQUE : classe de médicaments antidépresseurs caractérisés par une structure chimique comparable (formule chimique composée de trois cycles et qui se rapproche de celle du chef de file : l'imipramine ou Tofranil*) et des modalités de prescription similaires.

IMPUISSANCE : troubles sexuels qui peuvent être provoqués par les maladies psychiatriques et leurs traitements.

INSOMNIE : trouble du sommeil caractérisé par une diminution anormale du temps de sommeil.

INTERACTION MÉDICAMENTEUSE : lorsque deux médicaments sont prescrits ensemble, ils peuvent soit diminuer, soit augmenter leurs effets réciproques. Ils peuvent aussi être responsables de toxicité.

LIBIDO : désir sexuel.

MANIACO-DÉPRESSIF : terme qui caractérise une population de déprimés dont la particularité évolutive est une alternance de dépression et d'excitation. Il était précédé de l'appellation « psychose », ce qui donnait « psychose maniaco-dépressive » ou PMD. La mention « psychose » est de moins en moins utilisée. On parle de troubles maniaco-dépressifs, ou de maniaco-dépressifs pour définir les patients atteints de ce trouble.

MANIE : terme médical qui définit l'envers de la dépression, c'est-à-dire l'excitation.

MÉLANCOLIE : dépression très grave qui justifie un traitement d'urgence.
MÉPROBAMÈTE : chef de file de la famille des carbamates, qui sont des médicaments tranquillisants.
MHPG : méthoxy-hydroxy-phényl-glycol, métabolite (produit de dégradation) de la noradrénaline (NA).
MONOAMINE-OXYDASE : enzyme de dégradation des monoamines.
MOPEG : méthoxy-hydroxy-phényl-glycol, métabolite (produit de dégradation) de la noradrénaline (NA).
MYASTHÉNIE : maladie musculaire caractérisée par une fatigabilité anormale des muscles et qui peut être aggravée par les tranquillisants de type benzodiazépinique ou de type carbamate.

NEUROLEPTIQUE : médicament majeur utilisé pour traiter l'excitation, les délires, l'angoisse.
NEUROTRANSMETTEUR : substance cérébrale qui joue un rôle dans la transmission synaptique en transmettant une information à un système particulier.
NOOLEPTIQUE : terme général pour définir les substances qui ralentissent la vigilance tels les somnifères (ou hypnotiques).
NOOANALAPTIQUE : terme général pour définir les substances qui stimulent la vigilance.
NORADRÉNALINE : monoamine cérébrale qui joue un rôle essentiel dans les dépressions, l'anxiété, l'excitation...
NORADRÉNERGIQUE : qui fait référence à l'action de la noradrénaline.

OBSERVANCE : suivi du traitement. L'observance d'un traitement est l'application des conseils et des prescriptions du médecin. Elle concerne la dose de traitement, la répartition des prises et la durée du traitement.

PHARMACOCINÉTIQUE : étude du trajet du médicament dans l'organisme. Cette étude prend en compte la vitesse d'absorption du produit, sa durée de vie dans l'organisme et son élimination.
PHÉNOTHIAZINE : famille de neuroleptiques qui se répartit en trois sous-groupes : aliphatiques, pipéridinés et pipérazinés.

PHÉOCHROMOCYTOME : maladie de la glande surrénale caractérisée par des poussées d'hypertension artérielle. Cette maladie contre-indique l'utilisation de certains neuroleptiques appartenant à la famille des benzamides.

PHOBIE : peur incontrôlable.

PHOTOSENSIBILISATION : réaction anormale de la peau à la lumière, qui peut être déclenchée par certains neuroleptiques et antidépresseurs.

PLACEBO : substance dénuée d'effet thérapeutique. Le placebo est utilisé dans les expérimentations de médicaments pour valider les études.

POLYDIPSIE : augmentation de la soif.

POLYURIE : augmentation de la quantité des urines.

PROLACTINE : substance sécrétée par une glande du cerveau (l'hypophyse) et dont la sécrétion est augmentée en cas de prescription de neuroleptiques.

PSORIASIS : maladie cutanée qui peut être aggravée par les sels de lithium.

PSYCHOANALEPTIQUE : terme général pour définir les stimulants de la vigilance et les antidépresseurs.

PSYCHODYSLEPTIQUE : terme général pour définir les substances qui dévient l'activité psychique, c'est-à-dire les hallucinogènes.

PSYCHOLEPTIQUE : terme général pour définir l'ensemble des hypnotiques, tranquillisants et neuroleptiques.

PSYCHOPHARMACOLOGIE : tout ce qui concerne la pharmacologie des psychotropes.

PSYCHOSE : maladie mentale grave.

PSYCHOSE MANIACO-DÉPRESSIVE : maladie psychiatrique dont l'évolution se caractérise par une alternance de phases de dépression et d'excitation. On emploie plus souvent le terme de trouble maniaco-dépressif.

PSYCHOSTIMULANT : stimulant de la vigilance représenté par les amphétamines et leurs dérivés.

PSYCHOTROPE : ensemble des médicaments exerçant une action sur le fonctionnement psychique.

RÉCEPTEUR : système sur lequel viennent se fixer des médicaments ou des neurotransmetteurs. Ils peuvent être activés ou bloqués en fonction des substances appelées agonistes (stimulation) ou antagonistes (blocage).

RECHUTE : la rechute d'une maladie survient lorsque les symptômes de cette maladie réapparaissent après une période de rémission sous traitement. La rechute coïncide souvent avec la diminution, voire l'arrêt, du traitement.

RÉCIDIVE : la récidive d'une maladie survient après une guérison prolongée. Il s'agit en fait d'un nouvel accès, indépendant du précédent.

RÉSISTANCE : il existe une résistance à un traitement lorsque le traitement n'a pas entraîné d'amélioration malgré des doses efficaces et une durée suffisamment prolongée.

SCHIZOPHRÉNIE : maladie mentale qui fait partie des psychoses et pour laquelle les traitements neuroleptiques sont fréquemment prescrits.

SÉDATIF : terme utilisé pour définir l'effet calmant de certains médicaments.

SÉROTONINE : substance présente dans l'organisme et le cerveau, qui joue un rôle dans la dépression, le sommeil, la douleur. Certains médicaments antidépresseurs augmentent sa concentration cérébrale.

SEVRAGE : le sevrage correspond à l'arrêt d'une substance. Si cette substance entraîne une dépendance de l'organisme, il y aura une réaction de sevrage, c'est-à-dire la survenue de manifestations somatiques et/ou psychiques.

SYNAPSE : connexion entre deux neurones.

SYNDROME MALIN : accident très grave et très rare survenant au cours de traitement par les neuroleptiques, caractérisé par une fièvre élevée, des manifestations neurologiques et neurovégétatives. C'est une urgence médicale qui justifie un transfert en réanimation.

TASIKINÉSIE : trouble neurologique causé par les neuroleptiques et se manifestant sous la forme de déambulations incessantes.

THYMORÉGULATEUR : famille de médicaments qui régularisent l'humeur. Le Tégrétol* et les sels de lithium sont les deux principaux thymorégulateurs. Ils protègent contre la survenue d'épisodes dépressifs et maniaques.

TOLÉRANCE : phénomène qui concerne certains médicaments. L'organisme peut s'habituer à certains médicaments, ce qui rend nécessaire l'augmentation des doses. Il existe une tolérance de l'organisme à tel médicament. Le terme anciennement employé était l'accoutumance.

TRANQUILLISANT : famille de médicaments utilisés pour traiter l'anxiété. Le synonyme est anxiolytique.

TRANQUILLISANT MAJEUR : terme utilisé dans les pays anglo-saxons pour définir les neuroleptiques.

TRICYCLIQUE : famille de médicaments antidépresseurs qui se caractérisent par l'existence dans leur formule chimique de trois cycles. Le chef de file de cette famille est le Tofranil*.

TROUBLE MANIACO-DÉPRESSIF : maladie caratérisée par une alternance de troubles dépressifs et d'excitation.

TROUBLE OBSESSIONNEL : le terme le plus souvent utilisé pour définir ce trouble est le TOC, c'est-à-dire trouble obsessionnel compulsif. Cette dénomination correspond à l'ancienne appellation de névrose obsessionnelle.

TROUBLE PANIQUE : le trouble panique correspond à un état d'anxiété qui se manifeste par crises aiguës.

TYRAMINE : substance présente dans certains aliments et qui peut être responsable de poussées hypertensives en cas de traitement par IMAO.

UNIPOLAIRE : terme utilisé pour définir les dépressions récidivantes.

VIGILANCE : état de veille.

Composition réalisée par NORD COMPO

IMPRIMÉ EN ALLEMAGNE PAR ELSNERDRUCK
Dépôt légal Édit : 9754-03 / 2001
LIBRAIRIE GÉNÉRALE FRANÇAISE - 43, quai de Grenelle - 75015 Paris

ISBN : 2 - 253 - 16558 - 1 31/6558/6